基层医生健康教育能力提升丛书

# 骨科疾病管理及康复

主　　编　陈　良　郭　岳

副主编　王　平　王璐璐　史晓婷　冯　慧　侯国庆

编　　者（按姓氏笔画排序）

王　平　王璐璐　史晓婷　冯　慧　朱春华
李杨扬　杨天宇　张　娟　张彦培　张艳艳
陈　良　林　义　赵咏军　赵倩楠　侯国庆
郭　岳　韩淑杰　虞连奎

人民卫生出版社

·北　京·

图书在版编目（CIP）数据

骨科疾病管理及康复 / 陈良，郭岳主编．—北京：
人民卫生出版社，2022. 8
（基层医生健康教育能力提升丛书）
ISBN 978-7-117-33471-6

Ⅰ. ①骨… Ⅱ. ①陈… ②郭… Ⅲ. ①骨疾病 - 防治
②骨疾病 - 康复医学 Ⅳ. ①R68

中国版本图书馆 CIP 数据核字（2022）第 155766 号

| 人卫智网 | www.ipmph.com | 医学教育、学术、考试、健康，购书智慧智能综合服务平台 |
| --- | --- | --- |
| 人卫官网 | www.pmph.com | 人卫官方资讯发布平台 |

基层医生健康教育能力提升丛书
**骨科疾病管理及康复**
Jiceng Yisheng Jiankang Jiaoyu Nengli Tisheng Congshu
Guke Jibing Guanli ji Kangfu

---

**主　　编**：陈　良　郭　岳
**出版发行**：人民卫生出版社（中继线 010-59780011）
**地　　址**：北京市朝阳区潘家园南里 19 号
**邮　　编**：100021
**E - mail**：pmph @ pmph.com
**购书热线**：010-59787592　010-59787584　010-65264830
**印　　刷**：三河市君旺印务有限公司
**经　　销**：新华书店
**开　　本**：787 × 1092　1/16　　**印张**：14
**字　　数**：258 千字
**版　　次**：2022 年 8 月第 1 版
**印　　次**：2023 年 9 月第 1 次印刷
**标准书号**：ISBN 978-7-117-33471-6
**定　　价**：50.00 元
**打击盗版举报电话：010-59787491　E-mail：WQ @ pmph.com**
**质量问题联系电话：010-59787234　E-mail：zhiliang @ pmph.com**
**数字融合服务电话：4001118166　E-mail：zengzhi @ pmph.com**

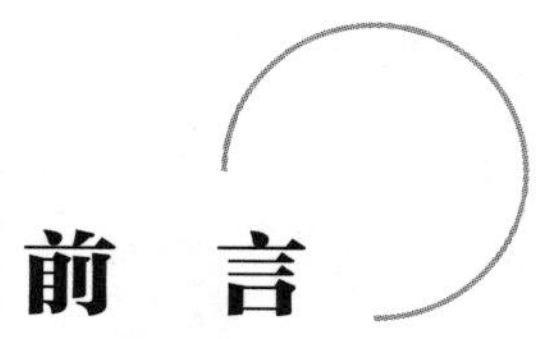

# 前　言

临床医学是一门实践性很强的学科。作为一名基层骨科专科住院医、护师，如何快速地适应临床工作，如何将从书本中汲取来的知识与临床实践相结合，及时、准确地进行每例患者的诊疗和护理，在日常医护工作中如何恰当地处理医患关系，这都是每一名基层医师和护士面临的实际问题。为了快速提高基层医护人员的临床实践能力，使其掌握相关疾病的诊断、护理方法、健康宣教，具备良好的职业规范，成为一名优秀的医务工作者，我们特组织有丰富临床经验的骨科一线专家编写本书。

本书从基本概念入手，对每种疾病的概要、临床表现、检查、诊断、治疗及康复护理教育等进行详细阐述，并从住院医护人员角度阐述了不良行为及预防的重要性等，旨在使骨科住院医护人员能在短时间内掌握诊断、治疗、康复教育、处理医患关系、避免医疗纠纷的基本功。

本书可以作为实习医生、基层医务工作者常备的参考书。

编　者

2022 年 3 月

# 目　录

# 第一章　骨科疾病的健康管理与康复教育概述

## 第一节　绪　　论

### 一、健康促进的基本概念

1. 健康促进的定义　世界卫生组织（WHO）将健康促进定义为："是促进人们维护和提高他们自身健康的过程，是协调人类和环境的战略，它规定个人与社会对健康各自所负的责任。"

2. 健康促进的基本策略　《渥太华宣言》明确了健康促进的3个基本策略，即倡导、赋权与协调。

（1）倡导：倡导政策支持、社会各界对健康措施的认同和卫生部门调整服务方向，激发社会的关注和群众的参与，从而创造有利健康的社会经济、文化与环境条件。

（2）赋权：使群众获得控制影响身心健康的决策和行为的能力，从而有助于保障人人享有卫生保健及资源的平等机会；使社区的集体行动能更大程度地影响、控制与社区健康和生活质量有关的因素。

（3）协调：协调个人、社区、卫生机构、社会经济部门、政府和非政府组织等在健康促进中的利益和行动，组成强大的联盟与社会支持体系，共同努力实现健康目标。

### 二、康复教育的基本概念

1. 康复教育的定义　康复教育是通过信息传播和行为干预，帮助个人和群体掌握卫生保健知识、树立健康观念、自愿采取有利于健康的行为和生活方式的教育活动与过程。

2. 康复教育与卫生宣教的区别　康复教育不同于传统的"卫生宣教"，其主要区别如下。

（1）康复教育不是简单的、单一方向的信息传播，而是既有调查研究，又有计划、组织、评价的系统干预活动。

（2）康复教育的目的是改善对象的健康行为，从而防治疾病、增进健康，而不是作为一种辅助方法为卫生工作某一时间的中心任务服务。

（3）康复教育在融合医学科学、行为科学、传播学、管理科学等学科理论知识的基础上，已初步形成了自己的理论和方法体系。

## 第二节　康复教育的相关理论

### 一、学习理论

1. 行为主义学习理论　行为主义学习理论是英国联想心理学派建立的一种理论体系，它主要是从刺激反应上来探讨人的行为变化，主要代表人物有桑代克、华生、斯金纳等人。国外学者把巴普洛夫的经典条件反射作为学习的基本形式之一，并把它列入联想主义的学习理论。

（1）行为主义学习理论的主要观点：①人的学习行为是在强烈的求知欲望或某种特定的动机驱使下形成的，是一种有条件的或被强化的行为。如一个初知自己患有糖尿病的人，他最初的行为反应是通过询问医生或寻找学习材料来了解有关糖尿病的知识。无形中产生的学习行为，将对患者日后的健康行为产生积极的影响。②寻求行为改变的动机来自个人环境中的刺激。患者学习的动机与他们所处的健康状况密切相关，当患者感到健康受到了威胁的刺激时，他们会积极获取相关资料，参与学习，并在此基础上确定自己行为的方向。③当学习过程满足了人们的需要或达到目标时，行为就会被强化。如上述病例，当糖尿病患者通过学习获取了知识，并掌握了自我检测尿糖的技术时，他的自我护理行为就得到了强化。

（2）行为主义学习理论的应用：①厌恶疗法：当患者的不适行为即将出现或正在出现时，附加一个令人不愉快的刺激，使其产生厌恶的主观体验，终止原不适行为。临床医师使用了厌恶疗法治疗酒精依赖。先让患者服吐酒药，或注射阿扑吗啡，在即将出现恶心、呕吐时，即让患者饮酒。如此每天1次，重复7～10次，直到患者单独饮酒也出现恶心、呕吐，对酒产生了厌恶情绪，而自动停止酗酒。②强化法：强化法有正性强化、负性强化、奖励3种。正性强化是指某种具体行为的后果，或者说效果是积极的，就能增进该行为重现的概率。负性强化是指某种具体行为可以避开某种不愉快的后果，就会增加该行为重现的概率。奖励是行为发生后，通过给予某种愉快的刺激增加行为发生的概率。例如一位患者喜欢钓鱼，以前患者的爱人不支持他钓鱼，但是他的爱人说如果患者戒烟后就让他可以经常去钓鱼，患者为了能经常去钓鱼，就把烟戒了，这属于正性强化。负性强化例如患者不喜欢刷碗，患者爱人说如果戒烟成功后，就不让刷碗了，患者为了逃避刷碗就选择了戒烟。奖励就是患者遵照医嘱戒烟后，医护人员和家属经常表扬他，他的行为就会得到强化，继续坚持戒烟。③消除法：对一种条件刺激所作出的反应，如果经常得不到相应的无条件刺激的强化，就会逐渐减弱或消失，这种现象称为消退作用。例如患者的爱人原来承诺患者戒烟后可以经常去钓鱼的承诺没有兑现，患者就又偷偷开始吸烟。

2. 认知学习理论　认知学习理论是由德国的格式塔学派发展而来的，它主要侧重于研究通过理解与认识来获得意义和意象。主要代表人物是韦特默、考夫卡和苛勒等人。认知学习理论强调“自我能力”和相互作用，强调一个人能否从观察别人的行为表现中学习，取决于是否有足够的自我能力；而相互作用是人、行为与环境的相互作用。在有机体与环境的相互作用中，看到了人的智慧中的理解作用。这一理论的主要观点是：①学习的过程是一个认识与再认识的过程，学习是认识的发展，它可以指导一个人的行为。②学习的成功完全依赖于自我能力，即领悟或理解结果。

运用认知学习理论要遵循规律性、平衡性和简单性三原则，我们向患者介绍知识的时候要尽可能地简单、有规律可循、方便患者记忆。例如我们可以利用图片、顺口溜等形式来进行康复教育。

3. 社会学习理论　社会学习理论是由米勒和达乐建立并由班杜拉发扬光大的学习理论，是探讨个人的认知、行为与环境因素三者及其交互作用对人类行为的影响。按照班杜拉的观点，以往的学习理论家一般都忽视了社会变量对人类行为的制约作用。他们通常是用物理的方法对动物进行实验，并以此来建构他们的理论体系，这对于研究生活于社会之中的人的行为来说，似乎不具有科学的说服力。由于人总是生活在一定的社会条件下的，所以班杜拉主张要在自然的社会情境中，而不是在实验室里研究人的行为。主要观点有以下几点：

（1）关于行为的习得过程：人的行为，特别是人的复杂行为主要是后天习得的。行为的习得既受遗传因素和生理因素的制约，又受后天经验环境的影响。生理因素的影响和后天经验的影响在决定行为上微妙地交织在一起，很难将两者分开。我们在进行康复教育时，既要考虑患者的先天生理因素，又要考虑患者的经验环境，才能采取有效的教育措施。

（2）交互决定论：决定人类行为的因素概括为两大类：决定行为的先行因素和决定行为的结果因素。决定行为的先行因素包括学习的遗传机制、以环境刺激信息为基础的对行为的预期、社会的预兆性线索等。决定行为的结果因素包括替代性强化（观察者看到榜样或他人受到强化，从而使自己也倾向于做出榜样的行为。例如患者看到别的患者进行康复锻炼康复的效果，自己也会效仿加强锻炼，这属于替代性强化）和自我强化（当人们达到了自己制定的标准时，他们以自己能够控制的奖赏来加强和维持自己行动的过程。患者通过努力可以自己独立扣扣子，也会增强朝下一个目标迈进的信心）。

（3）自我调节理论：人能依照自我确立的内部标准来调节自己的行为。自我具备提供参照机制的认知框架和知觉、评价及调节行为等能力。自我调节由自我观察、自我判断和自我反应3个过程组成，经过上述3个过程，个体完成内在因素对行为的调节。

（4）自我效能理论：个体对自己能否在一定水平上完成某一活动所具有的能力判断、信念或主体自我把握与感受称为自我效能。被知觉到的效能预期是人们遇到应激情况时选择什么活动、花费多大力气、支持多长时间的努力的主要决定者。自我效能的形成主要受5种因素的影响，包括行为的成败经验、替代性经验、言语劝说、情绪的唤起以及情境条件。①行为的成败经验指经由操作所获得的信息或直接经验。成功的经验可以提高自我效能感，使个体对自己的能力充满信心：反之，多次的失败会降低对自己能力的评估，使人丧失信心。②替代性经验指个体能够通过观察他人的行为获得关于自我可能性的认识。③言语劝说包括他人的暗示、说服性告诫、建议、劝告以及自我规劝。④情绪和生理状态也影响自我效能的形成。在充满紧张、危险的场合或负荷较大的情况下，情绪易于唤起，高度的情绪唤起和紧张的生理状态会降低对成功的预期水准。⑤情境条件对自我效能的形成也有一定的影响，某些情境比其他情境更难以适应与控制。当个体进入一个陌生而易引起焦虑的情境中时，会降低自我效能的水平与强度。

## 二、行为干预理论

人类的健康相关行为与其他行为一样是一种复杂的活动，受遗传、心理、自然和社会环境等多种因素的影响。因此，健康相关行为的改变也是一个极其复杂的过程。为有效地改变人类的健康相关行为，各国学者提出多种改变行为的理论。目前应用较多的是知信行模式和健康信念模式。

1.“知-信-行”模式　行为学的研究表明，知识与行为之间有着重要的联系，但不完全是因果关系。一个人的行为与知识有关，也与其价值观和信念有关，更与长期的生活环境有关。故：知信行理论认为：信息→知→信→行→增进健康。

知：知识和学习，是基础；信：信念和态度，是动力；行：产生促进健康行为、消除危害健康行为等行为改变的过程，是目标。知识是基础，但知识转变成行为尚需要外界条件，而康复教育就是这种促进把知识转变成行为的重要外界条件。举例：健康方面的信念如“我确信吸烟是有害的”“只要下决心戒烟肯定是可以实现的”，这种信念会影响他们采纳戒烟的行为。如坚持错误的信念就不会改变其错误的行为。态度通常以好与坏、积极与消极加以评价。

如关于戒烟，为了达到戒烟的目标，对吸烟者而言，吸烟行为是社会行为，是通过学习得来的，要改变它、否定它，也需要学习教育者或社会给予的知识。康复教育者必须通过多种方法将有关烟草的有害性、有害成分、戒烟的益处以及如何戒烟的知识传授给吸烟者。具备了知识，只有采取积极的态度，对知识进行有根据的独立思考，对自己的职责有强烈的责任感，才可以逐步形成信念，知识上升为信念，就可以支配人的行动。当吸烟者采取积极的戒烟态度，相信吸烟有害健康，并相信自己有能力戒烟时，戒烟就可成功。

但是，要使人们从接受转化到改变行为是一个非常复杂的过程：信息传播→觉察信息→引起兴趣→感到需要→认真思考→相信信息→产生动机→尝试行为态度坚决→动力定型→行为确立。其中关键的主要有两个步骤：信念的确立和态度的改变。知、信、行三者间不存在因果关系，但必须有必然性。在信念确立以后，如果没有坚决转变态度的前提，实现行为转变的目标照样会招致失败。所以，在实践中要使40%的人发生行为转变，就要有60%的人持积极的态度参与改变行为实践，这样就要有80%的人相信这种实践对其健康是有益的，要达到这个目标就要使90%以上的人具有改变这种行为所必须具备的知识。

2. 健康信念模式　健康信念模式（health belief model，HBM）是运用社会心理方法解释健康相关行为的理论模式。健康信念模式认为：人们要采取某种促进健康行为或戒除某种危害健康行为，必须具备以下3个方面的认识：

（1）认识到某种疾病或危险因素的威胁及严重性。①对疾病严重性的认识：指个体对罹患某种疾病严重性的看法，包括人们对疾病引起的临床后果的判断，如死亡、伤残、疼痛等；对疾病引起的社会后果的判断，如工作烦恼、失业、家庭矛盾等。②对疾病易感性的认识：指个体对罹患某种疾病可能性的认识，包括对医师判断的接受程度和自身对疾病发生、复发可能性的判断等。

（2）认识到采取某种行为或戒除某种行为的困难及益处。①对行为有效性的认识：指人们对采取或放弃某种行为后，能否有效降低患病危险性或减轻疾病后果的判断，包括减缓病痛、减少疾病产生的社会影响等。只有当人们认识到自己行为有效时，人们才能自觉采取行动。②对采取或放弃某种行为障碍的认识：指人们对采取或放弃某种行为所遇困难的认识，如费用的高低、痛苦的程度、方便与否等。只有当人们对这些困难具有足够认识，才能使行为维持和巩固。

（3）对自身采取或放弃某种行为能力的自信，也称效能期待或自我效能。即一个人对自己的行为能力有正确的评价和判断，相信自己一定能通过努力，克服障碍，完成这种行动，到达预期结果。

综上所述，健康信念模式在采取促进健康行为、放弃危害健康行为的实践中遵循以下步骤：首先，充分让人们对其危害健康行为感到害怕；然后，使他们坚信：一旦放弃这种危害健康行为、采取相应的促进健康行为会得到有价值的后果，同时也清醒地认识到行为改变过程中可能出现的困难；最后，使他们充满改变行为的信心。

## 第三节　健康测量及其指标

### 一、健康状况评价指标

1. 生长发育指标　生长发育指标是用于评价少年儿童群体健康状况，也是衡量一般居民健康状况的重要指标。为便于测量及定量分析，形态发育指标常用身高、体重、坐高、胸围；功能发育指标常用肺活量、肌力表示。由于功能发育与形态发育密切相关，常用身高、体重两项代表生长发育水平。

（1）身高：指直立（小儿仰卧）时头顶点至地面的垂直距离。身高（长）的第1次突增高峰发生在胎儿中期（4～6个月），是一生中增长最快的阶段。2岁以内身高发育很快。于青春期进入第2次生长突增期，每年增长5～7cm，个别达10～12cm。约3年以后，生长速度减慢，直至女性17岁左右，男性22岁左右，身高增长基本停止。

（2）体重：人体的净体重。不同年龄的体重能反映发育及个体的营养状况，也可研究群体的营养状况。

男性标准体重（kg）= 身高（cm）–105

女性标准体重（kg）= 身高（cm）–100

评价标准：小于标准体重60%为严重营养不良，60%～80%为中度营养不良，80%～90%为轻度营养不良，90%～110%为正常范围，＞120%为肥胖。体重过重与许多疾病相关。

近年来在群体医学研究中普遍采用了体重指数（body mass index，BMI）作为评价体重的指标。其计算公式是：体重指数（BMI）= 体重（kg）/ 身高$^2$（$m^2$）

正常值为18～24kg/$m^2$。采用体重指数评价体重，使得不同身高的人群可以采用同一衡量标准来评价体重，因而使群体研究中大样本数据的处理更加方便。

2. 出生生育指标　出生生育指标如出生率、发育率、已婚育龄妇女生育率等，在很大程度上取决于社会经济发展水平、社会控制及公众的信仰、道德观念、民俗风尚、文化教育和实际生活水平，既可用以衡量计划生育成效，也可在一定程度上反映居民健康状况，如某地区地方病严重或经济状况低下，则往往导致居民健康状况差，生育能力下降。

（1）出生率：表示一定地区一年平均每千人口的出生（活产）人数。

出生率 = 某年出生人数 / 同年平均（或年中）人数 ×1 000‰

出生率受许多因素影响。通过对群体出生率的分析，可在一定程度上把握群体的健康水平。在其他诸多因素不变的情况下，生命风险程度越高，则出生率越高。农业性生产方式要比工业性生产方式有更高的出生率，社会经济的发展可抑制人口生育需求，人类文明发展到一定程度，会主动调节人的出生和物质的生产。

（2）生育率与总和生育率：生育率或育龄妇女生育率是衡量妇女生育水平的重要指标，与出生率相比，较少受人口性别、年龄构成的影响，其描述健康状况的意义同出生率。

育龄妇女生育率 = 年内生育数 / 平均育龄妇女数 ×1 000‰

一般育龄界限定义为 15 ～ 49 岁，也有定义为 15 ～ 44 岁。

年龄别育龄妇女生育率 = 某年龄妇女生育数 / 某年龄平均妇女数 ×1 000‰

已婚育龄妇女生育率 = 年内已婚育龄妇女生育数 / 同年平均已婚育龄妇女数 ×1 000‰

总和生育率 = 各年龄育龄妇女生育率之和

（3）低体重儿出生比例（出生婴儿中，出生体重低于 2 500g 者所占百分比）或正常出生体重婴儿百分比。该指标与孕妇健康状况密切相关，是重要的妇婴保健指标。该指标概念明确，收集资料方便，又符合科学、可信、灵敏、特异等理想指标的特点，因而使用比较广泛。

3. 疾病和健康缺陷指标　疾病的发病率、罹患率、患病率和健康缺陷都是反映居民健康状况和社会卫生状况问题的理想指标。除反映居民的健康状况外，还可反映疾病的流行状况和特点，探索病因因素和评价防治效果。

（1）发病率：表示一定时期内，特定人群中新发病例的发生频率。

发病率 = 某年（期）内新发某病病例数 / 同年（期）暴露人口数 ×100 000/10 万

发病率是一项重要的流行病学指标，常用来描述疾病的分布、病因研究以及评价卫生服务和预防措施的效果。发病率是测量新发病例发生频率的指标，在使用该指标时需要考虑到发病时间、暴露人口等因素。如对急性或病程较短疾病的发生时间易于确定，而对慢性疾病或发病时间难以确定的疾病，一般用确诊时间代替。

（2）罹患率：是一种计算特殊情况下发病率的方式。通常用于一次疾病的流行或暴发的调查，表示有明确暴露史的人口中急性感染的发病率，观察期间可为日、周和月，分母以明确的暴露人口来计算。

罹患率＝观察期间新发病例数／同时期暴露人口数 ×1 000‰

（3）患病率：指在某特定时间内总人口中某病新、旧病例数所占的比例。

患病率＝特定时间内新、旧例数／同一时间内平均人口数 ×100 000/10 万。

患病率与发病率不同的是，计算公式中分子的病例数既包括在规定时间内发病的新病例，又包括在此以前发病但仍未痊愈的老病例。患病率对病程短的急性疾病如流感和急性中毒价值不大，适用于描述病程较长的慢性疾病，如心血管疾病和肿瘤。

患病率的高低取决于两个因素，即疾病的发病率和病程，他们三者的关系是：患病率＝发病率 × 病程。如一种疾病的发病率很低，但病程很长，患病率可能较发病率相对高很多；相反如一种疾病的病程很短，发病后迅速痊愈或死亡，则横断面调查的患病率会很低。

4. 死亡统计指标　在死亡统计中常用的指标有死亡率、病死率、死因构成比和平均期望寿命等。

（1）死亡率：死亡率是在一定时期内总死亡人数与该人群同期平均人口数之比。

死亡率＝某人群某年总死亡人数／该人群同期平均人口总数 ×1 000‰

分子为某年 1 月 1 日到 12 月 31 日某人群中因各种原因死亡的总人数。分母与计算发病率的分母相同。在人口学研究中常用千分率，便于与出生率相对比。在疾病研究中多用 10 万分率，便于地区与国际比较。

（2）病死率：表示在一定时间内，患某病的人中因该疾病而死亡的比例。

病死率＝一定时间内因该病而死亡的病例／同期确诊的某病病例数 ×1 000‰

病例数反映疾病的严重程度，同时也反映医疗水平和诊断能力。由于患者总数难以得到，通常所说的病死率主要是住院患者的病死率，各个医院的病死率除反映医疗水平外，还与住院患者的严重程度有关，如大医院收治的患者一般较基层医院为重，所以应视具体情况对病死率进行分析。

（3）死因构成比：指因某病死亡人数占总死亡人数的百分比。

死因构成比＝某病死亡人数／同期死亡总人数 ×100%

死因构成比反映某疾病引起的死亡在总的死亡中所占的地位和相对重要性，对卫生行政部门制定卫生规划是一种有用的指标。

（4）期望寿命：指某个年龄组人口预期今后尚能存活的平均年数，是根据各年龄组死亡率用编制寿命表的方法来计算，而非死亡年龄的均数。平均期望寿命或平均寿命则指出生时的平均期望寿命，是人口中全部活产婴儿估计所能生存的平均年数，是反映一个国家或地区的经济卫生发展状况和人口健康水平的重要指标。平均期望寿命是各年龄组死亡率的综合反映，它不像粗死亡率那样受人口构成影响，因此在比较各国或地区的健康水平时很有价值。在不发达国家或地区，婴儿死亡率高，平均寿命低。

## 二、生活质量评估指标

健康促进的真正目标在于生活质量的提高，主要有以下几个指标：

1. 社会学指标　①就业率及失业（待业）率：是综合性指标，可反映国家经济发展水平和工业化进程度，又可反映劳动力人口潜在能力、社会安定程度及生活质量；②居民平均收入：指各部分居民收入的平均值，常用年平均工资、年平均收入来分别反映城市职工和农村居民的实际经济水平。

2. 环境状况评估　①人均住房面积：反映国民的基本生活条件；②空气质量；③居室采光；④基本卫生设备。

3. 主观评估指标　①生活适应度：指生活应激事件及其来源；②生活满意度：指良好生活体验及个人或社会的来源。

4. 生命统计指标　①残疾调整寿命：残疾因素纠正后生活质量提高人年数；②无病残期望寿命；③质量调节生命年；④全球疾病负担。

## 三、健康测量指标选择应用原则

1. 目的原则　应根据需要解决的问题选用相应的健康测量指标。首先，要求范围对应。描述个人健康状况选用与个人有关的指标，描述家庭健康状况选用与家庭有关的指标；描述单位、地区或国家健康状况时选用群体指标，如出生率、死亡率、期望寿命等。其次要求内容对应。描述躯体健康选用躯体指标，描述心理健康选用心理指标。再次要求时间对应。横断面研究选用相同时点指标进行分析，纵向研究选用历史指标进行比较分析。

2. 可行性原则　许多直接指标很好，如慢性病发病率、社会能力等，但很难获得。在实际工作中可选取慢性病死亡率或社会经济发展等间接指标。

3. 公认原则　有时某些指标虽道不出详细的产生机制，但权威性机构或专家经常选用，事实上已为大家所公认。如目前在地区、国家乃至世界范围描述健康状况时几乎都是用如下指标：①出生时期望寿命；②出生率；③死亡率；④人口增长率；⑤婴儿死亡率；⑥人识字率；⑦安全用水普及率；⑧寿命损失率。

4. 发展原则　由于科学不断发展，揭示生命活动的本质，人们对健康的认识不断深入，随之各类健康测量指标也会不断发展。在实际工作中要善于发现、发展、丰富和完善健康测量指标。如对死亡率的校正，近年来提出的寿命损失率，都标志着人们对健康认识的深化。

5. 科学性原则　科学性原则主要表现在选用指标时应注意：①客观性；②敏感性；③特异性；④准确性。

## 第四节　健康相关行为

### 一、行为概述

1. 行为的概念　行为是有机体在外界环境刺激下引起的反应，包括内在的生理和心理的变化。

2. 行为的分类　人类的行为因其生物性和社会性所决定，可分为本能行为和社会行为两大类。

（1）人类的本能行为：由人的生物性决定，是人类的最基本行为，如摄食行为、性行为、躲避行为、睡眠等。

（2）人类的社会行为：由人的社会性所决定，其形成来自社会环境，人们通过不断地学习、模仿、受教育、与人交往的过程，逐步懂得如何使自己的行为得到社会的承认，符合道德规范、具有社会价值，从而与周围环境相适应。因此，人类的社会行为是通过社会化过程确立的。

3. 行为的发展与适应

（1）行为的发展：是指个体行为在其生命周期内发展的过程。即个体出生后，随着身体和大脑的发育及心理的成熟，社会交往活动范围的扩大，个体行为不断变化发展的过程。

发展最根本的实质是日趋完善，体现为：①对认识活动的深刻化和复杂化，透过事物的表面现象看到实质，由感性认识上升到理性认识；②与环境的关系，由被动适应到主动改造。

行为的发展有以下几个特点：①连续性。个体行为的发展是个连续过程，如幼儿行走，经历坐、站、搀着走、独立走一个连续的过程；②阶段性。当个体的生理心理发展到一定程度时，行为就会表现出一定的阶段性；③不平衡性。在同一个体的生命周期中，各阶段行为发展不平衡，不同个体之间，同一阶段的行为发展也不平衡。

（2）行为的适应：是指机体与环境之间保持动态平衡的过程。人类为了适应，必须具备一定的基础，包括语言与体语、知觉与思维、智力以及需要。语言和体语是人与人交往的工具，人与人之间思想感情的交流就是借助语言完成的。语言的发展促进了人脑的发展，为适应提供了坚实的基础。知觉和思维使人类能感知这个世界的变化，提高了适应社会环境的能力。智力的发展为知识的获得和技能的发展提供了可能，为行为适应创造了有利条件。而需要则是人类行为产生的基础，也是行为适应的决定因素。

## 二、影响行为的因素

任何行为都受到3类因素的影响，每类因素都会对行为产生不同的影响，此3类因素是倾向因素、促成因素和强化因素。

1. 倾向因素　倾向因素通常先于行为，是产生某种行为的动机或愿望，或是诱发产生某行为的因素，其中包括知识、态度、信念及价值观。一般把倾向因素看作是“个人”的偏爱，在教育过程中可能出现在一个人或一组人身上，这种偏爱不是趋向于有利的健康行为，就是趋向于不利的健康行为。倾向行为是产生行为的“引子”或“促动力”，即动机直接影响行为的发生、发展。康复教育的重要任务是促进个体或群体形成动机，自愿地改变不健康的行为。

2. 促成因素　促成因素是促使行为或愿望得以实现的因素，即实现或达到某行为所必需的技术和资源，包括保健设施、医务人员、诊所及任何类似的资源；医疗费用、诊所距离、交通工具、个人保健技术；行政的重视与支持、法律、政策等。在教育过程中如不考虑促成因素，行为的目标就有可能达不到。人群的健康行为与当地医疗服务、资源的可得性和是否方便，有很大的关系和影响。因此除了教育之外，还应该为人群提供卫生服务并创造行为改变所需要的条件。

3. 强化因素　强化因素是存在于行为后强化（或减弱）某种行为的因素，如奖励或惩罚以使某种行为得以巩固或增强、淡化或消除。强化因素多指与个体行为有直接影响的人，如有关的保健者、教师、长辈、父母亲、领导等。强化因素的积极与否取决于重要人物的态度和行为。

三种因素并不相互排斥，同一因素有时可归入两类因素，如对吸烟的态度可看作是倾向因素，然而作为他的同伴、兄长有可能看作是强化因素。在任何一类因素中，都具有积极的作用或消极的作用。教育者的任务在于克服消极作用，发扬积极作用。

## 三、健康相关行为

健康相关行为指人类个体或群体与健康和疾病有关的行为。按其对行为者自身或他人的影响，可分为健康行为和危险行为。健康行为是客观上有益于健康的，而危险行为是客观上不利于健康的。

1. 健康行为　根据 Harris 和 Guten 的建议，健康行为可以分为 5 类。

（1）基本健康行为：指一系列日常生活中基本的健康行为，如积极地休息与睡眠、合理营养与平衡膳食等。

（2）预警行为：预防事故发生以及事故发生后如何处置的行为，如驾车系安全带，火灾发生后自救等。

（3）保健行为：指合理、正确使用医疗保健服务，以维护自身健康的行为，如预防接种、定期体检等。

（4）避开环境危害的行为：环境危害既指环境污染，又指生活紧张事件。

（5）避免接触不良嗜好行为：不良嗜好主要指吸烟、酗酒和吸毒。

2. 危险行为　主要有致病性行为和不良生活方式。

致病性行为是导致特异性疾病发生的模式行为。国内外研究最多是 A 型行为，主要表现有两个方面，即不耐烦和无端敌意。A 型行为是一种好发冠心病的模式行为，研究表明，A 型行为者的冠心病发病率、复发率和病死率均显著性地高于非 A 型行为者。

生活方式是指作为社会主体的人，为生存和发展而进行的一系列日常行为表现形式，是人们一切生活活动的总和。可以认为生活方式是一种更为持久的行为模式，是社会和文化背景的一种复合表达，有时则称为生活习俗。不良生活方式是一组习以为常的对健康有害的行为模式，对机体的作用可表现为以下特点：①潜伏期长；②特异性差；③联合作用强；④易变性大；⑤广泛存在。

# 第二章　骨折的健康管理与康复教育

## 第一节　骨 折 救 治

### 一、概要

骨折是骨的完整性或连续性发生部分或完全中断。病因分为：①直接暴力作用，即指暴力直接作用的部位发生骨折，如汽车碾压小腿引起的腓骨骨折。②间接暴力作用，指暴力经过传导、杠杆、旋转作用使外力作用点以外的骨骼部位发生骨折，如跌倒时手掌撑地致肱骨髁上骨折，高处坠落时，双足着地导致胸腰椎压缩性骨折等。③肌肉牵力作用，指肌肉突然猛烈收缩，造成肌肉附着点撕脱性骨折，如踢足球时股四头肌猛烈收缩引起髌骨骨折。④积累性损伤，指骨骼某处长久地承受一种持续应力，使该处发生骨折，称疲劳性骨折，如长途行军，第二、三跖骨容易骨折。还由于骨骼本身的病变，在轻微的外力或在正常活动中发生骨折，称病理性骨折，如骨肿瘤、骨髓炎、骨质疏松等。

根据骨折端与外界是否相通可分为：①闭合性骨折，是指骨折处皮肤或黏膜完整，骨折端与外界不相通；②开放性骨折是指骨折处皮肤或黏膜破损，骨折端与外界直接或间接相通，如骨盆骨折合并膀胱或尿道破裂，尾骨骨折合并直肠破裂，都为开放性骨折。

根据骨折的程度及形态可分为：①不完全骨折，是指骨的完整性或连续性发生部分中断，如裂缝骨折、青枝骨折、骨膜下骨折等；②完全骨折是指骨的完整性或连续性全部中断，如横断骨折、斜形骨折、螺旋骨折、粉碎骨折、嵌插骨折、压缩性骨折、骨骺分离等。

根据骨折端的稳定程度可分为：①稳定性骨折，指骨折端不易移位或复位后在适当处固定下不易再发生移位的骨折，如不完全骨折及横断、嵌插骨折等；②不稳定性骨折是指骨折端易发生移位或复位固定后易再发生移位的骨折，如斜形骨折、螺旋骨折、粉碎性骨折等。

根据骨折后时间长短可分为：①新鲜骨折，是指骨折后短期内（2 周内）骨折端尚未形成纤维性连接，此期是手法复位的理想时期；②陈旧性骨折指骨折端血肿已机化，已形成纤维性粘连（多发生于骨折 2 周后），此时手法复位较难，可能需手术处理。

大多数骨折的骨折端会发生不同程度的移位，由于暴力作用的性质、大小、方向，肢体骨折远端的重量，肌肉牵拉力及治疗和搬运不当，均可造成骨折端移位。常见的有成角移位、侧方移位、缩短移位、分离移位、旋转移位，而临床上常常几种移位同时存在。

## 二、分类

1. 根据致病原因分类

（1）创伤性骨折：暴力直接或间接作用于受伤部位造成骨折。

（2）病理性骨折：骨髓炎、骨肿瘤等致骨质破坏，受轻微外力即发生的骨折。

2. 根据骨折处是否与外界相通分类

（1）闭合性骨折：骨折处皮肤或黏膜完整，不与外界相通。

（2）开放性骨折：骨折附近的皮肤或黏膜破裂，骨折处与外界相通。

3. 根据骨折线的情况分类

（1）不完全骨折：骨的完整性或连续性仅有部分中断。如裂缝骨折、青枝骨折等。

（2）完全骨折：骨折线通过骨膜及骨质全部，使骨折端完全分离者。

4. 根据骨折端的稳定程度分类

（1）稳定骨折：复位后经适当外固定不易发生再移位者称稳定骨折，如裂缝骨折、青枝骨折、嵌插骨折、横形骨折等。

（2）不稳定骨折：复位后易于发生再移位者称不稳定骨折，如斜形骨折、螺旋骨折、粉碎骨折等。

5. 按照骨折在骨骼上的解剖部位分类

（1）骨干骨折：指长管状骨骨干部位的骨折。

（2）关节内骨折：骨折线波及关节表面（关节囊肉）的骨折。

（3）干骺端骨折：指长骨两端的干骺部的骨折，当骨折线波及关节面时则为关节内骨折。

（4）骨折脱位：即骨折与邻近关节脱位同时存在。

（5）骨骺损伤：指儿童骨骺部受累。

（6）软骨骨折：是关节内骨折的特殊类型，需要借助关节镜或MRI检查等才能够确诊。

## 三、病因

1. 直接暴力　骨折发生在暴力直接作用的部位。

2. 间接暴力　暴力通过传导、杠杆或旋转作用使远处发生骨折。

3. 肌肉拉力　肌肉突然猛烈收缩，可拉断肌肉附着处的骨质。

4. 积累劳损　长期、反复、轻微的直接或间接伤力（例如远距离行军），可集中在骨骼的某一点上发生骨折，骨折无移位，但愈合慢。

## 四、临床表现

大多数骨折一般只引起局部表现，严重骨折和多发性骨折可导致全身反应。

（一）全身表现

1. 休克　主要原因是骨折部位的出血，特别是骨盆骨折、股骨干骨折、多发性骨折等，其出血量可高达 2 000ml 以上。剧烈的疼痛或并发内脏损伤亦可引起休克。

2. 发热　一般骨折后体温正常，但有些出血量较大的骨折，血肿吸收时可出现低热，通常不超过 38℃。开放性骨折患者出现高热应考虑感染的可能。

（二）局部表现

1. 骨折的一般表现

（1）局部疼痛：骨折处常出现疼痛和明显的压痛，从远处向骨折处挤压或叩击，也可在骨折处引发间接压痛。

（2）肿胀和瘀斑：骨折时由于局部血管破裂出血和软组织损伤后的水肿导致患肢肿胀，严重时可出现张力性水疱。如骨折部位较表浅，血肿血红蛋白分解后可呈现紫色、青色或黄色的皮下瘀斑。

（3）功能障碍：由于骨折部位的疼痛和肿胀使患肢丧失部分或全部的活动能力。

2. 骨折的专有体征

（1）畸形：由于骨折段移位，导致受伤部位失去正常形态，主要表现为短缩畸形、成角畸形、旋转畸形。

（2）反常活动：正常情况下肢体不能活动的部位，骨折后出现不正常的活动。

（3）骨擦音或骨擦感：骨折后骨折段之间相互摩擦时可产生骨擦音或骨擦感，但在查体时不应反复主动去求证，以免增加患者疼痛和局部软组织的损伤。

以上 3 种专有体征只要出现其中一种，即可确诊为骨折。但未见此 3 种体征时，也不排除骨折。例如嵌插骨折、裂缝骨折，可不出现上述体征。骨折端间有软组织嵌入时，可以没有骨擦音或骨擦感。出现畸形时应和关节脱位相鉴别。3 种体征只可于检查时加以注意，不可故意使之发生，以免增加患者的痛苦，使稳定骨折发生移位；或使锐利的骨折端损伤血管、神经及其他软组织。

（三）骨折的影像学表现

1. 骨折的 X 线检查　X 线检查对骨折的诊断和治疗都具有重要的价值，因为

X 线摄片检查能显示理学检查难以发现的损伤，如不完全骨折、体内深部骨折等。即使根据临床表现已经可以确诊的骨折，摄 X 线片也是必需的，通过 X 线检查可以确定骨折的类型和移位。需摄正、侧位 X 线片，并包括邻近关节，必要时应摄特殊位置部位的 X 线片，如掌骨和跖骨摄正位及斜位 X 线片，跟骨应摄侧位和轴位 X 线片，腕舟状骨摄正位和蝶位 X 线片等。有时不易确定损伤情况时，尚需摄对侧肢体相应部位的 X 线片加以对比。值得注意的是，一些轻微的裂缝骨折，急诊摄 X 线片无法看到明显的骨折线，如临床症状明显者，应于伤后 2 周摄 X 线片复查，此时可因骨折端的吸收出现明显的骨折线，如腕舟状骨骨折。近年来应用的计算机处理影像技术（computed radiography，CR）使 X 线片质量进一步提高，图像更清晰。

2. 骨折的 CT 和 MRI 检查　虽然大部分骨折通过摄 X 线片即可明确诊断，但仍有些部位的骨折依靠普通 X 线片难以确诊。CT 检查在复杂骨折或较深部位的骨折，如髋关节、骨盆、脊柱的骨折脱位等诊断中显出优势，CT 三维成像技术可使髋臼复杂骨折通过三维重建技术明确诊断。MRI 对比明显、层次分明，对明确脊柱骨折合并脊髓损伤情况、膝关节半月板及韧带损伤，关节软骨损伤等具有独特的优势，是普通 X 线片及 CT 无法替代的。因此，在对骨折进行基本的 X 线检查之外，应根据骨折的部位或伴随损伤综合考虑是否行 CT 和（或）MRI 检查。

## 五、辅助检查

### （一）就医检查

患者出现创伤后患处出血、疼痛、肿胀、活动受限等情况时，应及时就医。医生首先会进行患处体格检查，如出现阳性体征，为进一步诊断，医生还会要求查血常规和进行 X 线、CT 检查，必要时行 MRI 判断周围组织受损情况。

### （二）体格检查

1. 视诊　医生会观察患肢外形是否有缩短、成角或旋转畸形，看患肢是否有肿胀、皮肤发亮、水疱及皮下瘀斑，会观察正常情况下肢体不能活动的部位是否出现异常活动。

2. 触诊　医生会从骨折远处向骨折处挤压，在骨折处或骨折外的地方发现局限性压痛，借此可以诊断深部骨折及其部位。例如骨盆骨折时，用两手轻轻挤压两髂骨翼，可在骨折处引起疼痛；叩击患处，如果出现叩击痛，对股骨颈嵌插性骨折、舟状骨骨折等关节内骨折的发现有重要价值。

3. 神经血管检查　对受伤部位以下肢体的运动和感觉功能进行检查，以判定有无神经损伤及其受损的程度与范围等。临床上以桡骨干骨折后桡神经受累机会较多。

对于四肢腕、踝部以上的骨折，检查桡动脉或足背动脉有无搏动及其是否弱等，以除外四肢血管伤。

（三）实验室检查

若有大出血，血常规检查中可见血红蛋白降低，根据骨折的程度不同，24h 后可有白细胞计数升高或略有增加，血细胞沉降率也可略升高。

影像学检查

（1）X 线检查：是骨折首选且常规进行的检查。即使临床上已表现为明显骨折者，X 线检查也很有必要，可以帮助了解骨折的类型和骨折端移位情况，对于骨折的治疗具有重要的指导意义。

（2）CT 检查：CT 检查对于关节内骨折、复杂骨折（如骨盆、髋臼骨折）等具有重要的意义。通过 CT 或 CT 重建能够准确判断骨折块的大小、数量，关节面的损伤、端陷程度，为术前的规划、手术入路的选择提供参考。

（3）磁共振（MRI）：MR 检查可判断软组织损伤情况，比如脊髓损伤的程度及其与椎骨骨折的关系，肩关节、髋关节及膝关节内韧带的损伤情况，以及关节囊的状态等，也可用于一些隐匿性骨折的诊断。

## 六、治疗

（一）治疗原则

复位、固定、功能锻炼是骨折治疗的三大原则。

1. 复位　将移位的骨折段恢复正常，接近正常的解剖位置，重建骨骼的支架作用。理想的复位是使骨折两端有完全的对合，纠正侧方移位、旋转或成角畸形，达到对位对线良好，称为解剖复位。有时经过努力，仍不能达到解剖复位，虽然纠正了成角畸形，而侧方移位尚未完全纠正，但愈合后能维持正常的肢体功能，此种复位称为功能复位。常用的复位方法有以下几种：

（1）手法复位：大多数骨折均可手法复位。手法复位尽可能做到一次成功，以免反复多次复位加重软组织损伤，影响骨折愈合；若肢体肿胀严重，可抬高患肢待肿胀消退后及时进行复位。手法复位应行麻醉以解除疼痛，使肌肉松弛，然后沿着肢体纵轴牵引骨折远端，并保持骨折近端的有效对抗牵引，使骨折复位。掌握以骨折远端去对骨折近端的原则。复位后需 X 线检查复诊。

（2）牵引复位：持续牵引有复位、固定双重功能。适用于手法复位有困难或夹板、石膏固定有困难者。

（3）手术复位：是采用手术切开后直视下骨折复位，同时使用对人体组织无不良刺激的金属内固定物。适用于手法及牵引复位失败、骨折端有软组织嵌入、关节内骨折手法复位达不到解剖复位、骨折合并主要血管神经损伤、多处或多段骨折、陈旧性骨折或骨折不愈合者等。

2. 固定　骨折愈合需要一定的时间。因此，骨折复位后，为保持其良好的位置，必须对骨折肢体加以固定。固定的方法有外固定和内固定。外固定多采用石膏固定、牵引固定、小夹板固定等；内固定采用钢丝、钢针、接骨板、髓内钉等固定物直接固定于骨折两端。

3. 功能锻炼　功能锻炼的主要目的是恢复局部肢体的功能和全身健康，防止肌肉萎缩、关节僵硬、骨质脱钙等并发症的发生，而患者往往由于害怕疼痛或由于缺乏功能锻炼的知识而不敢或难以进行功能锻炼。

（二）对症治疗

1. 对于开放性伤口予以清创，将污染的创口，经过清洗、消毒，然后切除创缘、清除异物，切除坏死和失去活力的组织，使之变成清洁的创口。

2. 对于伤口出血，予以加压包扎，必要时止血带止血。

（三）急性期治疗

骨折的急性期主要是指严重的骨折或开放性骨折，如骨盆骨折、股骨骨折、骨折刺穿皮肤等。患者可能会出现休克、大出血等症状。

1. 抢救生命　首先检查患者全身情况，对于发生休克、昏迷的患者，应及时给予输血、输液等支持治疗；同时，保持患者的呼吸道通畅，必要时进行气管插管或气管切开。

2. 保护患肢

（1）绝大多数伤口出血可用加压包扎止血。大血管出血，可采用止血带止血。最好使用充气止血带，并应记录所用压力和时间。创口用无菌敷料或清洁布类予以包扎，以减少再污染。若骨折端已戳出伤口，并已污染，又未压迫重要血管、神经者，不应将其复位，以免将污物带到伤口深处。

（2）妥善固定是骨折急救的重要措施。凡疑有骨折者，均应按骨折处理。闭合性骨折者，急救时避免过多地搬动患肢，增加疼痛。若患肢肿胀严重，可用剪刀将患肢衣袖和裤脚剪开，减轻压迫。骨折有明显畸形并有穿破软组织或损伤附近重要血管、神经的危险时，可适当牵引患肢，待稳定后再行固定。

（四）一般治疗

1. 小夹板　适用于四肢闭合性、无移位、稳定性骨折。

2. 骨科固定支具　适用于四肢闭合性的稳定性骨折，尤其是四肢稳定性骨折、青枝骨折及关节软组织损伤。

3. 石膏绷带 适用于开放性骨折清创缝合术后、某些部位的骨折切开复位内固定术后（如股骨骨折髓内钉或钢板螺丝钉固定后）作为辅助性外固定、畸形矫正后维持矫形位置和骨关节融合手术后、化脓性关节炎和骨髓炎患肢的固定等情况。

4. 头颈及外展支具固定 前者主要用于颈椎损伤，后者用于肩关节周围骨折、肱骨骨折及臂丛神经损伤等。

5. 持续牵引 持续牵引适用于颈椎骨折脱位、股骨骨折、胫骨骨折。

（五）药物治疗

1. 镇痛吗啡、曲马朵等，可适用于术后疼痛剧烈的患者。

2. 抗感染

（1）建议使用广谱抗生素，通常是第一代或第二代头孢菌素。

（2）对有革兰阴性细菌严重污染危险的损伤，需加用氨基糖苷类抗生素。

（3）如果有厌氧菌感染可能的，推荐使用大剂量青霉素或对厌氧菌敏感的抗生素。

（六）手术治疗

1. 切开复位内固定术

（1）切开复位适应证：①骨折断端有软组织嵌入或手法复位失败者；关节内骨折手法复位后对位不好，影响关节功能者。手法复位与外固定未能达到功能复位的标准而严重影响功能者。②骨折并发血管、神经损伤，开放性骨折不能用外固定者。③多处骨折，为了便于护理和治疗，防止并发症，可选择适当的部位行切开复位。④陈旧性移位骨折。⑤指因外观需要进行解剖对位的骨折或因职业需要行内固定早期活动的骨折等，均可酌情选择开放复位。

（2）内固定是采用金属内固定物，如接骨板、螺丝钉、加压钢板或带锁髓内钉等，将已复位的骨折予以固定。

2. 截肢术

（1）适应证：①成人胫神经彻底毁损；挤压伤伴热缺血时间＞6h。②严重多发伤；严重的同侧损伤；预期行多次软组织延长和重建。

（2）还需通过对骨骼和软组织损伤、休克、局部缺血以及年龄4个方面进行评估。

3. 植骨术

（1）适应证：①对于广泛皮肤、皮下组织与肌肉严重损伤，合并血管、神经损伤，伤口严重污染，骨折为粉碎性和节段性缺损的开放性骨折，如果术后3～6周仍未见早期骨痂形成，应尽早植骨。②术后未见早期骨痂形成，若超过12周，则可能导致内固定失败，必须行植骨术。

（2）时机需依据软组织缺损部位和严重度而定。

（七）中医治疗

1. 中医对内服、外敷药物的应用原则是根据骨折愈合过程的各阶段来用药，再结合全身症状辨证施治。

2. 早期应使用行气活血法，在原始骨痂形成期应用和血、养血药，塑形期则应固本培气，强筋健骨为主。外用药第 1 ～ 2 周以活血散瘀、和血生新为治则的敷贴药膏，后期骨折已达临床愈合可用熏洗药物，通过内服、外敷药物的应用，可以促进骨折的愈合。

3. 用药也不能截然划分，还要结合临床特点，对症用药具体情况灵活应用。

## 七、管理及康复教育

1. 心理疏导　骨折使患者身心受到严重摧残，常担心骨折愈合后是否影响日常活动以及日常生活能力，患者出现抑郁、焦虑、紧张以及恐惧等现象，尤其对于长期卧床的患者。家属应进行陪护，与患者交谈，进行安慰和鼓励，要协助患者树立战胜病魔的信心，积极配合治疗。

2. 生活管理

（1）避免劳累，避免过多、动作过大地活动患肢。

（2）要注意患处的清洁，有外固定的需按时消毒。

（3）穿透气衣物，保持患处通风干燥。

3. 功能锻炼　是治疗骨折的重要组成部分，可使患肢迅速恢复正常功能。应在医务人员指导下，遵循动静相结合、主动运动与被动运动相结合，早期进行功能锻炼，促进骨折愈合和功能恢复，防止一些并发症发生。

4. 饮食调理　饮食应营养均衡，适当增加维生素 A、蛋白质等的摄入有助于促进骨折愈合。

5. 饮食禁忌

（1）避免辛辣刺激性食物。

（2）避免酗酒。

# 第二节　绑带包扎法

## 一、卷轴带的种类

1. 纱布卷轴带　比较轻软、透气性能良好，适用于小儿、加压止血、肢体悬吊等，临床上使用最多。

2. 棉布卷轴带　质地比较硬、耐用，可重复洗涤使用。可用于加压止血、固定。

3. 弹性卷轴带　具有弹性的纱棉制成，富有延伸性，适用于肢体加压包扎，充分防止肢体肿胀；或用于胸部伤口包扎，利于呼吸。

4. 石膏卷轴带　由硬布加石膏制成，用于固定骨折或矫正畸形，为骨科专用绷带。卷轴带有 3 ～ 15cm 长度不等的规格，型号根据使用部位不同进行选择使用。

## 二、包扎原则与注意事项

1. 维持患者舒适体位，扶托肢体，并保持功能位置。

2. 选取干燥、清洁、宽度适宜的卷轴带；潮湿、有污染的卷轴带均不宜使用。

3. 包扎部位必须清洁、干燥，若有伤口，需先换药后再包扎；若为骨隆突处或凹陷处（如腋窝、腘窝、腹股沟），应垫以棉垫再包扎；若为肢体，应先将肢体抬高后再包扎，且暴露出肢体末端，便于观察，一旦发现异常，应松开卷轴带，重新包扎。

4. 包扎方向一般应自下往上、由远及近向心进行。

5. 包扎者应立于包扎部位前方或侧方，包扎时用力均匀、松紧适度、动作轻快、双手交错使绷带转向，达到包扎牢固、舒适、整齐和美观。

6. 包扎起、止部位均需环绕 2 周，包覆第 2 周时，需覆盖住前 1 周的 1/3 ～ 1/2；加绷带时，可将两端重叠 6cm；包扎完毕后用胶布粘贴固定或撕开末端打结在肢体外侧。

## 三、基本包扎法

1. 环形包扎法　在包扎处环形重叠缠绕，每周完全覆盖前一周的 1/2。常用于包扎的开始和结束。为妥善固定绷带，防止滑脱，第一圈斜行包扎，环绕一周后，将露出的带头斜角下折，再环形包扎 2 ～ 3 圈。

2. 蛇形包扎法　呈斜行环绕包扎，每周不覆盖前周。适用绷带不足、临时、简单固定夹板或需由一处迅速延伸至另一处。

3. 螺旋形包扎法　螺旋状缠绕，每周平均覆盖前一周的 1/3 ～ 1/2。常用于径围相似的部位（如上臂、大腿、躯干、手指等处）包扎。

4. 螺旋反折形包扎法　在螺旋形包扎法的基础上每周反折成等腰三角形。以左手拇指压住绷带上缘，右手握持绷带卷向下反折缠绕，反折处应对齐以保持美观。常用于包扎径围差异大的小腿和前臂等。

5. 回返形包扎法　从顶端正中开始，来回向两侧翻转回返绷带，回返覆盖前次的 1/3 ～ 1/2，直至包扎处顶端为止。常用于包扎头顶和残肢端。

6. “8”字形包扎法　适用关节处定带环绕后，按“8”字书写的走向，交叉缠绕绷带。常用于包括肘关节、膝关节、腹股沟或肩关节、手掌、足跟等处。

## 四、多头带包扎法

多头带又称多尾带，其种类有腹部多头带、胸多头带、四头带、丁字带等。用于包扎局部伤口。

1. 胸带包扎法　适用于包扎胸部伤口，结构与腹带相似，但没有包腹布，多2根竖肩带。包扎时，放平胸带后，先将肩带拉下悬于胸前，再自下而上交叉包扎横带，并将横带的肩带尾端反折压在横带内，在胸前固定带层。

2. 腹带包扎法　适用于包扎腹部伤口，其内侧面有一块包腹布，外面两侧面各有5条带脚相互重叠。包扎时，先将腹带平放在身下，用包腹布裹住腹部，再将两侧横带交叉包扎，一侧的带子覆盖另一侧的带子。若是上腹部切口，则由上向下包扎；下腹部切口，则由下向上包扎固定。

3. 四头带包扎法　适用于下颌、枕、额等小范围的包扎，可将卷轴带的两头剪开制成。

4. 丁字带包扎法　形如“丁”字状，适用于会阴或肛门部位的包扎。

## 五、三角巾包扎法

可包扎全身各个部位，效果不太满意，一般只用于上臂受伤包扎后。适用于战地救护。一般医院少用，最常用的是大悬臂带和小悬臂带。

四肢大动脉损伤时，需要用止血带止血，分气囊止血带和橡皮管止血带两种。气囊止血带构造及原理均和血压仪相同，多用于手术室中出血量较大的四肢手术。橡皮管止血带常用于现场急救，急救包必备物品（注意：静脉注射时使用的橡皮管止血较细，只需阻断静脉，与此不同。以下介绍动脉止血时用的橡皮管止血带使用法）。止血带绑扎方法：取长约1m，直径约1.5cm的乳胶管一根，在需要绑扎的部位（上肢出血在上臂上1/3处绑扎），用布或衣服平整垫好，保护皮肤，抬高患肢使静脉回流。术者左手捏住止血带短端，以示指、中指仰置在止血带短头下，右手执止血带长端，经肢体内侧绕至外侧，将皮管适当拉长拉紧，用长端压住短端环绕2周，左手两指夹住长端在缠绕的皮管下面拉出，令其压住。止血带绑扎要松紧适度，过松不能止血，过紧则可造成损伤神经和皮肤破损。

绑扎完成后，立即书写标签，标明应用止血带的时间和部位，并放在显要部位。绑扎止血带平时不超过1h，天气寒冷时不超过半小时，应将止血带放松1～2min，可使肢体暂时恢复血液供应，同时用手指压迫动脉止血，再行扎紧，直至血管钳结扎止血为止，止血带绑扎过久可造成肢体严重缺血而发生坏死。

# 第三章　运动系统疾病的健康管理与康复教育

## 第一节　骨与关节化脓性感染

骨与关节化脓性感染主要有化脓性骨髓炎（包括骨髓、骨质和骨膜）和化脓性关节炎，病因为细菌感染引起（75% 以上为金黄色葡萄球菌，10% 左右为溶血性链球菌），感染途径有：①血源性感染：其他部位化脓性病灶中的细菌经血液循环播散至骨骼；②创伤后感染：开放性骨折或骨折手术后出现的感染；③直接蔓延：邻近软组织感染直接蔓延至骨骼，如脓性指头炎引起指骨骨髓炎。

### 一、急性血源性骨髓炎

（一）概要

急性血源性骨髓炎以骨质吸收、破坏为主。慢性骨髓炎以死骨形成和新生骨形成为主。急性化脓性骨髓炎如脓液早期穿入骨膜下，再穿破皮肤，则骨质破坏较少；但脓肿常在髓腔蔓延，张力大，使骨营养血管闭塞或栓塞。如穿出骨皮质形成骨膜下脓肿后使大片骨膜剥离，使该部骨皮质失去来自骨膜的血液供应，严重影响骨的循环，造成骨坏死。其数量和大小视缺血范围而定，甚至造成整个骨干坏死。由于骨膜剥离，骨膜深层成骨细胞受炎症刺激而生成大量新骨包于死骨之外，形成包壳，代替病骨的支持作用，包壳上可有许多孔洞，通向伤口形成窦道，伤口长期不愈，成为慢性骨髓炎。急性血源性骨髓炎的好发部位为儿童长骨干骺端，病理变化为骨质破坏与死骨形成及反应性骨膜增生。感染形成的必需条件：细菌在干骺端停留，该处存在有利于细菌生长、繁殖的条件——全身或局部抵抗力下降。长骨干骺端的毛细血管血流缓慢，容易使细菌停滞；而儿童骨骺板附近的微小终末动脉与毛细血管往往更为弯曲，该处血流丰富且流动缓慢，使细菌更易沉积。

（二）临床表现

1. 有明显的全身中毒症状　如全身不适、食欲减退、高热（39℃以上）伴寒战等。

2. 肢体局部持续性剧烈疼痛　附近肌肉痉挛、不愿活动患肢，称之“假性瘫”。

3. 干骺端明显压痛。

4. 患肢活动功能受限　由于疼痛而引起保护性肌痉挛，肢体活动受限。

5. 浅表部位病源、出现皮肤温度增高。早期局部软组织肿胀，以后发展成整段肢体肿胀。

6. 白细胞总数增高（可达2万～4万/$mm^3$），中性粒细胞数增高。血培养为阳性。

7. X线检查 早期无明显改变，发病2周左右方具骨破坏、骨质增生和病理性骨折表现。

（三）辅助检查

1. 实验室检查 急性化脓性骨髓炎患者早期血液中白细胞及中性粒细胞均明显增高，白细胞计数增高，一般都在$10 \times 10^9$/L以上，中性粒细胞可占90%以上。可伴有贫血及血沉增快。早期血液细菌培养的阳性率为50%～75%，通常在感染后24h即可获得血液阳性培养结果。局部骨穿刺抽出脓液，涂片找到细菌即可确诊。血液及脓液细菌培养的同时，均应作细菌药物敏感试验，以便选择有效的抗生素治疗。

2. 细菌学检查 血培养可获致病菌，但并非每次培养均可获阳性结果，特别是已经用过抗生素者血培养阳性率更低，在寒战高热期抽血或初诊时每隔2h抽血培养1次，共3次，可以提高血培养阳性率，所获致病菌均应作药物敏感试验，以便调整抗生素。

3. 局部脓肿穿刺 选用内芯的穿刺针，在压痛最明显的干骺端刺入，边抽吸边深入，不要一次穿入骨内，以免将单纯软组织脓肿的细菌带入骨内，抽出浑浊液体或血性液可作涂片检查与细菌培养，涂片中发现多是脓细胞或细菌即可明确诊断。任何性质穿刺液都应作细菌培养与药物敏感试验。

4. X线检查 起病后14d内的X线检查往往无异常发现，应用抗生素的病例出现X线表现的时间可以延迟至1个月左右。X线检查难以显示出直径＜1cm的骨脓肿，因此早期的X线表现为层状骨膜反应与干骺端骨质稀疏。当微小的骨脓肿合并成较大脓肿时才会在X线片上出现干骨区散在性虫蛀样骨破坏。死骨可大可小，小死骨表现为密度增高阴影，位于脓腔内，与周围骨组织完全游离。大死骨可为整段骨坏死，密度增高而无骨小梁结构可见。少数病例有病理性骨折。

5. CT检查 可以提前发现骨膜下脓肿。对细小的骨脓肿仍难以显示。

6. MRI检查 可以更早期发现在长骨干骺端与骨干内有炎性异常信号，还可以显示出骨膜下脓肿。因此，MRI检查明显优于X线和CT检查。

7. 核素骨显像 病灶部位的血管扩张和增多，使$^{99m}$锝早期浓聚于干骨端的病变部位的一般于发病后48h即可有阳性结果。核素骨显像只能显示病变的部位。但不能作出定性诊断，因此该项检查只具有间接帮助诊断的价值。

（四）诊断

1. 软组织炎症 早期急性骨髓炎与早期蜂窝织炎、丹毒等软组织炎症常不易鉴别。软组织炎症时全身中毒症状较轻，而局部红肿较明显，压痛较浅。早期急性骨髓炎，压痛常发生于长骨干骺端处。以单指检查时，患部4个平面均有深部压痛征，此即肢体圆柱形深部压痛征。软组织炎症时，因病变居于骨骼之一侧，故压痛只限于一个或两个平面，这一点对早期鉴别诊断有重要意义。此外，两者骨扫描所见也不相同。

2. 急性化脓性关节炎　肿胀压痛在关节间隙而不在骨端，关节活动度几乎完全消失。有疑问时，行关节腔穿刺抽液检查可明确诊断。测定血中C反应蛋白含量有助于判断急性血源性骨髓炎是否并发化脓性关节炎：合并化脓性关节炎时，C反应蛋白值较单纯骨髓炎为高，且起病后迅即出现此种差别；化脓性关节炎患者C反应蛋白恢复正常值也较迟。红细胞沉降率虽也具有鉴别诊断意义，但两组患者之差别出现较晚，恢复正常值也迟得多，不如C反应蛋白之变化能准确反映临床状况。

3. 风湿性关节炎　为风湿病的一部分，起病缓慢，全身情况（如发热）和局部症状（关节肿痛）均较轻，常为多关节游走性，红细胞沉降率等血液检查常呈阳性。

4. 恶性骨肿瘤　特别是尤因肉瘤，常伴发热、白细胞增多、X线片示“葱皮样”骨膜下新骨形成等现象，须与骨髓炎相鉴别。鉴别要点为：尤因肉瘤常发生于骨干，范围较广，全身症状不如急性骨髓炎重，但有明显夜间痛，表面可有怒张的血管。局部穿刺吸取活组织检查，可以确定诊断。

（五）并发症

急性血源性骨髓炎过去死亡率很高。但近年来随着对此病的进一步认识、早期诊断和积极治疗，适当抗菌药物与综合疗法的应用，死亡率已大为降低。常见的并发症如下：

1. 化脓性关节炎。

2. 病理骨折。

3. 肢体生长障碍　如骨骺破坏，肢体生长长度受影响，患肢变短；或因骨骺附近炎症，血液供给丰富，使骨骺生长较快，患肢反而稍长。有时亦因骨骺部分受累形成畸形生长，如膝内翻或膝外翻等。

4. 关节挛缩及强直。

5. 外伤性骨髓炎　常因感染而有骨折延迟连接和不连接，以及关节活动受限等。

（六）治疗

1. 全身支持疗法　包括充分休息与良好护理，注意水、电解质平衡，少量多次输血，预防发生压疮及口腔感染等，给予易消化的富于蛋白质和维生素的饮食，使用镇痛药，使患者得到较好的休息。

2. 药物治疗　采用足量而有效的抗菌药物，开始可选用广谱抗生素，常2种以上的抗生素联合应用，以后再依据细菌培养和药物敏感试验的结果及治疗效果进行调整。抗生素应继续使用至体温正常、症状消退后 2 周左右。大多可逐渐控制毒血症，少数患者可不用手术治疗。如经治疗后体温不退或已形成脓肿，则药物治疗需与手术治疗配合进行。

3. 局部治疗　用适当夹板或石膏托限制活动，抬高患肢，以防止畸形，减少疼痛和避免病理骨折。如早期经药物治疗，症状消退，可延缓手术，或无须手术治疗。但如已形成脓肿，应及时切开引流。如脓肿不明显，症状严重，经药物治疗在 24 ～ 48h 内不能控制，患骨局部明显压痛，应及早切开引流，以免脓液自行扩散，造成广泛骨质破坏。手术除切开软组织脓肿外，还需要在患骨处钻洞开窗，去除部分骨质，暴露髓腔感染部分，以求充分减压引流。早期可行闭式滴注引流，伤口愈合较快。

（七）管理措施

1. 术前管理　急性骨髓炎初起时伴有高热、寒战、厌食、烦躁等症状，疼痛肿胀、活动受限是局部症状，应按危重患者护理，高热时应用物理降温和药物降温等。

全身支持疗法也不容忽视如退热补液计出入量，以维持水和电解质平衡，贫血时可输新鲜血，给予高蛋白饮食，并补充多种维生素。

术前必须清洗皮肤，以清除皮肤污垢，备皮时应避免损伤皮肤。

（1）饮食管理：一般术前 8h 禁食，术前 4h 禁水。

（2）术前检查：术前检查对诊断和制定治疗方案极为重要，督促患者留置大小便标本、做好 X 线拍片、特殊检查的准备，以及做好皮试等。

（3）心理疏导：应与患者进行沟通和疏导，与让患者及家属了解一般疾病知识与护理方法，促进患者身心康复。

2. 术后管理

（1）观察生命体征：小儿手术时大多数采取全麻，待返回病区后一般采取去枕仰卧位，头偏向一侧，以防呕吐物误吸，保持呼吸道通畅，每 30min 测一次生命体征，直到全麻清醒。

（2）饮食管理：术后给予易消化富营养的食物，因制动卧床活动少，易引起便秘，多给予粗纤维食物，多饮水，多吃水果蔬菜，防止便秘。

（3）病情管理：患肢用石膏托固定，有利于减轻疼痛防止骨折，但触到骨突部位若疼痛明显，表明有石膏压迫现象，需及时处理，并保持床铺整洁干燥，注意按摩受压部位皮肤，防止压疮发生。观察肢体远端血液循环，注意皮肤色泽、温度感觉、疼痛及肿胀等情况。

（4）药物管理：骨髓腔摆入两根硅胶管持续冲洗和引流渗液，可用生理盐水内加庆大霉素冲洗骨髓腔，24h 冲洗液应均匀滴入，注入液量和流出液量要详细记录，若差额数大时可能有输出管堵塞，应用生理盐水冲洗使之通畅，观察引流量气味颜色的变化，每日更换无菌引流瓶，并观察患肢伤口敷料外观是否清洁。拔管指征：一引流液清亮；二肢体肿胀消退；患儿体温正常时根据患儿全身情况可以拔管。

（5）功能锻炼：早期进行伤肢肌肉舒缩活动，防止肌肉萎缩和关节粘连，晚期除继续作肌肉舒缩运动外，活动范围可扩展到各大关节为主的全面功能锻炼。

（八）康复教育

1. 饮食　加强营养，增强机体抵抗力，防止疾病的复发。

2. 引流　向患者及家属说明，维持伤后冲洗和引流通畅的重要性。

3. 活动指导　患者每日进行患肢肌肉锻炼、收缩练习及关节被动活动和主动活动，避免患肢功能障碍，教会患者使用辅助器材，如拐杖、助行器等，减轻患肢负重。经X线检查证实病变恢复正常时，才能开始负重，以免诱发病理性骨折。

4. 用药　出院后继续按医嘱联合足量应用抗生素治疗，持续用药至症状消失后3周左右，巩固疗效，防止转为慢性骨髓炎。密切注意药物不良反应和毒性反应，一旦出现应立即停药或到医院就诊。

5. 复诊　出院后应注意自我观察，并定期复诊，骨髓炎患者易复发，伤口愈合后又出现红肿、热痛、流脓等，提示转为慢性需及时诊治。

## 二、慢性骨髓炎

（一）概要

慢性骨髓炎是急性化脓性骨髓炎的延续，往往全身症状大多消失，只有在局部引流不畅时，才有全身症状表现，一般症状限于局部，往往顽固难治，甚至数年或十数年仍不能痊愈。目前，对大多数患者，通过妥善的计划治疗，短期内可以治愈。

（二）临床表现

临床上进入慢性炎症期时，有局部肿胀，骨质增厚，表面粗糙，有压痛。如有窦道，伤口长期不愈，偶有小块死骨排出。有时伤口暂时愈合，但由于存在感染病灶，炎症扩散，可引起急性发作，有全身发冷、发热，局部红肿，经切开引流，或自行穿破，或药物控制后，全身症状消失，局部炎症也逐渐消退，伤口愈合，如此反复发作。全身健康较差时，也易引起发作。

由于炎症反复发作，多处窦道，对肢体功能影响较大，有肌肉萎缩；如发生病理骨折，可有肢体短缩或成角畸形；如发病接近关节，多有关节挛缩或僵硬。

X线片可显示死骨及大量较致密的新骨形成，有时有空腔，如为战伤，可有弹片存在。布劳德脓肿X线片显示长骨干骺端有圆形稀疏区，脓肿周围骨质致密。加利氏骨髓炎骨质一般较粗大致密，无明显死骨，骨髓腔消失。

（三）辅助检查

1. 就医检查　患者出现局部窦道并反复流脓时，应及时就医检查。医生首先会对患者进行体格检查，初步了解患者情况，而后会选择性地让患者进行细菌学检查、药敏试验、X 线检查、CT 检查、窦道造影等，以明确诊断及为后期治疗指导提供依据。

2. 体格检查　医生在检查患肢时，可见患者有以下表现。

（1）患者患肢骨明显增粗、变形。

（2）部分患者肢体不等长、畸形、肌肉萎缩。

（3）局部皮肤色素沉着，肤色暗，皮肤薄而易破，窦道口常有肉芽组织增生，高出皮肤表面，表皮则向内凹陷，脓液分泌增多，且有恶臭。

3. 实验室检查

（1）血液检查：绝大多数患者的红细胞沉降率（血沉）和 C 反应蛋白升高，但白细胞计数升高的患者只占约 35%。

（2）细菌学检查及药物敏感试验：可抽取患处的脓液进行细菌学检查和药物敏感试验，以明确病原体及为后期用药指导提供依据。

4. 影像学检查

（1）X 线检查：可见骨膜下骨及密质骨增厚，骨密度增加。骨干内可见密度增高的死骨，边缘不规则，与周围有分界透光带，为无效腔。骨干形态变粗、不规则，密度不均，髓腔狭小甚至消失。骨干可弯曲变形，骨小梁失去正常排列，病变远侧骨有不同程度的萎缩。

（2）CT 检查：CT 可以清晰显示皮质骨，可以很好地观察周围软组织，对检查死骨尤其有用。

（3）磁共振成像（MRI）：MRI 检查软组织比 CT 好，而且显示骨的水肿区效果非常好。慢性骨髓炎在 MRI 片上可显示界限清晰的高信号区，周围有活跃的病灶（环形征）。

（4）窦道造影：经久不愈的窦道，须清除病骨无效腔或死骨后才能愈合，因此，临床上必须先了解窦道的深度、径路、分布范围及其与无效腔的关系。一般采用窦道造影，即将造影剂注入窦道内，进行透视和摄片观察，可充分显示窦道具体情况。

（5）核素骨扫描：核素骨扫描可用于排除骨髓炎。

5. 病理检查　若怀疑患处局部组织恶变时，可取相应的活体组织进行病理检查，可以排除癌变。同时还可用所取的标本做细菌培养和药物敏感试验，其是诊断慢性骨髓炎的“金标准”。

（四）诊断

1. 诊断原则　根据患者有急性化脓性骨髓炎和以后反复发作病史，以及骨感染的病史（开放性骨折、手术、火器伤等），再结合临床表现和影像学所见，一般不难诊断。在诊断过程中，需与骨结核、硬化型成骨肉瘤、骨样骨瘤等疾病进行鉴别。

2. 鉴别诊断

（1）骨结核：不典型慢性化脓性骨髓炎需与骨结核相鉴别。骨干结核临床很少见，常合并其他部位结核，死骨及窦道形成比较少见，经适当非手术治疗容易痊愈。细菌学检查可帮助鉴别。松质骨发生结核后，骨组织发生坏死以溶骨性破坏为主，不易形成死骨，形成局部脓肿较多。X 线片最初显示骨小梁模糊不清，呈一致的磨砂玻璃样改变，其密度比周围脱钙的骨质为高。而慢性化脓性骨髓炎以增生硬化为主，病灶易形成大块死骨。细菌学检查和病理学检查可确定诊断。

（2）硬化型成骨肉瘤：硬化型成骨肉瘤无感染病史，发展较快，可表现为剧烈疼痛，夜间疼痛较白天重。血清碱性磷酸酶多高于正常值。X 线鉴别要点是慢性化脓性骨髓炎的骨膜反应总是由轻变重，由模糊变为光滑；骨肉瘤骨膜大多由层次清楚、均匀、光滑变为模糊、残缺不全或厚薄不均，不是趋向修复，而是继续破坏，显示肿瘤对骨膜新生骨的侵犯。慢性化脓性骨髓炎不出现软组织肿块，亦无瘤骨产生；骨肉瘤则常有迅速增大的软组织块，出现放射状骨针、Codman 三角征和绒毛样骨膜增生影像，软组织块内可见到肿瘤骨，必要时可做病理学检查，以确定诊断。

（3）骨样骨瘤：骨样骨瘤是一种比较常见的良性肿瘤，以骨干部为好发部位。病变部位呈局部较广泛的骨皮质增厚，颇似慢性化脓性骨髓炎，但骨样骨瘤无脓肿死骨。皮质较光滑，皮质增厚呈一侧性，髓腔不对称变窄，骨增生区中心的瘤巢里圆形或卵圆形透明区，通常在 1cm 以下，罕有超过 2cm 者。

（五）治疗

1. 治疗原则　慢性化脓性骨髓炎的治疗原则是尽可能彻底清除病灶，摘除死骨，清除增生的瘢痕和肉芽组织，消灭无效腔，改善局部血液循环，为愈合创造条件。常采用手术和药物综合疗法。

2. 药物治疗　在急性发作期或手术前后，可根据不同的致病菌，选用不同的抗生素进行全身或局部治疗，且在治疗期间须遵循足量、足疗程的原则。常用药物有克林霉素、万古霉素、萘夫西林、妥布霉素、头孢唑林、阿莫西林等。

3. 相关药品　克林霉素、万古霉素、萘夫西林、妥布霉素、头孢唑啉、阿莫西林等。

4. 手术治疗

（1）手术指征：①有死骨形成。②有骨无效腔及流脓窦道。

（2）手术禁忌证：①慢性骨髓炎急性发作时不宜作病灶清除术。②大块死骨形成而包壳尚未充分生成者，过早取掉大块死骨会造成长段骨缺损，该类病例不宜手术取出死骨，须待包壳生成后再手术。但近年已有在感染环境下带抗生素人工骨植骨成功的报告，因此可视为相对禁忌证。

（3）手术方法：①死骨切除术和刮除术：包括单纯死骨切除、表皮死骨切除和骨切除等具体术式。②开放植骨术：包括蝶形手术、带蒂肌瓣填塞法、自体松质骨填塞等具体术式。③病段截除术：腓骨、肋骨、髂骨部位的慢性化脓性骨髓炎，可采用病变骨段切除术。④截肢术：对于部分病例长期已有窦道口皮肤癌变或足部广泛骨髓炎，骨质损毁严重不能彻底清除病灶者，可施行截肢术。⑤缺损骨修复：对于慢性骨髓炎病灶清除后遗留的骨缺损，目前新方法为采用抗生素磷酸钙人工骨进行修复，这种人工骨是一种具有良好临床应用前景的新型生物材料。

5. 其他治疗　对于全身应用抗生素无法控制感染的患者，可使用抗生素串珠疗法。抗生素串珠置入骨髓腔可持续释放高浓度抗生素，能直接杀灭隐匿在病变骨组织和周围软组织中的致病菌。

（六）管理措施

1. 心理疏导

（1）患者应掌握减轻或消除内心焦虑的调节方法，如看书、读报、听音乐等，以摆脱恐惧感。

（2）患者及其家属应向医生了解疾病知识及治疗方案，树立战胜疾病的信心，积极配合治疗。

（3）患者家属在日常生活中主动给予患者必要的帮助。督促、鼓励患者自己料理生活。做力所能及的事情，如整理床铺、衣物，个人清洁卫生等。有利于树立患者信心，还能促使其由患者角色向健康人角色转变。

2. 术后管理

（1）观察切口有无渗血，渗液，保持切口敷料清洁干燥。

（2）切口拆线后仍要保持患处清洁干燥，避免碰撞和牵拉，以免切口裂开。

3. 生活管理

（1）生活要有规律，注意劳逸结合，尽量自理日常生活。

（2）注意天气变化，适时增减衣被，防止受凉。

（3）要坚持每天用温水清洗患处皮肤，以保持清洁，防止感染。

4. 饮食管理

（1）日常可合理膳食，多吃清淡、易消化食物，保证机体营养物质摄入充足。

（2）多食富含维生素、蛋白质及微量元素等营养物质的食物，如新鲜水果、蔬菜、豆类、肉类等。

（3）少食油腻、辛辣刺激性食物。

（4）戒烟禁酒，避免影响机体恢复。

5. 病情管理

（1）若患者出现高热并伴有寒战、脉搏加快、口干、食欲缺乏，或者有头痛、呕吐等症状，要立即到医院就诊。

（2）若患者出现局部剧烈疼痛和搏动性疼痛，且伴有局部皮温增高及压痛时，应立即到医院就诊。

6. 特殊管理　患者应严格遵循医护人员的指导进行锻炼：

（1）急性炎症控制后，应尽早做功能锻炼，防止关节强直，促进骨质早日修复。

（2）患肢关节固定不能活动的患者应做肌肉等长收缩，防止肌肉萎缩和关节粘连。

（3）未固定关节的患者如无禁忌证应进行主动活动，如关节伸屈功能练习。

（4）锻炼时要注意量和力，不要急于求成。运动量逐渐增加，劳逸结合，持之以恒。

（七）康复教育

1. 及时且彻底地治疗急性化脓性骨髓炎，以免因治疗不当或延误诊治而转为慢性。

2. 注意周身安全，避免外伤导致的开放性骨折或者其他骨创伤。

3. 积极参加体育锻炼，适当运动，如跑步、登山等，以增强抵抗力，减少或避免病菌的侵袭。

4. 患有动脉硬化、糖尿病等全身性疾病的患者，应积极治疗及控制原发病。

## 三、化脓性关节炎

### （一）概要

急性化脓性关节炎为化脓性细菌引起的关节急性炎症。血源性者在儿童发生较多，受累的多为单一的肢体大关节，如髋关节，膝关节及肘关节等。如为火器损伤，则根据受伤部位而定，一般膝关节、肘关节发生率较高。

化脓性关节炎是指关节部位受化脓性细菌引起的感染。常见的病原菌中金黄色葡萄球菌占85%以上。感染途径多数为血源性传播，少数为感染直接蔓延。本病常见于10岁左右儿童。最常发生在髋关节和膝关节。以单发关节为主。髋关节由于部位深的关系或因全身其他部位感染症状所掩盖而被漏诊或延误诊断，使关节丧失功能常有发生。所以，该病治疗效果强调早诊断、早治疗是确保关节功能不致发生障碍和丧失的关键。

（二）临床表现

化脓性关节炎急性期主要症状为中毒的表现，患者突有寒战高热，全身症状严重，小儿患者则因高热可引起抽搐。局部有红肿疼痛及明显压痛等急性炎症表现。关节液增加，有波动，这在表浅关节如膝关节更为明显，有髌骨漂浮征。患者常将膝关节置于半弯曲位，使关节囊松弛，以减轻张力。如长期屈曲，必将发生关节屈曲挛缩，关节稍动即有疼痛，有保护性肌肉痉挛。如早期适当治疗，全身症状及局部症状逐渐消失，如关节面未被破坏，可恢复关节全部或部分功能。

诊断主要根据病史，临床症状及体征，在疑有血源性化脓性关节炎患者，应作血液及关节液细菌培养及药物敏感试验。X 线检查在早期帮助不大，仅见关节肿胀；稍晚可有骨质脱钙，因软骨及骨质破坏而有关节间隙狭窄，晚期可发生关节骨性或纤维强硬及畸形等，有新骨增生现象，但死骨形成较少。

急性化脓性关节炎应与急性化脓性骨髓炎、风湿性关节炎、结核性关节炎以及类风湿性关节炎相区别。

1. 90% 为单关节炎，成人多累及膝关节，儿童多累及髋关节，其次为踝关节、肘关节、腕关节和肩关节，手足小关节罕见。

2. 关节红、肿、热、痛，压痛明显，活动受限。深部关节如髋关节感染时，局部肿胀、疼痛，但红热不明显。

3. 多数患者起病急骤，有畏寒、发热、乏力、纳差等全身中毒症状。

4. 原发感染病的症状和体征，如肺炎、尿道炎、输卵管炎、痈等。

（三）辅助检查

1. X 线表现　早期可见关节肿胀、积液，关节间隙增宽。以后关节间隙变窄，软骨下骨质疏松破坏，晚期有增生和硬化。关节间隙消失，发生纤维性或骨性强直，有时尚可见骨骺滑脱或病理性关节脱位。

2. CT、MRI 及超声检查　可及早发现关节腔渗液，较之 X 线摄片更为敏感。

3. 关节穿刺　关节穿刺和关节液检查是确定诊断和选择治疗方法的重要依据。依病变不同阶段，关节液可为浆液性、黏稠混浊或脓性，白细胞计数若超过 5 000/mm$^2$，中性多形核白细胞占 90%，即使涂片未找到细菌或穿刺液培养为阴性，也应高度怀疑化脓性关节炎。若涂片检查可发现大量白细胞、脓细胞和细菌即可确诊，细菌培养可鉴别菌种以便选择敏感的抗生素。

（四）诊断与鉴别诊断

1. 类风湿关节炎　多侵犯四肢小关节，为对称性、多发性关节炎，类风湿因子为阳性。

2. 风湿性关节炎　为游走性大关节炎，伴有风湿热的其他表现，如心肌炎、皮下结节、环形红斑等，抗O增高，对水杨酸制剂疗效好，炎症消退后关节不留畸形。

3. 结核性关节炎　病程长，反复发作，滑液呈渗出性，为淡黄色，结核菌素试验呈强阳性，抗结核治疗有效。

（五）治疗

1. 一般治疗

（1）补液，纠正水、电解质紊乱，必要时少量多次输新鲜血。增加高蛋白质、高维生素饮食。高热时行物理降温。

（2）抬高患肢与制动，以减小关节面压力，解除肌肉痉挛、减轻疼痛。常采用皮肤牵引或石膏托板将患肢固定于功能位。

（3）急性炎症消退后2～3周，应鼓励患者加强功能锻炼。可配合理疗。

（4）关节引流：可减少关节腔的压力和破坏，减轻毒血症反应。①关节穿刺引流，用生理盐水冲洗，每天1次。②关节切开引流术：若关节穿刺不能控制症状，或关节位置难作穿刺术，应及时基本建设开引流。③关节镜灌洗术：创伤较手术切开引流小，可最大限度反复灌洗关节腔。

2. 药物治疗

（1）使用有效抗生素，根据治疗效果及细菌培养和药物敏感试验结果调整抗生素。应尽早足量、长期应用对致病菌敏感的抗生素。急性期，需静脉给药，感染控制后，改为口服，至少用至体温下降，症状消失后2周。

（2）关节穿刺抽液、冲洗、注入有效抗生素，一般1～2d穿1次，至关节无渗液为止。

3. 手术治疗　化脓性关节炎的全身治疗与急性化脓性骨髓炎同，如为火器伤，应做好初期外科处理，预防关节感染。

局部治疗包括关节穿刺，患肢固定及手术切开引流等。如为闭合性者，应尽量抽出关节液，如为渗出液或混浊液，即用温热盐水冲洗，冲洗液清亮后，再注入抗生素，每日进行1次。如为脓汁或伤后感染，应及早切开引流，将滑膜缝于皮肤边缘，关节腔内不放引流物，伤口亦可用抗菌药物滴注引流法处理或局部湿敷，尽快控制感染。患肢应予以适当固定或牵引，以减轻疼痛，避免感染扩散，并保持功能位置。防止挛缩畸形或纠正已有的畸形，一旦急性炎症消退或伤口愈合，即开始关节的主动活动及轻度的被动活动，以恢复关节的活动度。但亦不可过早活动或活动过多，以免症状复发。

（1）经全身及关节穿刺冲洗治疗效果不好或髋关节化脓性炎症一旦确诊，应立即切开引流、冲洗，以免关节破坏或向周围扩散造成骨髓炎。

（2）当关节强直于非功能位或有陈旧性病理性脱位影响功能时，应行矫形术。如截骨、关节融合及关节成形术等。

（六）管理措施

1. 减少酸性食物的摄入　正常人的血液呈弱碱性，pH 为 7.35 ～ 7.45，在这个范围内，各组织的生理功能得到正常发挥。

2. 膳食结构要合理　最好以清、淡、素、全为主，如主食以米、面调节，占每餐全部饮食总量的 1/3，副食蔬菜占 1/3，水果占 1/3 的措施才能避免荤食易产酸，加重对局部组织负担与损害，小儿与老年要根据生理特点与要求，要更细心地从饮食上向偏碱性食物加以调节。

3. 在饮食中要做到三低　低脂肪、低糖、低盐。

4. 补钙　因患者本身长期卧床，限制了户外活动，阳光照射不足，减少了利用光能转化为身体所需要的钙，也因饮食差，从食物中摄取钙质不足，很易造成钙的缺乏，如患者长期缺钙得不到纠正，就会使血钙自稳系统受损，通过各种机制的作用后，以病患部为主出现“钙搬家”的异常反应，临床上一般称为失用性脱钙或骨质疏松，所以饮食中应增加钙的摄入。

（七）康复教育

1. 注意休息，适量劳动，劳逸结合。

2. 保持皮肤清洁卫生，防止感染。

3. 遵照医嘱，按时服药。

4. 定期门诊随访。

5. 如有红肿等感染现象，应立即就诊。

## 第二节　骨与关节结核

### 一、概要

骨与关节结核是一种继发性病变，由结核分枝杆菌引起；近年来，由于人口流动的增加和耐药菌的出现，导致结核病的发病率逐渐增高，应引起重视。

感染途径：①主要为血行感染；②少数经淋巴途径；③直接蔓延。

骨与关节结核发病年龄以青少年最多见，男性与女性发病率无明显区别。发病部位以脊柱最多，其次为膝关节、髋关节与肘关节。

病理特点：骨质破坏，死骨形成，骨质疏松。

骨与关节结核的原发病灶绝大多数为肺结核，少数为消化道、泌尿生殖道、胸膜或淋巴结核。

1. 单纯骨结核　分为骨松质结核、骨干结核和干骺端结核。骨松质结核分中心型和边缘型两种：发生于骨松质中心时，病变特点以浸润坏死为主，坏死骨组织与周围正常骨组织逐渐分离而形成游离死骨；发生于骨松质边缘时则形成局限性骨质缺损，多不形成死骨。骨干结核多自髓腔开始，以局限性溶骨性破坏为主，一般不形成死骨。干骺端结核即可有死骨形成，又有骨膜新骨形成。

2. 单纯滑膜结核　多发生于滑膜较多的关节，如膝、髋、肘关节，病灶由滑膜开始，其表面充血、水肿、浆液渗出和单核细胞浸润，关节腔液体增多；逐渐滑膜变为暗红色，表面粗糙；晚期则肥厚变硬。

3. 全关节结核　由单纯骨结核和单纯滑膜结核演变而来，特点是关节软骨被剥离或破坏。关节软骨再生能力差，一旦破坏缺损处只能由纤维组织修复，失去原有的光滑度，从而丧失关节功能。

最初病理变化是单纯性滑膜结核或单纯性骨结核，以后者多见。发病初期，病灶局限于长骨干骺端，关节软骨面完好。如果及时治疗，结核便被很好地控制，关节功能可不受影响。如果病变进一步发展，结核病灶便会转向关节腔，使关节软骨面受到不同程度损害，称为全关节结核。全关节结核必定会后遗留不同程度的关节功能障碍。

骨与关节结核的病理分期：

1. 渗出期　①巨噬细胞炎性反应：病变区有大量的巨噬细胞浸润，巨噬细胞内外有中等量的结核分枝杆菌，细胞间有少量的纤维蛋白凝集；②纤维蛋白渗出炎性反应：组织间为纤维蛋白，有少数单核细胞浸润，不易找到结核分枝杆菌；③多核细胞炎性反应：有大量的多形核白细胞聚集，细胞内外可找到大量结核分枝杆菌，纤维蛋白渗出不明显。

2. 增殖期　吞噬结核分枝杆菌的细胞变为上皮样细胞，在进一步分裂或融合为朗汉细胞，其周围有成纤维细胞包围形成结节。

3. 干酪样变性期　病变组织坏死，周围不发生组织反应及细胞浸润。

以上病理变化可向三个方向发展：病灶纤维化、钙化或骨化痊愈；病灶为纤维组织包裹呈静止状态，成为潜伏病灶，待全身抵抗力降低时再次发病；病灶恶化扩大。

## 二、临床表现

1. 起病缓慢，可有低热、乏力、盗汗，典型病例有消瘦、食欲缺乏、贫血症状；少数患者可有高热、毒血症状，一般多见于儿童患者。

2. 病变部位隐痛，起初不甚严重，活动后加剧。浅表关节可发现关节肿胀、积液、压痛等。部分患者因病灶脓液破向关节腔刺激滑膜及关节腔内压力增高而产生剧烈疼痛。

3. 为缓解因积液、肿胀而引起的关节疼痛，关节常处于半屈状态；晚期出现肌萎缩，关节呈梭形肿胀。

4. 冷脓肿破溃后产生混合性感染，而出现局部红、肿、热、痛等急性炎症反应。若混合感染不能控制时会引起慢性消耗、贫血、全身中毒症状，甚至导致肝、肾衰竭死亡。

5. 脊柱结核时，脓肿、肉芽组织、坏死骨块可直接压迫脊髓引起截瘫。骨结核或关节结核可导致病理性脱位和病理性骨折。

6. 病变静止时可遗留　①关节腔纤维性粘连或纤维性强直产生关节功能障碍；②关节非功能位挛缩，如屈曲挛缩畸形；③小儿骨骺破坏，出现肢体不等长；④脊柱结核后期可遗留脊柱后突畸形、迟发性瘫痪等。

7. 大多数患者血白细胞计数正常，少数患者升高；病变活动期红细胞沉降率明显增快，静止期则正常；红细胞沉降率是用来检测病变是静止、活动和有无复发的重要指标；脓肿穿刺或病变部分组织学检查对结核感染确诊的正确率达 70% ～ 90%；但混合感染时结核分枝杆菌培养阳性率极低。

结核菌素试验在感染早期或机体免疫力严重低下时可为阴性；骨关节结核患者，结核菌素试验常为阳性。

8. X 线检查　对骨与关节结核的诊治有重要意义，一般在起病 6 ～ 8 周后方有 X 线片改变。初期的 X 线片所见为局部骨质疏松，关节间隙或椎间隙狭窄模糊；继而骨质局部骨纹理结构紊乱，密度减低，境界模糊不清，周围有软组织肿胀影；随着病变发展，可出现边界清楚的囊性变并伴有明显硬化反应，出现死骨和病理性骨折；若脓肿壁萎缩或有钙化的倾向，则高度提示结核。

## 三、辅助检查

### （一）就医检查

医生会在详细询问患者的病史后，对患者的病变骨与关节进行体格检查，了解有无异常体征。结合临床实际情况，医生可能会建议患者行血液常规、涂片镜检、结核菌素试验、γ- 干扰素释放试验、聚合酶链式反应、Xpert MTB/RIT 技术、X 线、CT、MRI、超声、关节镜、组织病理学等检查，以进一步明确诊断。

### （二）体格检查

医生会对病变骨与关节进行体格检查，可发现病变部位可能发生生理性前凸或后凸角度减少改变，或有畸形，或有脓液形成等。

（三）实验室检查

1. 血常规　骨与关节结核患者可有轻度贫血，检查结果可见血红蛋白或红细胞计数可能出现下降。血白细胞计数一般正常，仅约 10% 患者有白细胞升高，有混合感染时白细胞计数增高。血沉（ESR）在病变活动期明显增快，静止期一般正常，是用来检测病变是否静止和有无复发的重要指标。C 反应蛋白（CRP）的高低与疾病的炎症反应程度关系密切，可用于诊断结核活动性及临床疗效的判定。

2. 涂片镜检　脓或关节液涂片镜检找到抗酸杆菌或结核分枝杆菌培养阳性可诊断为结核病，但阳性率较低，结合临床资料对诊断具有重要意义。

3. 结核菌素试验（PPD）　结核菌素试验结果有助于疾病的诊断。成年人试验强阳性有助于支持结核病的诊断，或考虑为近期有结核感染，但尚未发病；儿童特别是 1 岁以下儿童试验阳性可作为结核诊断的依据。

4. γ- 干扰素释放试验　可以检测结核感染者体内特异的效应 T 淋巴细胞，用于结核病或结核潜伏感染者的诊断。其中 T 细胞斑点试验（T-SPOT. TB）是最常用的检测方法。具有灵敏度高，诊断快准的特点。但有一定的假阳性率。

5. 聚合酶链式反应（PCR）　该方法已广泛用于结核病实验室诊断。也存在假阳性和假阴性问题。

6. Xpert MTB/RIT 技术　是一项发展十分迅速的结核病及耐药结核病的全自动快速分子诊断方法，具有操作简便、检测快、结果准等优点，是目前 WHO 推荐的快速诊断结核病的方法，该检测比痰涂片镜检有更高的准确性。

（四）影像学检查

1. X 线检查　X 线检查对诊断骨与关节结核十分重要，但一般在起病 6 ～ 8 周后才有 X 线片改变，故不能做出早期诊断。其特征性表现为区域性骨质疏松和周围少量钙化的骨质破坏病灶，周围可见软组织肿胀影。随着病变发展，可出现边界清楚的囊性变，并伴有明显硬化反应和骨膜反应。可出现死骨和病理性骨折。

2. CT 扫描　CT 呈现二维或三维图像，可提供比 X 线片更多的信息。可以清晰地确定病灶的位置、死骨的情况、软组织病变的程度，特别是对显示病灶周围的寒性脓肿有独特的优点。还可在 CT 导引下穿刺抽脓和活检。

3. MRI 检查　MRI 可在结核炎症浸润阶段即显示异常信号，比其他检查方法更为敏感，有助于早期诊断。还可以观察脊柱结核有无脊髓受压和变性，在与脊柱肿瘤、骨折、退变等疾病的鉴别诊断中有重要价值。

4. 超声检查　超声可以探查深部寒性脓肿的位置和大小。定位穿刺抽脓进行涂片和细菌培养。

5. 关节镜检查　关节镜检查及滑膜活检对诊断滑膜结核很有价值。

（五）病理检查

病变部位穿刺活检以及手术后病理组织学和微生物学检查是确诊的重要方法。病理学检查可见典型结核性肉芽肿，且通过抗酸染色或其他细菌学检查证据证明为结核分枝杆菌感染是确诊的依据。在结核病灶清除术中细菌学标本的提取与送检是必要的。结核细菌学检查和病理组织学检查同时进行，互为补充，可提高确诊率。

**四、诊断**

1. 病史　多有结核接触史或慢性病表现，部分病例可出现结核中毒症状。

2. 临床检查　①病灶数目多为单发，有时伴有肺或其他部位的结核；②病变部位局部肿胀；③可于病灶附近或远离病灶处出现寒性脓肿；④脓肿破溃后形成窦道，可有多个，窦道口肉芽水肿，有干酪样物或死骨碎渣流出；⑤病变处局部压痛与叩击痛；⑥病变关节主、被动活动均受限；⑦少数病例有局部淋巴结肿大。

诊断一般不困难，但确诊需细菌学和病理学检查，同时需与类风湿关节炎、化脓性关节炎及骨肿瘤等疾病相鉴别。

**五、治疗**

1. 全身治疗　①注意休息、加强营养，必要时应间断少量输新鲜血，混合感染者则应根据药物敏感试验给予敏感的抗生素治疗。②抗结核药物：使用疗效较好的抗结核药，如异烟肼、利福平、链霉素、对氨基水杨酸、乙胺丁醇、卡那霉素等作为第一线药物，主张联合、足量、全程用药。

2. 局部治疗　①局部制动：适用于骨关节结核急剧发展、疼痛和肌肉痉挛比较严重的病例。以解除肌痉挛，减轻疼痛，防止病理性骨折和关节脱位，制动方法可应用石膏、夹板、牵引等。固定时间一般为1～3个月。②局部注射：抗结核药物的局部注射主要用于早期单纯性滑膜结核病例。特点是用药量小，局部药物浓度高，全身反应轻，常用药物为链霉素或异烟肼，对冷脓肿不主张穿刺抽脓及脓腔注射药物，原因是会诱发混合感染和产生窦道。

3. 手术治疗　将骨关节结核病灶内的脓液、死骨、结核性肉芽组织与干酪样坏死物质彻底清除，称为病灶清除术。

手术适应证：①骨与关节结核有明显的死骨和大脓肿形成；②窦道排脓经久不愈；③骨结核髓腔内脓腔压力过高；④滑膜结核药物治疗效果不佳者；⑤脊柱结核

引起脊髓受压。

禁忌证：①伴有其他脏器活动期结核病者；②混合感染、中毒症状重、全身情况差；③合并其他疾病不能耐受手术者。为防止病灶清除术可能造成结核分枝杆菌的血源性播散，术前应进行 2 ～ 4 周的全身抗结核药物治疗。

4. 其他手术　关节融合术适用于关节不稳定者；关节成形术或关节置换术可以改善关节功能；截骨融合术用以矫正畸形。

治愈标准：①全身一般状况良好，体温正常，食欲佳；②局部症状消失，无疼痛，窦道闭合；③ X 线检查显示脓肿缩小乃至消失，或已钙化；无死骨，病灶边缘轮廓清晰；④间断 3 次化验血沉都在正常范围；起床活动 1 年后仍能保持上述 4 项指标。

## 六、管理措施及康复教育

### （一）心理疏导

1. 心理特点　本病病程长，抗结核药使用时间长达 1 ～ 2 年，患者因体弱，生活自理能力下降，易产生悲观情绪，又担心手术失败，预后不良等。

2. 管理要点

（1）家属应多劝解患者，帮助患者解除顾虑；多与患者进行沟通，以便及时发现患者的心理变化，及时进行心理干预；多多鼓励患者，调动患者主观能动性，积极配合治疗。

（2）患者应该保持乐观、平稳的心态，勤与医生沟通，了解病情变化；多与病友聊天，彼此学习治疗经验；可以通过听音乐、读书、绘画等方式放松心理，增加自信心。

### （二）用药管理

1. 遵医嘱足量、足疗程用药，不可私自停药，避免疾病进展。

2. 服用异烟肼的患者应注意监测有无手指、足趾末端出现疼痛、麻木等周围神经炎表现，可服维生素 $B_6$ 加以预防，如有严重表现，及时就医治疗；服用利福平的患者，如出现胃灼热、厌食、恶心、瘙痒等不良反应，应及时就医；链霉素可导致过敏性休克，用药前注意进行皮肤试验，链霉素对第八对脑神经有损害，如果出现面部麻木感、耳鸣、听力下降等现象，应及时就医。

3. 抗结核药物可产生肝损害，用药期间注意监测肝肾功能。

### （三）术后管理

1. 注意保持手术切口附近清洁干燥，遵医嘱按时服用抗感染药物，保证引流管妥善固定，避免感染。如手术切口附近出现红、肿、热、痛、流血等炎症表现，应及时就医。

2. 注意观察肢端温度、皮肤和口唇的色泽、尿量等变化，如有异常，及时报告医生。

（四）生活管理

1. 保证患者的房间整洁、安静、通风良好，以便为患者创造良好的休养环境。

2. 适当活动，避免加重病变部位损害，具体活动时间及活动程度应咨询医生。

3. 截瘫患者的家属应多为患者擦身、更换衣服、按摩受压部位等，防止压疮发生。

4. 注意休息，避免劳累，以免加重病情。

（五）康复教育

1. 适当进行功能锻炼，具体锻炼方式及强度应咨询医生。

2. 饮食调理骨与关节结核病程较长，患者应重视饮食调理，不正确的饮食方法可能导致疾病加重，科学、合理的饮食调理建议有助于疾病的恢复。

3. 饮食建议

（1）给予高蛋白、高热量、高维生素饮食，可选用牛奶、豆浆、鸡蛋、豆腐、鱼、瘦肉等。

（2）注意配膳的多样化及其色、香、味，以增进患者食欲，多吃蔬菜、水果等，贫血者可多食大枣、猪肝等补血食物，食欲缺乏者可给予山楂粥等开胃饮食。

（3）用药期间多饮水，以加速药物排泄。

4. 饮食禁忌

（1）抗结核药物可引起血尿酸增高，故患者平时勿食高嘌呤食物，不食用太浓或刺激性强的调味品，多进食牛奶、鸡蛋、马铃薯、各类蔬菜、柑橘类水果等碱性食物。

（2）肝功能和消化功能不良的患者可适当限制脂肪摄入量，以减少胃肠及肝脏的负担。

## 【脊柱结核】

### 一、概要

在全身骨与关节结核中，脊柱结核发病率最高，在脊柱结核中，又以椎体结核占绝大多数（99%）。椎体结核的高发病率可能与椎体的解剖生理有关：椎体的负重大，容易损伤；椎体内以骨松质为主；椎体上很少有肌肉附着；椎体的滋养动脉多为终末动脉。在整个脊柱中，以腰椎的发病率最高，胸椎次之，颈椎较少，骶、尾椎最少。

1. 中心型椎体结核　多见于10岁以下的儿童，病变始于椎体中心，以破坏为主，整个椎体易被压缩成楔形。

2. 边缘型椎体结核　多见于成人，好发于腰椎。病变局限于椎体的上下缘，很快侵犯至椎间盘及相邻的椎体；椎间盘破坏是本病的特征。椎旁脓肿积聚至一定数量后，压力增高，穿破骨膜，沿着组织间隙向远处流动而形成的远离病灶的流注性脓肿。颈椎椎体结核所产生的脓液常形成咽后脓肿、食管后脓肿。胸椎结核容易造成广泛的椎旁脓肿，有的呈球形，有的呈长而宽的烟筒形，有的呈梭形。下胸椎及腰椎病变所致的椎旁脓肿穿破骨膜后积聚在腰大肌鞘内，形成腰大肌脓肿。浅层腰大肌脓肿位于腰大肌前方的筋膜下，它向下流动积聚在髂窝内，成为髂窝脓肿，腰大肌脓肿还可以沿腰大肌流窜至股骨小转子处，成为腹股沟处深部脓肿。它还能绕过股骨上端的后方，出现在大腿外侧，甚至沿阔筋膜下流至膝上部位。

## 二、临床表现

### （一）典型症状

1. 结合中毒全身症状　患者表现为起病缓慢，有午后低热、疲倦、消瘦、盗汗、食欲缺乏与贫血等全身症状。儿童常有夜啼、呆滞或性情急躁等。

2. 局部症状

（1）疼痛：疼痛是最先出现的症状。初期疼痛多较轻，痛点也不局限，随病变进展，痛点多固定于脊柱病变平面的棘突或棘突旁。于劳动、咳嗽时加重。患处可有压痛、叩击痛及放射痛。

（2）脊椎畸形：椎体破坏塌陷后，形成角状后凸畸形，为脊柱结核特有。

（3）肌肉痉挛、活动受限：因疼痛和病变椎体的不稳定造成肌肉痉挛，使脊柱处于某种固定的被动体位，活动明显受限。

（4）神经功能障碍：不同部位脊柱结核压迫脊髓和神经时可出现相应的神经刺激甚至截瘫症状。不少患者最先出现的症状为束带感，与脊髓病变节段相一致。一般先有运动障碍，而感觉及括约肌功能改变则出现较晚。可同时有自主神经功能障碍及反射改变。截瘫可为部分性或完全性，开始多为伸直痉挛性，以后可发展为屈曲性或迟缓性痉挛。

（5）寒性脓肿与窦道：后期患者有腰大肌脓肿形成，可在腰三角、髂窝或腹股沟处看到或摸到脓肿（寒性脓肿）。寒性脓肿可自行吸收或钙化，但常破溃，形成窦道，也有的因脓肿壁与胸、腹腔脏器如肺、肠道、膀胱发生粘连，最后穿破，形成内瘘。

（二）伴随症状

1. 颈椎结核　患者还可伴上肢麻木等神经根受刺激的表现，咳嗽、打喷嚏时会使疼痛与麻木加重。

2. 胸椎结核　有背痛症状，但下胸椎病变的疼痛有时表现为腰部疼痛。脊柱后凸十分常见。

3. 腰椎结核　患者在站立与行走时，往往双手扶住腰部，头及躯干向后倾，使重心后移，尽量减轻体重对病变椎体的压力。

（三）并发症

1. 混合感染　脊柱结核所产生的脓液最初汇集在病灶周围，后因压力加大，脓液可沿解剖间隙或孔道向远方流注，形成流注脓肿。最后可向体外或空腔脏器穿破，体外的细菌即可乘虚而入，形成多种细菌的混合感染。

2. 截瘫　椎体结核所产生的脓液、肉芽、坏死小骨片或坏死椎间盘组织可压迫脊髓，引起不同程度的传导功能障碍，出现不同程度的截瘫。

3. 畸形　脊柱则因椎体破坏后负重线受影响而导致脊柱后凸和 / 或脊柱侧弯。

## 三、辅助检查

（一）X 线检查

X 线检查在病早期多为阴性，起病后 6 个月左右，50% 的椎体骨质受累时，常规 X 线摄片才能显示出来。X 线片早期征象表现为椎旁阴影扩大，随后出现椎体前下缘受累、椎间隙变窄、椎体骨质稀疏，椎旁阴影扩大和死骨等。椎体骨质破坏区直径＜ 15mm 者，侧位 X 线片多不能显示，而 CT 扫描破坏区直径在 8mm 左右就能查出。在椎体骨松质或脓肿中时可见大小死骨。

1. 脊柱生理弧度的改变　颈椎和腰椎变直，胸椎后凸增加。严重时，颈椎和腰椎也可向前屈曲。

2. 椎体改变　早期改变轻微、局限，特别是边缘型，常常仅见椎体某一边角局限性毛玻璃样改变，或密度不均，很易遗漏。当病变广泛，死骨形成时，X 线表现典型，呈大片密度不均影，常常是破坏和硬化并存，死骨因无血运、密度高，与周围边界清楚。椎体被破坏压缩时，椎体变窄，边缘不齐。结核椎体空洞，多表现小而局限，边缘硬化，常有死骨。

3. 椎间隙改变　椎间隙变窄或消失，边缘不齐、模糊。如为中心型椎体结核，早期椎间隙也可无变化。

4. 椎体周围软组织　多以病变椎体为中心，颈椎可见椎前软组织阴影增大，气管被推向前方或偏于一侧。胸椎可见不同类型的椎旁脓肿阴影。腰椎可见腰大肌阴影增大增深。说明脓液越多。如软组织阴影不很大，但有明显钙化。说明病情已经稳定。

（二）CT 检查

CT 检查能早期发现细微的骨骼改变以及脓肿的范围，还可以显示椎间盘、椎管的情况。对常规 X 线摄片不易获得满意影像的部位更有价值。结合临床资料综合分析，如椎旁扩大阴影中，有钙化灶或小骨碎片时，有助于脊柱结核的诊断。CT 有时还是无法鉴别脊柱结核和脊椎肿瘤。

（三）MRI 检查

具有软组织高分辨率的特点，用于颅脑和脊髓检查优于 CT，在脊椎矢面、轴面和冠面等均可扫描成像。脊柱结核 MRI 表现病变的椎体、间盘和附件与正常的脊椎对应处的正常信号相比，高于者为高信号，低于者为低信号。

1. 椎体病变　$T_1$ 加权像显示病变处为低信号，或其中杂有短 $T_1$ 信号。椎体病变 $T_2$ 加权像显示信号增强。图像显示有病变椎体除信号改变外，可见椎体破坏的轮廓、椎体塌陷后顺列改变和扩大的椎旁影像等。

2. 椎旁脓肿　脊柱结核椎旁脓肿在 $T_1$ 加权像上呈低信号，而 $T_2$ 加权像呈现较高信号。冠状面能描绘出椎旁脓肿或双侧腰大肌脓肿的轮廓与范围。

3. 椎间盘改变　脊柱结核 X 线片示椎间盘变窄是早期征象之一。MRI 的 $T_1$ 加权像呈现低信号变窄的椎间盘。正常的髓核内在 $T_2$ 加权像上有横行的细缝隙，当有炎症时细缝隙消失，能早期发现间盘炎症改变。

MRI 在早期脊柱结核的诊断较其他任何影像学检查（包括 ECT 在内）更为敏感。临床症状出现 3 ～ 6 个月、疑有脊柱结核的患者，X 线片示无异常，MRI 可显示受累椎体及椎旁软组织（脓肿），在 $T_1$ 加权像呈低信号，$T_2$ 加权像为高信号。早期脊柱结核 MRI 影像可分为 3 型。①椎体炎症；②椎体炎症合并脓肿；③椎体炎症、脓肿合并椎间盘炎。值得提出的是，受累椎体处于炎症期而无软组织和椎间盘信号改变者，不能与椎体肿瘤相鉴别，必要时应行活检证实。

（四）实验室检查

1. 血常规　改变不明显，可有淋巴细胞增高。如有合并感染，白细胞总数和中性粒细胞增高，病程长者，红细胞和血红蛋白可降低。

2. 红细胞沉降率　红细胞沉降率在活动期升高，多在 30 ～ 50mm/h，如明显升高，提示病情活动或有大量积脓。静止及治愈期逐渐下降至正常，如再次升高说明有复发的可能，无特异性。

3. 结核分枝杆菌培养　一般取脓液、死骨、结核肉芽组织进行培养，阳性率约为50%，具有定性诊断价值。但培养时间长，阳性率不高。结核菌素试验（PPD），阳性反应是一种结核特异性变态反应，它对结核菌感染有肯定的诊断价值，PPD主要用于少年和儿童结核病诊断，对成人结核病诊断只有参考价值，它的阳性反应仅表示有结核感染，并不一定患病，若试验呈强阳性者，常提示人体内有活动性结核，PPD对婴幼儿的诊断价值比成年人大，因为年龄越小，自然感染率越低，而年龄越大，结核菌自然感染机会越多，PPD阳性者也越多，因而诊断意义也就越小。

## 四、诊断

1. 有肺结核病史或与结核患者接触史。

2. 有低烧、盗汗、食欲缺乏、消瘦、全身疲乏无力等结核中毒症状。

3. 脊椎病变处疼痛、压痛和叩击痛。可出现脊柱后凸成角畸形，脊柱活动受限，拾物试验阳性。

4. 可有寒性脓肿形成。颈椎结核常在咽后壁；胸椎结核多在椎旁；腰椎结核除有腰大肌部脓肿外，还可在腹股沟、股内侧、腰三角或臀部出现。如寒性脓肿破溃，可形成窦道、长期不愈。

5. 脊柱结核合并截瘫，在脊髓受压平面以下出现不完全或完全截瘫。

6. 结核病变活动期血沉增快。

7. 脊椎X线正侧位摄片，显示椎体不规则骨质破坏，或有椎体塌陷、空洞，死骨形成，椎间隙变窄或消失。椎旁有寒性脓肿阴影。

8. CT检查或MRI检查可显示病变范围，椎管内病变及脊髓受压情况。

9. 结核分枝杆菌培养阳性。

## 五、治疗

### （一）治疗原则

脊柱结核治疗的目的是：彻底清除病灶，解除神经压迫，重建脊柱稳定性，矫正脊柱畸形。规范的抗结核治疗是脊柱结核治愈的关键，必须贯穿整个治疗过程。除药物治疗外，全身支持治疗、局部制动也是非手术治疗的重要组成部分。治疗过程中如出现红细胞沉降率下降或趋向稳定、体温逐步平稳、全身状况好转、症状缓解及影像学显示病灶逐步减小则判定治疗有效，可继续保守治疗。

（二）一般治疗

1. 注意休息，避免劳累。

2. 合理加强营养。

3. 呼吸新鲜空气。

（三）药物治疗

有效的药物治疗是杀灭结核分枝杆菌、治愈脊柱结核的根本措施。绝大多数脊柱结核采用全身营养支持和合理的抗结核药物治疗，可治愈。

1. 用药原则　早期、联合、适量、规律、全程。

2. 常用药物　目前常用的一线抗结核药物为异烟肼、利福平、吡嗪酰胺、链霉素、乙胺丁醇。主张联合用药，异烟肼与利福平为首选药物。在原发耐药率较低的地区，强化期可三药联用；在原发耐药率较高的地区，强化期应四药联用。

3. 注意事项　抗结核药物的主要副作用为肝损害、神经毒性、过敏反应、胃肠道反应、肾损害等，用药期间应定期检查肝肾功能，并同时服用保肝等药物。发现异常应及时就医。儿童需慎用乙胺丁醇及链霉素。

4. 停药标准

（1）全身情况良好，体温正常，食欲良好。

（2）局部症状消失，无疼痛，窦道闭合。

（3）3 次血沉均正常；影像学表现脓肿缩小乃至消失，或已经钙化。

（4）无死骨，病灶边缘轮廓清晰。

（5）起床活动已 1 年，仍能保持上述 4 项指标。

（四）手术治疗

脊柱结核的手术治疗主要由病灶清除和脊柱功能重建两部分组成。结核病灶的彻底清除是控制感染的关键。由于脊柱结核大多位于椎体及椎间隙，所以前路手术更容易彻底地清除病灶，附件结核则从后路更容易清除病灶。脊柱功能的重建是通过植骨或结合使用内固定实现。脊柱结核的手术治疗应综合分析患者病变部位、病变程度、体质、年龄、经济能力等因素，根据个体化原则选择最佳手术方案。手术适应证包括以下几点：

1. 经保守治疗效果不佳，病变仍有进展。

2. 病灶内有较大的寒性脓肿。

3. 窦道经久不愈。

4. 骨质破坏严重，脊柱不稳定。

5. 出现脊髓和马尾神经受压迫症状或截瘫。

6. 严重后突畸形。

（五）其他治疗

1. 矫形治疗　应用躯干支具、石膏背心、石膏床等，限制脊柱活动，减轻疼痛，预防、矫正畸形以利病灶修复。

2. 脓肿穿刺或引流　适用于脓肿较大者，可局部注入抗结核药物加强局部治疗。

## 六、管理及康复教育

（一）心理疏导

1. 心理特点　本病病程长，抗结核药使用时间长达 1 ～ 2 年，患者因体弱、生活自理能力下降易产生悲观情绪，又担心手术失败，预后不良等。

2. 管理要点

（1）家属应多劝解患者，帮助患者解除顾虑；多与患者进行沟通，以便及时发现患者的心理变化，及时进行心理干预；多多鼓励患者，调动患者主观能动性，积极配合治疗。

（2）患者应该保持乐观、平稳的心态，勤与医生沟通，了解病情变化；多与病友聊天，彼此学习治疗经验；可以通过听音乐、读书、绘画等方式放松心理，增加自信心。

（二）用药管理

1. 遵医嘱足量、足疗程用药，不可私自停药，避免疾病进展。

2. 服用异烟肼的患者应注意监测有无手指、足趾末端出现疼痛、麻木等周围神经炎表现，可服维生素 $B_6$ 加以预防，如有严重表现，及时就医治疗；服用利福平的患者，如出现胃灼热、厌食、恶心、瘙痒等不良反应，应及时就医；链霉素可导致过敏性休克，用药前注意进行皮肤试验，链霉素对第八对脑神经有损害，如果出现面部麻木感、耳鸣、听力下降等现象，应及时就医。

3. 抗结核药物可产生肝损害，用药期间注意监测肝肾功能。

（三）术后管理

注意保持手术切口附近清洁干燥，遵医嘱按时服用抗感染药物，保证引流管妥善固定，避免感染。如手术切口附近出现红、肿、热、痛、流血等炎症表现，应及时就医。

（四）生活管理

1. 保证患者的房间整洁、安静、通风良好，以便为患者创造良好的休养环境。

2. 适当活动，避免加重病变部位损害，具体活动时间及活动程度应咨询医生。

3. 需要长期卧床的患者的家属应多为患者擦身、更换衣服、按摩受压部位等，防止压疮形成。

4. 注意休息，避免劳累，以免加重病情。

（五）康复教育

1. 饮食调理 脊柱结核病程较长，患者应重视饮食调理，不正确的饮食方法可能导致疾病加重，科学、合理的饮食调理建议有助于疾病的恢复。

2. 饮食建议

（1）给予高蛋白、高热量、高维生素饮食，可选用牛奶、豆浆、鸡蛋、豆腐、鱼、瘦肉等。

（2）注意配膳的多样化及其色、香、味，以增进患者食欲，多吃蔬菜、水果等，贫血者可多食大枣、猪肝等补血食物，食欲缺乏者可给予山楂粥等开胃饮食。

（3）用药期间多饮水，以加速药物排泄。

3. 饮食禁忌

（1）抗结核药物可引起血尿酸增高，故患者平时勿食高嘌呤食物，不食用太浓或刺激性强的调味品，多食用牛奶、鸡蛋、马铃薯、各类蔬菜、柑橘类水果等碱性食物。

（2）肝功能和消化功能不良的患者可适当限制脂肪摄入量，以减少胃肠及肝脏的负担。

## 【髋关节结核】

### 一、概要

髋关节结核是由结核分枝杆菌侵入关节而引起的一种继发性感染性疾病，属于一种常见的肺外继发性结核；发病率为全身骨与关节结核疾病的第三位，仅次于脊柱和膝关节。患者多为儿童，且多为单侧发病，起病缓慢，有低热、乏力、倦息、食欲差、消瘦及贫血等全身症状，早期会有局部疼痛的症状。临床上医生会根据患者的实际病情给予药物、手术等治疗。

### 二、临床表现

1. 全身中毒症状 患者常有食欲减退、消瘦、全身无力、脾气变坏以及低热、盗汗等症。小儿常出现某种激动状态，易哭、睡眠不良，以至于行为变得不太活泼，容易疲劳。

2. 疼痛和压痛　一般发病隐匿，最早出现的髋部疼痛比较轻微，活动加重，休息后减轻，往往伴有患侧下肢的无力或沉重感。偶有少数患者发病急骤，髋部疼痛比较剧烈。儿童对疼痛的定位能力较差，往往陈诉疼痛在膝关节，较少在髋关节。有时夜间啼哭不绝，甚至不敢平卧睡觉。

3. 跛行　轻微跛行多与疼痛同时发生，或者是其家长仔细观察而发现。早期患病小儿有曳足而行，常常绊倒。疲劳之后即开始跛行，尤其在傍晚。经过短时间的休息之后或在第二天晨起后可以消失。这时往往被误认为“扭伤”而不大引起重视。在成人，最早的症状大多是感到下肢酸困无力。

4. 肌肉萎缩　患侧肢体肌肉萎缩是髋关节结核的另一特征。由于肌肉营养不良和失用性萎缩，使髋关节周围及该侧肢体肌肉的张力减低，逐渐转为肌肉的体积缩小。早期通过测量可以发现，较晚的病例肉眼也能看出整个肢体消瘦，尤其是股四头肌。这时臀肌的萎缩也较明显，患侧臀部消瘦，臀沟展平和下垂。患肢皮下组织增厚，皮肤皱纹增厚的症状，也具有一定的意义。髋关节结核后期，下肢各部位大腿、小腿及踝均发生显著的肌萎缩和营养障碍。

5. 肿胀、脓肿或窦道形成　早期患者有关节之肿胀，但由于髋部肌肉肥厚不易被察觉。如果髋部出现了较为明显的肿胀时，则证明结核性炎症的变化显著增剧。

6. 髋关节活动受限　最早表现为某种活动稍受限，因此在检查时要与健侧比较。常见的是外展和过伸活动受限，这只有在临床检查时被发现。

7. 畸形　患病早期无畸形出现，仅在儿童往往见到患肢略微增长，这是由于炎症变化（血液供给增多）刺激了骨生长的结果。

## 三、辅助检查

### （一）就医检查

对于出现不适前来就诊的患者医生首先会对其进行仔细体格检查，初步判断髋关节的一般情况。同时还会进行血液分析、结核菌素试验、脓液或关节液涂片、结核分枝杆菌DNA检测等实验室检查。此外，X线等影像学检查对诊断骨关节结核同样十分重要。

### （二）体格检查

1.“4”字试验　医生嘱患者平卧于检查床上，让患者蜷其患肢将足踝外侧放在健侧下肢髌骨上方，随后医生用手下压患者患侧膝部，若患者病变髋部出现疼痛而且膝部不能接触床面即为阳性。需要注意的是，本试验受个体因素（年老或肥胖）的影响较大，故应进行两侧对比，做对比时外踝放置的位置必须相同，不得有高低差别。

2. 髋关节过伸试验　该试验可用来检查儿童早期髋关节结核。医生让患儿取俯卧位，然后医生用一手按住其骨盆，另一手握住踝部把下肢提起，直到骨盆开始从床面升起为止。同样试验对侧髋关节，两侧对比，可以发现患侧髋关节在后伸时有抗拒感觉，因而后伸的范围不如正常侧大。正常侧可以有 10° 后伸。

3. 托马斯征阳性　医生让患者平卧于检查床上，医生将其健侧髋、膝关节完全屈曲，使膝部贴住或尽可能贴近前胸，此时腰椎前凸完全消失而腰背平贴于床面。若患髋存在屈曲畸形，即能一目了然，根据大腿与床面所成之角度，断定屈曲畸形为多少。

（三）实验室检查

1. 血常规　患者可有轻度贫血，血白细胞计数一般正常，仅约 10% 患者有白细胞升高，有混合感染时白细胞计数增高。

2. 红细胞沉降率（ESR）　在病变活动期明显增快，静止期一般正常，是用来检测病变是否静止和有无复发的重要指标。

3. C 反应蛋白（CRP）　CRP 的高低与疾病的炎症反应程度关系密切，故 CRP 可用于结核活动性及临床治疗疗效的判定。

4. 结核菌素试验（PPD）　在感染早期或机体免疫力严重低下时可为阴性。骨关节结核患者结核菌素试验常为阴性，仅供临床诊断时参考。强阳性者对成年人有助于支持结核病的诊断，对儿童特别是 1 岁以下幼儿可作为结核诊断的依据。

5. 脓液或关节液涂片　通过脓液或关节液涂片查找抗酸杆菌和结核分枝杆菌培养阳性是结核病诊断的重要指标，对诊断具有重要意义，有条件应同时进行药敏试验。

6. 抗结核抗体检测　血清抗结核抗体检测是结核的快速辅助诊断手段，但其敏感性不高。

7. 结核分枝杆菌 DNA 检测　采用聚合酶链反应（PCR）技术检测结核分枝杆菌 DNA，具有敏感性高、特异性强、快速的特点，是结核病原学诊断的重要参考。

（四）影像学检查

1. X 线检查　X 线检查是髋关节病变最为常用的检查方法，是诊断髋关节结核最常用和首选检查方法。它可以确定结核病变的部位、大致范围以及总体情况，有利于肺结核的发现，对结核诊断和指导治疗都有重要价值。但是早期髋关节结核在 X 线片上的表现无特异性，典型的结核性关节炎在 X 线片上表现为近关节周围骨质疏松、关节边缘骨侵蚀性骨破坏和关节间隙逐渐变窄，此时髋关节结核已发展至中晚期。X 线检查快速、简单、价格便宜、易于进行的特点。

2. CT 检查　CT 检查可以弥补 X 线检查的不足。CT 检查可清楚显示关节肿胀、积液及周围软组织肿胀情况。另外，CT 检查可以清楚地显示即使很小的破坏区病灶的大小，形状、边缘以及其内部可能存在的小死骨，此时髋关节结核也已经发展至中晚期。CT 检查能够较早地发现 X 线片尚且没有显示的病灶。

3. MRI 检查　MRI 检查对软组织分辨率高，能够较好地显示关节的各种结构。可以在病变的早期发现异样改变，是早期发现髋关节结核最具灵敏度、最具特异性的检查方法。依据 MRI 信号改变的变化和范围，可以初步确定髋关节结核病变累及范围及病变程度，以及是否有脓肿和脓肿的部位、大小。

4. 超声检查　超声检查帮助医生观察脓肿的大小和具体位置，医生可在其定位下穿刺抽脓进行涂片和细菌培养。

（五）病理检查

病理学检查对髋关节结核的诊断具有重要价值，可出现典型的干酪样坏死、上皮样细胞肉芽肿和朗汉斯巨细胞。病理学检测对标本取材的位置和质量要求极高，通过髋关节镜取材活检为髋关节结核的早期诊断提供了新的有效方法。

## 四、诊断

1. 有结核病史及结核病患者接触史。

2. 有低热、盗汗、食欲差、消瘦等中毒症状。

3. 髋关节部疼痛、压痛和叩击痛；活动障碍、跛行，可出现屈曲内收畸形、托马征阳性，可发生髋关节病理性脱位；儿童有夜啼哭症。

4. 可有寒性脓肿，破溃后形成窦道。

5. 结核活动期血沉增快。

6. X 线摄片可显示髋臼或股骨头有骨质破坏，关节间隙狭窄等改变。

## 五、治疗

（一）治疗原则

早期诊断、及时治疗非常重要。治疗包括全身营养支持及抗结核治疗，局部治疗及手术治疗。其中抗结核药物治疗贯穿于整个治疗过程，在治疗中占主导地位。

（二）一般治疗

患者要注意休息、避免劳累，合理加强营养，每日摄入足够的蛋白质和维生素。有贫血者应纠正贫血。

（三）药物治疗

1. 用药原则　骨关节结核的药物治疗应该遵循抗结核药物的治疗原则：早期、联合、适量、规律、全程。按规定的疗程用药是确保疗效的前提。

2. 常用药物　目前常用的一线抗结核药物为：异烟肼（INH）、利福平（RFP）、吡嗪酰胺（PZA）、链霉素（SM）、乙胺丁醇（EMB）。临床上主张联合用药，异烟肼与利福平为首选药物。

3. 用药周期　肺外结核的疗程一般为12个月，对于骨关节结核，临床上主张疗程不得少于12个月，必要时可延长至18～24个月。由于链霉素的第8对脑神经毒性作用强烈，现已不将链霉素作为首选药物，但有时根据患者的实际情况亦作为强化治疗。

（四）手术治疗

1. 脓肿切开引流　当寒性脓肿（即为无红、热等急性炎症反应表现的结核性脓肿）有混合感染，患者出现体温升高，结核中毒症状明显，且全身状况不能耐受病灶清除术时，可以作寒性脓肿切开引流。待全身情况改善后再行病灶清除术。但脓肿切开引流必然会有慢性窦道形成，为以后的病灶清除术带来很多困难。

2. 病灶清除术

（1）手术适应证：适用于经非手术治疗效果不佳，病变仍有进展；有明显的死骨或较大脓肿形成；窦道流脓经久不愈；脊柱结核有脊髓、马尾神经受压表现等情况的患者。

（2）手术禁忌证：伴有其他脏器活动期结核者、病情危重全身状态差、合并有其他疾病难以耐受手术。

（3）手术方法：医生会采用合适的手术切口途径，直接进入病灶部位，将脓液、死骨、结核性肉芽组织与干酪样坏死物质彻底清除掉，并放入抗结核药物，称之为病灶清除术。在全身性抗结核药物治疗下作病灶清除术可以取得疗效好、疗程短的效果。需要注意的是由于手术有可能造成结核分枝杆菌的血源性播散，为提高手术的安全性，术前医生会要求患者规范应用抗结核药物治疗4～6周，至少2周，且术后要继续完成规范化疗全疗程。

3. 其他　关节融合术适用于关节不稳定者；截骨术可用以矫正畸形；关节成形术可以改善关节功能；若结核病灶已完全控制，为恢复关节功能也可选择关节成形术（如人工髋关节置换术）。关节置换术后会诱发结核病灶活动，需经过安全静止期后慎重考虑。

（五）其他治疗

1. 局部制动　有髋部剧烈疼痛及肌肉痉挛或屈曲畸形者应作皮肤牵引或骨牵引以缓解疼痛、矫正畸形。部分患者还需要进行石膏固定、支具固定，以确保病变部位的休息，减轻疼痛，医生会叮嘱患者固定时间要足疗程，大关节结核要可延长到3个月。

2. 局部注射　局部注射抗结核药物具有药量小，局部药物浓度高和全身反应小的优点，常用药物为异烟肼，每周注射 1 ～ 2 次，视关节积液的多少而定。每次穿刺时如果发现积液逐渐减少，液体转清，说明有效果，可以继续穿刺抽液及注射抗结核药物。但如果未见好转，应及时更换治疗方法。临床上不建议对寒性脓肿进行反复抽脓与注入抗结核药物，多次操作会导致混合性感染和形成窦道。

## 六、管理及康复教育

### （一）心理疏导

患者往往由于担心自身的病情，而出现焦虑、恐慌等负性情绪。日常生活中家属要注意患者的情绪变化，了解患者的心理需要，鼓励患者积极配合治疗，向患者介绍相关的成功案例，消除患者的疑虑。在生活上尽量做到体贴关怀，满足他们的需要，使患者丢掉思想包袱，振作精神，让患者能认识到治疗的必要性和重要性，从而以良好的心态积极主动配合治疗，达到治疗的目的。

### （二）用药管理

医生会给予患者抗结核药物的治疗，以控制病情和防止病变扩散。日常生活中患者要谨遵医嘱用药，按时按量服用，不可自行增减药量或停药。用药期间密切观察用药后的反应。抗结核药物的主要不良反应为肝损害、神经毒性、过敏反应、胃肠道反应、肾损害等，用药期间应定期检查肝肾功能，并同时遵医嘱服用保肝等药物。发现异常及时报告医生。

### （三）术后管理

术后注意保持创口卫生清洁干燥，以免发生感染，观察有无红肿、渗液等异常情况。遵医嘱按时换药，促进伤口的愈合。术后患者常需卧床休息数天，家属帮助卧床患者深呼吸运动和轻咳嗽，每 2h 为患者翻身 1 次，预防压疮和坠积性肺炎的发生。

### （四）生活管理

1. 日常生活中注意休息，可遵医嘱进行一些适当的运动，增强自身抗病能力，促进疾病的恢复。

2. 日常生活中做好个人及家庭卫生，保持自己皮肤清洁，以免发生其他感染。

### （五）康复教育

1. 饮食调理　结核性疾病是一种慢性消耗性疾病，髋关节结核患者也不例外，患者有时会有消瘦、体弱、贫血、发热等症状，所以日常生活中必须加强营养，促进疾病的恢复。

2. 饮食建议　建议患者日常生活中应进食高蛋白、高热量、丰富维生素的食物。

如蛋类、奶制品、肉类、豆制品以及新鲜蔬菜和水果等。口服抗结核药往往会引起胃肠道反应，导致食欲缺乏。可给予色鲜、味美的饮食，可少食多餐，增加食欲。

3. 饮食禁忌 患者日常生活中要注意避免进食辛辣、刺激性、油腻的食物，烟酒也尽量不要接触，这些食物容易引起机体抵抗力下降，进而影响髋关节结核的病情。

## 【膝关节结核】

### 一、概要

膝关节结核是一种继发性骨关节结核，多继发于肺结核。临床上常表现为膝关节肿胀、疼痛、活动受限。常通过药物治疗控制感染，必要时可通过手术改善关节功能。早期经正规治疗，一般预后较好。

### 二、临床表现

1. 一般临床表现 膝关节结核患者多为儿童及青壮年，多以单侧关节发病，双关节或多关节发病者极少见，患者一般有结核病史或结核病接触史，少数患者可同时患有其他骨结核或骨外结核病。

通常膝关节患者全身症状较轻如若合并有全身其他活动性结核时则症状可加重。全身症状可表现为低热、盗汗、贫血、消瘦、易疲劳、食欲缺乏和血沉加速等。儿童患者可因夜间自身暂时失掉对患病关节的保护后，突然引发的活动疼痛而产生夜啼、易哭闹等特有表现。

2. 症状和体征

（1）疼痛与压痛：单纯滑膜结核一般疼痛较轻，以隐痛为特点；劳累加重，休息则轻，检查时压痛较普通而不局限。

单纯骨结核也表现为膝痛较轻，但局部压痛明显而局限，这一点与单纯滑膜结核不同。

全关节结核是在单纯滑膜结核和单纯骨结核的脓肿破溃进入关节腔后发生，此时因大量结核性物质倾泻入关节腔内，可引发滑膜的急性充血、肿胀故可疼痛加重，有时可剧烈疼痛。特别是活动时痛重，膝部广泛压痛，儿童夜啼。

当上述 3 种类型的膝关节结核脓肿破溃减压后或病变吸收好转后，疼痛可渐缓甚至消失。

（2）肿胀：单纯滑膜结核可见关节呈普遍肿胀，但因是结核性肿胀，则反映的红、热炎症表现没有出现，故有“白肿”之称。当关节内渗液多时可查出浮髌试验为阳性，但后期的滑膜结核以肥厚增生为主，这时检查膝关节时手下可有揉面之感觉，浮髌试验可呈假阳性。这就是临床上常讲的膝关节结核的“揉面”感。

单纯骨结核的肿胀常常局限在一侧，即在相应病变的一侧。在单纯骨结核时一般关节渗液较少，肿胀不如滑膜结核明显，浮髌试验常有阴性。

全关节结核肿胀明显且广泛，检查关节时肿胀呈硬皮球样感觉，当渗液少而滑膜增生、水肿、肥厚时，也可触及如揉面感或橡胶感。

（3）肌肉萎缩：单纯膝关节滑膜结核时因功能有一定程度受限，故以股四头肌萎缩为著，由于膝关节上下的肌肉萎缩而关节本身肿胀，则形成梭形关节。

单纯骨结核一般早期膝关节功能受限较少，故其肌肉萎缩亦较轻。

全关节结核因膝关节功能明显障碍，肌肉萎缩明显，加之膝部肿胀，故呈典型的梭形畸形。

（4）功能障碍——跛行：单纯滑膜结核患者可有轻度的跛行，膝关节伸直受限，其功能障碍程度与病变严重程度有关。

单纯骨结核主要为劳累后酸痛不适，而功能受限不明显。故跛行多不明显。

全关节结核患者膝关节功能将明显受限，通常不能行走，需扶双拐活动或卧床不起，膝关节骨质破坏及肌肉萎缩和保护性痉挛等，常造成膝关节病理性半脱位，故病情治愈后也遗留跛行和畸形。

（5）脓肿及窦道：单纯膝关节滑膜结核如发生脓肿为冷脓肿，此时可能是一局限性隆起，多见于腘窝部，膝关节两侧及小腿周围。其脓肿破溃后常形成窦道长期不愈合，亦可形成混合感染，脓汁恶臭。

单纯骨结核在其骨病变部位破溃形成窦道的病例相对少见，如形成冷脓肿破溃，则窦道长期不愈，可有死骨碎片经窦道口排出，骨质硬化，亦可引发混合感染。

全关节结核于腘窝部是膝关节周围均可触及有波动感的冷脓肿，破溃后形成慢性窦道，长年不愈，可经窦道排出米汤样、干酪样物质及死骨，窦道口周围皮肤瘢痕硬化，皮肤色素沉着。

（6）畸形：单纯滑膜结核和单纯骨结核引起的膝关节畸形常不明显，主要是轻度的屈曲畸形，膝关节过伸受限，一般关节功能受限不甚严重，随着病变的治愈其引发的功能性畸形是可纠正的。

全关节结核患者因关节骨质的破坏严重，加之肌肉萎缩，肌肉痉挛及韧带的松弛，可产生膝关节的内外翻畸形和半脱位，当严重时关节畸形位强直，造成患肢髋关节亦不能伸直和跟腱挛缩，患肢呈现屈髋屈膝足下垂之畸形，只能用足尖着地。

（7）淋巴结：由膝关节引发的股三角区淋巴结结核的很少见，如有股三角区淋巴结肿大，则有助于膝关节结核的诊断。淋巴结结核可形成脓肿破溃。

3. X 线表现

（1）单纯滑膜结核：X 线片可表现为髌上囊扩大或髌上髌下和膝后滑膜囊的增生肥厚，病程较长的有时可见因脂肪垫水肿及炎性细胞的浸润而使髌下脂肪垫透明阴影消失。另外，股骨下端及胫骨上端可出现普遍的骨质疏松。关节间隙可因较多的关节积液或滑膜增生肥厚而扩大或狭窄。在腘后三角组织脂肪内的淋巴肿大在 X 线片上看到有结节状密度增高影。

（2）单纯骨结核：早期膝关节周围软组织层次不清，晚期则主要表现为肿胀。骨骼改变为中心型和边缘型结核两种，常见于股骨下端和胫骨上端，髌骨结核少见。中心型病变多见于股骨和胫骨的干骺端或骨骺，早期显示骨稀疏模糊，后期则因病灶渗出骨坏死及干酪病灶中的钙沉积，X 线片可呈磨砂玻璃样改变。以后死骨游离，死骨吸收后形成骨空洞。如有干酪样物栓塞动脉时，可出现大块致密的死骨。中心型结核的特点是不受骺板限制，病灶可跨越骨骺及干骺端的偏心型破坏。边缘型主要表现在骨质边缘区的虫蛀样溶骨破坏，一般无死骨，髌骨的中心型结核的松质骨可大部分破坏，仅留骨外壳，有的还稍有膨胀，很似骨巨细胞瘤。

（3）全关节结核：早期来自滑膜结核的全关节结核除了有滑膜结核的 X 线特点外，还可在骨质边缘见到小而局限的溶骨破坏，来自单纯骨结核者，则可见到滑膜肿胀及附近骨质的接触性破坏。早期的全关节结核软骨下骨板大部分保持完整，关节间隙正常或稍窄。

晚期全关节结核除上述早期改变外，可见骨破坏明显增加，软骨下骨破坏消失，关节间隙狭窄或消失，严重者可有骨性强直。畸形还可见病理性脱位，膝关节屈曲及内外翻，儿童患者可见股骨和胫骨的发育障碍，长期的混合感染可见到骨质增生硬化性改变，存在时间较长的冷脓肿可发生钙化。

## 三、辅助检查

1. 预计检查　当患者出现关节疼痛、肿胀、畸形等症状时，需及时到医院就诊。根据患者情况，医生会选择性地让患者进行血常规、红细胞沉降率、结核菌素试验、X 线、CT、MRI 等检查，以明确诊断及判断病情严重程度。

2. 实验室检查

（1）血常规：患者轻度贫血，白细胞计数可增高，多发病灶或继发感染时可有较严重的贫血及白细胞计数明显增高。

（2）红细胞沉降率：活动期患者红细胞沉降率增快，但对诊断无特异性，即使红细胞沉降率正常也不能排除活动性病变。

（3）结核菌素实验：有助于膝关节结核活动期的诊断。

3. 影像学检查

（1）X 线检查：滑膜结核时 X 线片上仅表现为髌上囊肿胀与局限性骨质疏松，随病情进展出现关节间隙变窄、边缘性骨腐蚀。后期骨质破坏加重，关节间隙消失，无混合感染时，骨质疏松。

（2）CT 检查：可以发现骨质破坏，死骨的大小、存在的部位，关节间隙改变、周围软组织肿胀及关节脱位。

（3）MRI 检查：可以发现以下病变：

1）滑膜病变：滑膜增生在 $T_1$ 加权像上表现为较为均一的中等偏低信号；在质子密度加权像上表现为中低信号混杂图像；在 $T_2$ 加权像上表现为中高低混杂信号，并可见不规则的低信号条状、突起状结节或团块影；在矢状位及横断位可见增生的滑膜充填于髌上囊，髌上囊容积较正常膝关节减小。

2）关节腔积液：在 $T_2$ 加权像上积液表现为高信号影。

3）关节软骨病变：表现为关节软骨表面毛糙不平、软骨局部缺损、变薄或软骨全层缺失及大面积剥脱。

4）骨质异常：表现为骨皮质中断，正常骨髓高信号为异常的骨髓水肿及骨质破坏信号所取代。

5）还可以见到半月板及韧带异常。

4. 其他检查

（1）关节镜检查：对于滑膜结核具有诊断价值，同时可以取活检及行镜下滑膜切除术。

（2）其他：必要时，还可进行膝关节穿刺活检，关节液生化检查、分子生物学检查等，以明确诊断。

## 四、诊断

1. 诊断原则　膝关节结核的诊断可根据患者有无结核接触史或感染史、患者的年龄、全身和局部的结核体征以及 X 线片所见，一般诊断不困难。在诊断过程中，还需注意与类风湿性关节炎、创伤性滑膜炎、增生退变性关节炎等疾病进行鉴别。

2. 鉴别诊断

（1）类风湿关节炎：早期常开始于单侧膝关节发病，故与单纯滑膜结核不易区别。可通过类风湿因子、结核菌素试验、关节液结核菌涂片镜检或关节液结核菌培养和滑膜活检来明确诊断。

（2）创伤性滑膜炎：通常有明确外伤史，青壮年发病多，没有全身结核症状。以局部关节肿胀积液为特点，关节穿刺液可为淡黄清亮或血色。X线片无骨质变化。

（3）增生退变性关节炎：主要是老年人发病，关节疼痛以休息后痛及行走劳累后疼痛为特点。常合并有腘窝囊肿存在，囊肿大小常随关节疼痛严重程度变化，休息一段时间，囊肿常缩小或消失。抽液则与普通关节液相同。患者没有红细胞沉降率增快，无骨质破坏。

（4）色素绒毛结节性滑膜炎：本病为类肿瘤病，分为绒毛和结节两型。以膝关节、踝关节多发，病史可长达数年到数十年之久。关节肿胀，扪之可有"面团"感或结节感。关节功能一般不受影响，血沉不快，长期病例可在骨质边缘有小的溶骨破坏。行关节穿刺可抽出暗血性或咖啡样液体。病理活检可确诊。

（5）血友病性关节炎：多见于男孩，常有母系家族史，平时患者即有出血倾向。关节积液反复发作，关节抽液为血性。X线片表现为骨膜下血肿钙化，关节间隙狭窄，关节面不规则，尤以股骨髁间凹变深加宽为特点。

（6）夏克关节病：此病为神经系统疾病继发而来。关节本身失去疼痛性的自我保护，不断造成创伤。故亦称神经性关节病。其特点为关节破坏严重，关节肿胀、出血、关节面破碎而关节功能不受限并局部疼痛没有或极轻微。有些患者关节的异常活动还增加。神经系统检查可见患肢深感觉减弱或消失。

（7）化脓性关节炎：急性感染易鉴别，慢性感染鉴别较困难。慢性感染常发生在全身其他部位的化脓性感染之后。因此，常需作关节穿刺液的细菌学检查。

（8）骨脓肿：此病为低毒性局限性的骨感染。发病缓慢，隐痛，劳累后加重。好发于股骨下端和胫骨上端干骺区。X线片可见局部溶骨破坏，周围骨硬化，并有骨膜反应和新骨生成。通过病理学和细菌学检查可确诊。

（9）肿瘤：滑膜肉瘤疼痛剧烈，病程进展快，触之滑膜肿块呈大块分叶状，可有钙化，可侵蚀破坏骨骺。滑膜软骨瘤病可见滑膜肿胀，触之有很多活动小结节，X线片可见关节腔内有很多游离体或钙化点。另外，其他好发于股骨下端胫骨上端的肿瘤有：骨巨细胞瘤、骨肉瘤、纤维肉瘤、尤因肉瘤和网织细胞瘤等，一般鉴别不难。

**五、治疗**

1. 治疗原则　膝关节结核如果能够早期诊断并进行恰当积极的治疗，90%～95%的患者能够痊愈而且关节功能接近正常。治疗主要包括多种抗结核药物联合应用。若治疗效果不满意或治疗后出现膝关节的疼痛性融合，则应考虑手术治疗。

2. 一般治疗　需局部制动，固定时间一般不少于3个月。

3. 药物治疗　有效的药物治疗是杀灭结核分枝杆菌、治愈骨结核的根本措施。可全身用药，也可局部注射用药。

（1）用药原则：早期、联合、适量、规律、全程。

（2）常用药物：目前常用的一线抗结核药物为异烟肼、利福平、吡嗪酰胺、链霉素、乙胺丁醇。主张联合用药，异烟肼与利福平为首选药物。在原发耐药率较低的地区，强化期可三药联用；在原发耐药率较高的地区，强化期应四药联用。

（3）注意事项：抗结核药物的主要副作用为肝损害、神经毒性、过敏反应、胃肠道反应、肾损害等，用药期间应定期检查肝肾功能，并同时服用保肝等药物。发现异常应及时就医。儿童需慎用乙胺丁醇及链霉素。

（4）手术治疗：①若非手术治疗无效，且滑膜明显增生肥厚的患者，可施行滑膜切除术。关节镜下滑膜切除术具有微创、并发症少、恢复快、疗效佳及费用低等优点，同时进一步明确病变，是膝关节结核理想的治疗方法。采用不切断交叉韧带和侧副韧带的次全滑膜切除术，保证术后早期开始功能锻炼。②单纯骨结核当骨质破坏较重有转变为全关节结核的危险时，应尽早施行病灶清除术，手术时尽可能不进入关节内，病灶清除后可用松质骨充填骨腔。术后用管型石膏固定3个月。以后逐渐练习不负重活动。③如病变仅限于非负重骨，可行节段切除术。对全关节结核，15岁以下的患者只做病灶清除术；15岁以上关节破坏严重时，在病灶清除后，可同时行膝关节加压融合术。④有窦道或有屈曲挛缩者均宜做关节融合术。⑤在某些情况下，若结核病灶已完全控制，且保持10年以上的静止后，可以考虑全膝关节置换术。

## 六、管理及康复教育

1. 心理疏导

（1）心理特点：早期患者对疾病不认识，易产生紧张恐惧心理，后期由于病情长、恢复慢，可产生急躁情绪或悲观厌世的情绪。

（2）护理措施：患者应主动去学习了解疾病相关信息，减少对疾病的恐惧心理，家属应注意观察患者的情绪变化，给予心理上的支持，医护人员应耐心解释病情及预后，解除顾虑，取得患者及家属的信任和支持，树立战胜疾病的信心，以良好的状态积极配合治疗。

2. 用药管理

（1）遵医嘱使用抗结核药。常用药物为链霉素、异烟肼、利福平、乙胺丁醇和对氨基水杨酸钠等。

（2）注意观察药物的不良反应及用药效果，定期监测肝肾功能。

（3）用药期间应特别注意观察有无听神经、视神经损害的症状，如出现耳鸣、听力减退、视力改变等，应立即停药并咨询医生。

3. 生活管理

（1）适当制动患肢，以缓解疼痛，防止感染蔓延扩散，防止病理性脱位或骨折。

（2）患肢遵医嘱予持续皮肤牵引，以缓解肌肉痉挛，减轻疼痛，防止关节畸形。

（3）定时翻身按摩皮肤，防止压疮发生。

（4）结核患者长期低热、盗汗，应加强皮肤护理，及时擦身、更衣、按摩受压部位，保持居住环境整洁、安静、舒适、空气流通、阳光充足。

4. 康复教育

（1）饮食调理：结核病者长期盗汗，常有营养不良，患者应多饮水，并给予高蛋白、高热量、富含维生素、易消化的饮食，提高抵抗力。

（2）饮食建议：①选择高热量、高蛋白、高维生素类食物，如牛奶、鸡蛋、鱼、瘦肉、豆制品、新鲜蔬菜及水果。②同时注意饮食的多样化及色、香、味、形等，以增进食欲。

（3）饮食禁忌：肝功能及胃肠消化功能差的患者，可适当地限制脂肪摄入量，以减轻胃肠及肝的负担。

## 第三节　颈肩腰腿痛

### 【颈椎病】

#### 一、概要

颈椎病是因颈椎间盘退行性改变，导致颈部软组织和椎体动、静力平衡失调，产生椎间盘突出（或膨出）、韧带钙化、骨质增生，从而刺激或压迫颈部神经根、脊髓、血管而出现一系列症状和体征。

#### 二、临床表现

颈椎病的临床症状较为复杂。主要有颈背疼痛、上肢无力、手指发麻、下肢乏力、行走困难、头晕、恶心、呕吐，甚至视物模糊、心动过速及吞咽困难等。颈椎病的临床症状与病变部位、组织受累程度及个体差异有一定关系。

1. 神经根型颈椎病

（1）具有较典型的根性症状（麻木、疼痛），且范围与颈脊神经所支配的区域相一致。

（2）压头试验或臂丛牵拉试验阳性。

（3）影像学所见与临床表现相符合。

（4）痛点封闭无显效。

（5）除外颈椎外病变如胸廓出口综合征、腕管综合征、肘管综合征、肩周炎等所致以上肢疼痛为主的疾患。

2. 脊髓型颈椎病

（1）临床上出现颈脊髓损害的表现。

（2）X 线片上显示椎体后缘骨质增生、椎管狭窄。影像学证实存在脊髓压迫。

（3）除外肌萎缩性侧索硬化症、脊髓肿瘤、脊髓损伤、多发性末梢神经炎等。

3. 椎动脉型颈椎病

（1）曾有猝倒发作，并伴有颈源性眩晕。

（2）旋颈试验阳性。

（3）X 线片显示节段性不稳定或枢椎关节骨质增生。

（4）多伴有交感神经症状。

（5）除外眼源性、耳源性眩晕。

（6）除外椎动脉Ⅰ段（进入颈 6 横突孔以前的椎动脉段）和椎动脉Ⅲ段（出颈椎进入颅内以前的椎动脉段）受压所引起的基底动脉供血不全。

（7）手术前需行椎动脉造影或数字减影椎动脉造影（DSA）。

4. 交感神经型颈椎病　临床表现为头晕、眼花、耳鸣、手麻、心动过速、心前区疼痛等一系列交感神经症状，X 线片颈椎有失稳或退变。椎动脉造影阴性。

5. 食管压迫型颈椎病　颈椎椎体前鸟嘴样增生压迫食管引起吞咽困难（经食管钡剂检查证实）等。

6. 颈型颈椎病　颈型颈椎病也称局部型颈椎病，是指具有头、肩、颈、臂的疼痛及相应的压痛点，X 线片上没有椎间隙狭窄等明显的退行性改变，但可以有颈椎生理曲线的改变，椎体间不稳定及轻度骨质增生等变化。

## 三、辅助检查

1. 颈椎病的试验检查　颈椎病的试验检查即物理检查，包括以下几种：

（1）前屈旋颈试验：令患者颈部前屈、嘱其向左右旋转活动。如颈椎处出现疼痛，表明颈椎小关节有退行性变。

（2）椎间孔挤压试验（压顶试验）：令患者头偏向患侧，检查者左手掌放于患者头顶部、右手握拳轻叩左手背，则出现肢体放射性痛或麻木、表示力量向下传递到椎间孔变小，有根性损害；对根性疼痛厉害者，检查者用双手重叠放于头顶、间下加压，即可诱发或加剧症状。当患者头部处于中立位或后伸位时出现加压试验阳性称之为Jackson压头试验阳性。

（3）臂丛牵拉试验：患者低头、检查者一手扶患者头颈部、另一手握患肢腕部，做相反方向推拉，看患者是否感到放射痛或麻木，这称为Eaten试验。如牵拉同时再迫使患肢做内旋动作，则称为Eaten加强试验。

（4）上肢后伸试验：检查者一手置于健侧肩部起固定作用、另一手握于患者腕部，并使其逐渐向后、外呈伸展状，以增加对颈神经根牵拉，若患肢出现放射痛，表明颈神经根或臂丛有受压或损伤。

2. X线检查　正常40岁以上的男性，45岁以上的女性约有90%存在颈椎椎体的骨刺。故有X线片之改变，不一定有临床症状。现将与颈椎病有关的X线所见分述如下：

（1）正位X线片：观察有无寰枢关节脱位、齿状突骨折或缺失。第七颈椎横突有无过长，有无颈肋。钩椎关节及椎间隙有无增宽或变窄。

（2）侧位X线片：①曲度的改变：颈椎发直、生理前突消失或反弯曲。②异常活动度：在颈椎过伸过屈侧位X线片中，可以见到椎间盘的弹性有改变。③骨赘：椎体前后接近椎间盘的部位均可产生骨赘及韧带钙化。④椎间隙变窄：椎间盘可以因为髓核突出，椎间盘含水量减少发生纤维变性而变薄，表现在X线片上为椎间隙变窄。⑤半脱位及椎间孔变小：椎间盘变性以后，椎体间的稳定性低下，椎体往往发生半脱位，或者称之为滑椎。⑥颈部韧带钙化是颈椎病的典型病变之一。

（3）斜位X线片：摄脊椎左右斜位片，主要用来观察椎间孔的大小以及钩椎关节骨质增生的情况。

3. 肌电图检查　颈椎病及颈椎间盘突出症的肌电图检查都可提示神经根长期受压而发生变性，从而失去对所支配肌肉的抑制作用。

4. CT检查　CT已用于诊断后纵韧带骨化、椎管狭窄、脊髓肿瘤等所致的椎管扩大或骨质破坏，测量骨质密度以估计骨质疏松的程度。此外，由于横断层图像可以清晰地见到硬膜鞘内外的软组织和蛛网膜下腔。故能正确地诊断椎间盘突出症、神经纤维瘤、脊髓或延髓的空洞症，对于颈椎病的诊断及鉴别诊断具有一定的价值。

## 四、诊断

本病根据相应的临床表现、体检、影像学资料一般均可作出诊断，单有X线改变而无临床表现者，不能诊断为颈椎病。CT、MRI可显示椎间盘突出、椎管及神经根管狭窄及脊神经受压情况而明确诊断。鉴别诊断主要应与肩周炎、胸廓出口综合征、后纵韧带骨化症、高血压、眩晕症等进行鉴别。

## 五、治疗

### （一）治疗原则

颈椎病的治疗分非手术治疗和手术治疗。大部分患者可通过非手术治疗，如物理疗法、运动疗法、药物治疗等来控制症状，减少复发，提高患者生活质量，仅有少数严重压迫神经根或脊髓的患者需行手术治疗。

### （二）急性期治疗

急性期患者颈部疼痛、上肢疼痛和麻木症状较严重时，应注意休息，避免增加运动刺激颈部。

### （三）一般治疗

1. 改善不良生活、工作习惯。

2. 做好肩颈部日常锻炼。

### （四）药物治疗

1. 非甾体抗炎药　此疾病多数情况下以炎性疼痛为主，在无禁忌证情况下，首先考虑非甾体抗炎药物，有消炎、止痛功能。如布洛芬、双氯芬酸、美洛昔康、塞来昔布等。

2. 肌肉松弛药　伴有肌肉痉挛者，可以使用肌肉松弛类药，如乙哌立松、氯唑沙宗、氟吡汀、替扎尼定等。

3. 脱水药　对处于急性期患者，因为颈椎神经根炎症反应，水肿明显，而引起剧烈疼痛，可以使用脱水剂，如甘露醇等。

4. 营养神经药物　B族维生素、甲钴胺等营养神经药物的使用也有一定的效果。

5. 糖皮质激素类药物　可以加速缓解疼痛。但由于其全身应用不良反应大，除非疼痛严重或持续，否则不建议使用。

### （五）手术治疗

1. 手术治疗目的　对脊髓、神经构成压迫的组织、增生的骨质、颈椎椎间盘和韧带进行切除，或将颈椎的椎管扩大成形，使得颈部的脊髓和神经得到充分放松，通过植骨或内固定将颈椎之间固定融合，从而提高颈椎的稳定性。

2. 手术适应证　脊髓型颈椎病一旦确诊，经非手术治疗无效且病情日益加重者应当积极手术治疗；神经根型颈椎病症状重、影响患者生活和工作或出现了肌肉运动障碍者；保守治疗无效或疗效不巩固、反复发作的其他各型颈椎病，应考虑行手术治疗。

3. 手术术式　可分为颈椎前路手术和颈椎后路手术。

（1）前路手术：指在颈部前方或侧前方进行手术，手术步骤包括减压和重建稳定两大部分。减压是指切除突出的椎间盘、增生的骨赘或者大部分椎体、肥厚和骨化的后纵韧带，彻底解除脊髓、神经根的压迫。重建稳定包括融合与非融合技术。融合术指采用自体骨块、同种异体骨块、椎间融合器、钛笼、3D 打印人工椎体等材料填充减压时切除的椎间盘、椎体，辅以钛板和螺钉固定，实现永久稳定。对于椎间隙退变较轻、单纯椎间盘突出等软性压迫的患者，采取非融合技术，即颈椎人工椎间盘置换术，可以保留手术节段的活动。

（2）后路手术：指在颈部后方进行的手术，主要包括椎管扩大、椎板成形术和椎板切除加固定融合术。通过扩大椎管的有效直径，实现解除脊髓压迫的目的。

（六）中医治疗

1. 中医药辨证治疗

（1）颈型颈椎病：宜疏风解表、散寒通络，常用桂枝加葛根汤或葛根汤，伴有咽喉炎症者加大元参、板蓝根、金银花等。

（2）神经根型颈椎病：以痛为主，偏瘀阻寒凝，宜祛瘀通络，常用身痛逐瘀汤；如偏湿热，宜清热利湿，用当归拈痛汤，如伴有麻木，在上述方中加止痉散（蜈蚣、全蝎）。以麻木为主，伴有肌肉萎缩，取益气化瘀通络法，常用补阳还五汤等。

（3）椎动脉型颈椎病：头晕伴头痛者，偏瘀血宜祛瘀通络、化湿平肝，常用血府逐瘀汤；偏痰湿，宜半夏白术天麻汤等。头晕脑涨，胁痛、口苦、失眠者，属胆胃不和，痰热内扰，宜理气化痰、清胆和胃，常用温胆汤。头晕神疲乏力、面少华色者，取益气和营化湿法，常用益气聪明汤。

（4）脊髓型颈椎病：肌张力增高，胸腹有束带感者取祛瘀通腑法，用复元活血汤。如下肢无力、肌肉萎缩者，取补中益气，调养脾肾法，地黄饮子合圣愈汤。

2. 中药外治疗法　有行气散瘀、温经散寒、舒筋活络或清热解毒等不同作用的中药制成不同的剂型，应用在颈椎病患者的有关部位。颈椎病中药外治的常用治法有腾药、敷贴药、喷药等。

3. 推拿和正骨手法　具有调整内脏功能、平衡阴阳、促进气血生成、活血祛瘀、促进组织代谢、解除肌肉紧张、理筋复位的作用。基本手法有摩法、揉法、点法、按法与扳法。特别强调的是，推拿必须由专业医务人员进行。颈椎病手法治疗宜柔和，切忌暴力。椎动脉型、脊髓型患者不宜施用后关节整复手法。难以除外椎管内肿瘤等病变者、椎管发育性狭窄者、有脊髓受压症状者、椎体及附件有骨性破坏者、后纵韧带骨化或颈椎畸形者、咽，喉，颈，枕部有急性炎症者、有明显神经官能症者，以及诊断不明的情况下，禁止使用任何推拿和正骨手法。

4. 针灸疗法　包括针法与灸法。针法就是用精制的金属针刺入人体的一定部位中，用适当的手法进行刺激，而灸法则是用艾条或艾炷点燃后熏烤穴位进行刺激，通过刺激来达到调整人体经络脏腑气血的功能，防治疾病的目的。

（七）其他治疗

1. 物理治疗

（1）治疗意义：主要作用是扩张血管、改善局部血液循环，解除肌肉和血管的痉挛，消除神经根、脊髓及其周围软组织的炎症、水肿，减轻粘连，调节自主神经功能，促进神经和肌肉功能恢复。

（2）常用治疗：直流电离子导入疗法、低频调制的中频电疗法、超短波疗法、超声波疗法、超声电导靶向透皮给药治、高电位疗法、光疗紫外线疗法和其他疗法，如磁疗、电兴奋疗法、音频电疗、干扰电疗、蜡疗、激光照射等治疗。选择得当均能取得一定效果。

2. 牵引治疗

（1）治疗意义：颈椎牵引有助于解除颈部肌肉痉挛，使肌肉放松，缓解疼痛；松解软组织粘连，牵伸挛缩的关节囊和韧带；改善或恢复颈椎的正常生理弯曲；使椎间孔增大，解除神经根的刺激和压迫；拉大椎间隙，减轻椎间盘内压力；调整小关节的微细异常改变，使关节嵌顿的滑膜或关节突关节的错位得到复位。

（2）注意事项：医生会充分考虑个体差异，决定牵引重量、牵引时间、牵引角度，并根据患者的反应，调整治疗方案。但部分人群不能进行牵引治疗，如牵引后有明显不适或症状加重，经调整牵引参数后仍无改善者；脊髓受压明显、节段不稳严重者；年迈椎骨关节退行性变严重、椎管明显狭窄、韧带及关节囊钙化骨化严重者。

3. 手法治疗

（1）治疗意义：是根据颈椎骨关节的解剖及生物力学的原理为治疗基础，针对其病理改变，对脊椎及脊椎小关节进行推动、牵拉、旋转等手法进行被动活动治疗，以调整脊椎的解剖及生物力学关系，同时对脊椎相关肌肉、软组织进行松解、理顺，达到改善关节功能、缓解痉挛、减轻疼痛的目的。颈椎病的手法治疗必须由训练有素的专业医务人员进行。手法治疗宜根据个体情况适当控制力度，尽量柔和，切忌暴力。

（2）慎用或禁用人群：难以除外椎管内肿瘤等病变者、椎管发育性狭窄者、有脊髓受压症状者、椎体及附件有骨性破坏者、后纵韧带骨化或颈椎畸形者、咽，喉，颈，枕部有急性炎症者、有明显神经官能症者，以及诊断不明的情况下，慎用或禁止使用任何推拿和正骨手法。

4. 运动治疗

（1）治疗意义：颈椎的运动治疗是指采用合适的运动方式对颈部等相关部位以至于全身进行锻炼。运动治疗可增强颈肩背肌的肌力，使颈椎稳定，改善椎间各关节功能，增加颈椎活动范围，减少神经刺激，减轻肌肉痉挛，消除疼痛等不适，矫正颈椎排列异常或畸形，纠正不良姿势。长期坚持运动疗法可促进机体的适应代偿过程，从而达到巩固疗效，减少复发的目的。

（2）运动疗法常用方式：有徒手操、哑铃操等，有条件也可用机械训练。类型通常包括颈椎柔韧性练习、颈肌肌力训练、颈椎矫正训练等。此外，还有全身性的运动如跑步、游泳、球类等也是颈椎疾患常用的治疗性运动方式。具体的方式方法因不同类型颈椎病及不同个体体质而异，应在专科医师指导下进行。

## 六、管理及康复教育

### （一）心理疏导

颈椎病是一种慢性病，时发时止，时轻时重，患者往往焦急不安、忧心忡忡。患者一方面应消除恐惧悲观心理，保持良好的心态。同时要正确认识颈椎病，掌握相关护理知识，积极配合进行康复治疗。家属和护理人员也应及时给予帮助和支持。

### （二）术后护理

手术治疗是颈椎病的治疗方法之一，做好术后护理有利于患者的康复。

1. 术后返回病房要保持脊柱水平位搬运患者，颈部两侧用沙袋固定，以避免对颈部造成伤害。

2. 返回病房后，患者应拿去枕头平卧。平卧期间，应尽量保持脊柱水平位，颈部不可大范围活动。

3. 术后由于全麻插管和牵拉关系，患者可出现吞咽困难、呼吸困难等不适，应积极配合进行常规雾化吸入，以稀释痰液，减轻咽部不适。

4. 患者家属及医护人员要随时观察伤口渗血情况及呼吸频率的变化，发现异常后及时通知医生。

5. 保持引流管的通畅，避免引流管打折和受压，同时要观察引流液的颜色、量、性质。

6. 术后每 2h 更换体位 1 次，避免压疮发生，翻身时应维持头颈、脊柱形成一直线，不可扭转，改换成平卧及左右侧卧位。

7. 术后尽早进行功能锻炼，术后半天即可床上坐起，1 ～ 2d 可下床活动，活动时要佩戴颈托。初次活动时，医护人员及家属要在旁边给予协助，保护患者的安全。

8. 给予患者流质饮食，食物应清淡易消化。

（三）生活管理

1. 注意休息　颈椎病急性发作期或初次发作的患者，要适当注意休息，病情严重者更要卧床休息 2 ～ 3 周。

2. 应该选择合适的枕头和正确的睡觉姿势

（1）姿势：睡觉时应选择保持脊柱平衡的床铺。睡眠体位应使胸部、腰部保持自然曲度，双侧的髋关节和膝关节可以弯曲，使全身肌肉尽量放松。

（2）枕头：睡觉时枕头的形状以两端高中间低为好；枕头不宜过高；枕头的宽度应达到肩部的宽度；枕头的质地应该柔软而且富有弹性；仰卧的时候，枕头宜尽量垫在颈下；侧卧的时候，应当尽量避免将枕头压在肩膀下面；不能不枕枕头，这可能损害颈椎。

3. 注意保暖　日常生活中要注意颈部保暖，避免颈部受寒，夏天颈部不能直吹空调或电扇。出汗或淋雨后及时擦干等。

4. 养成良好的工作习惯

（1）纠正不良坐姿，维持人体正常的生理曲线。

（2）为了调整合适体位，应当适当升高或降低座椅以适应桌面。在办公室里座椅与桌面电脑形成合适的位置，从而让颈部不会太累。

（3）一般学习或工作 1h 左右就应该改变一下姿势或做一些缓慢而简单的头颈部转动的活动。如果要进行超负荷工作的时候，可以每过一段时间让颈部回到放松的状态，并向各个方向缓慢旋转颈部。

5. 颈椎体操

（1）自然站立，双目平视，双足分开与肩同宽，双手自然下垂，全身放松。

（2）双手叉腰，双足分开与肩同宽，缓慢抬头后仰，同时配合胸背部后仰，停留片刻，然后缓慢向前胸部低头，配合好呼吸。

（3）双手叉腰，双足分开与肩同宽，左右交替进行颈椎侧弯，侧弯时尽量用耳朵去触碰同侧肩膀。

（4）双手叉腰，双足分开与肩同宽，左右旋转，头颈转向身后，左右交替，重复锻炼多次。

6. 运动管理　要适当增加户外活动，包括瑜伽、游泳、打球等都对颈椎病的缓解有好处。但锻炼同时应注意保护颈椎，如经常跑步锻炼患者应注意：

（1）跑步前先要做准备活动，如散步、甩臂、踢踢腿等，要等到完全热身以后，先慢跑后逐渐加速。跑步之后不要一下停顿下来，应该继续散一会儿步，并擦干汗液，休息一段时间以后才可以进餐。

（2）在跑步时不要一直低头。

（3）散步的时候，应当注意配合深呼吸，避免受凉，同时一边要进行上下肢活动和全身伸展运动。

（4）在跑步或散步的时候，人体的髋部和腰部左右扭动幅度不要太大，以免增加受伤概率。

（5）“足头”过重会增加脊柱和关节的负担，所以双足落地要轻快，足落地时，膝关节应保持略微弯曲的姿势。

（6）在跑步或散步时，人的后背应尽量保持挺直放松的姿势。身体若前倾则身体稳定性就会差，因此如果尽量挺直，可以使颈部和腰背部肌肉得到锻炼。

（7）当要跑上坡路时，应该适当地减小步伐，这样会更加轻松。

（8）注意在跑步或散步时不要弯腰驼背，弯腰驼背更易导致身体疲劳，脖子也会更易变得僵直，应该要保持双肩放松的姿势。

（9）在跑步时，速度不应该过快，跑步的距离和时间都不应该过长。在运动时可以自己测脉搏呼吸，脉搏一般不要超过每分钟 110 次，呼吸则不要超过每分钟 25 次，总距离应该适宜，根据个人身体适应程度而定。

（四）康复教育

1. 饮食调理　颈椎病的饮食没有特殊禁忌，要保证饮食平衡。科学合理的饮食可保证机体功能的正常运转，起到辅助控制病情的作用。

2. 饮食建议

（1）以清淡容易消化的为主，保证充足的营养。

（2）以含钙、蛋白质、B 族维生素、维生素 C 和维生素 E 高的食物为主，如鱼类、禽类、牛奶、豆类等，这些物质不仅能给患者补充足够的营养，还可以促进骨骼和肌肉的新陈代谢，延缓中老年人群骨关节的退行性改变，利于病情恢复。颈椎病患者特别是老年患者需要注意多参加户外运动，多晒太阳，有利于钙的吸收。

（3）中老年人存在不同程度的消化功能减退，肠蠕动减慢，多饮水，多食蔬菜水果，防止便秘。

3. 饮食禁忌

（1）不挑食，保证营养均衡。

（2）避免吃生冷和辛辣、油腻的食物。

（3）尽量不饮酒，不饮浓茶、浓咖啡。

（4）戒烟。吸烟和饮酒会导致毛细血管收缩和血液黏稠度增高，可能会加重病情。

## 【肩关节周围炎】

### 一、概要

肩关节周围炎又称肩周炎，以肩部逐渐产生疼痛，夜间为甚，逐渐加重，肩关节活动功能受限而且日益加重，至一定程度后逐渐缓解，直至最后完全复原为主要表现的肩关节囊及其周围韧带、肌腱和滑囊的慢性特异炎症。亦称“五十肩”，是一种中老年人的常见疾病。

### 二、临床表现

（一）典型症状

1. 疼痛期　患者开始仅觉得肩部疼痛，活动时加重，并有肩部僵硬。发病前可有肩部轻微损伤史或无明显诱因。肩关节外展、外旋、背屈及内旋时疼痛加剧，使肩部活动度下降。疼痛可扩散至肩部前外侧及上臂的上部及中部，有时可达前臂的屈肌表面。疼痛在夜间尤为明显并影响睡眠。挤压结节间沟及二头肌腱时患者可出现触痛。该病程可持续 10 ～ 36 周。

2. 僵硬期　本期疼痛逐渐减轻，但仍有肩关节活动明显受限及肩部活动度下降。病情逐步进展，患肩疼痛弧越来越小直至肩关节活动完全受限。肩关节周围可有轻压痛或无压痛。肩部肌肉可出现萎缩。病程可持续 4 ～ 12 个月。

3. 恢复期患肩疼痛缓解好转，活动逐渐恢复，病程持续 5 ～ 26 个月。一般疼痛期越长，恢复期也越长。整个病程可持续一年至三年半。一侧肩部肩周炎起病后 6 个月至 7 年内对侧肩部会发病。

（二）伴随症状

部分患者可伴随肩部怕冷，不敢吹风。

（三）并发症

本病可并发关节挛缩性功能障碍，肩部肌肉早期可出现痉挛，晚期可出现失用性肌萎缩。

## 三、辅助检查

### （一）预计检查

患者出现肩部疼痛、僵硬等症状时，应及时就医，医生首先会对患者进行详细的体格检查，初步判断肩关节的一般情况，同时辅以X线检查、超声、关节造影、MRI等检查。

### （二）体格检查

医生会观察患者有无姿势异常，肩关节部位有无畸形、肿块、瘢痕等异常，检查关节有无肿胀、压痛、活动障碍，还可对肩关节部位的肌力、关节活动度等进行测量，判断是否存在异常表现。必要时还要对患者进行全身检查，诊断肩周炎是否因肩关节以外部位的疾病引起。

### （三）影像学检查

1. X线检查　可提示骨质疏松，往往无其余异常表现，主要为诊断其他肩部疼痛疾病如钙化性肌腱炎、肱盂关节炎及肩锁关节炎等提供参考。

2. 关节造影　可用于评价关节容积。正常肩关节容积大约15ml。肩周炎患者腋窝褶皱挛缩使得肩关节容积减少，故肩关节容积减少提示有肩周炎可能。此外，肩关节活动受限程度与肩关节容积减少密切相关。但肩关节容积正常时不能排除肩周炎可能。

3. MRI检查　能提供肩关节及其周围结构的图像资料，显示喙肱韧带和关节囊增厚等。但常不作首选检查，多用于排除有无肩袖撕裂或早期软骨损害。

4. 超声检查　可发现喙肱韧带增厚。旋转肌腱区出现血流增强的低回声区提示有组织发生纤维血管的炎症性改变，可为早期诊断肩周炎提供依据。

## 四、诊断

根据患者的病史、临床表现、体征，结合X线检查、超声、肩关节造影、MRI等影像学检查结果，一般可以明确诊断。诊断过程中，还应排除神经根型颈椎病等疑似疾病。

## 五、治疗

肩周炎的治疗原则是动静结合，疼痛明显应限制肩关节活动，应用非甾体类消炎镇痛药口服或理疗、按摩；痛点明显时局部注射醋酸强的松龙，可缓解症状；适量的肩关节运动训练，是防治的最好办法，若功能锻炼不足可遗留不同程度的功能障碍。

（一）治疗原则

肩周炎具有自限性。大多数患者能自愈，预后良好。治疗前最好找出发病原因，并进行对应处理。一般去除病因后，患肩疼痛症状及肌肉痉挛会减轻，关节活动及功能也会恢复。治疗原则是止痛、功能锻炼，促进关节功能恢复。

（二）药物治疗

1. 非甾体抗炎药　如布洛芬、对乙酰氨基酚等。一般在数日内即可发挥作用，使疼痛症状减轻，但不能控制病情的发展。

2. 糖皮质激素　关节内注射皮质激素亦可达到止痛的效果。可在超声或 X 线摄片辅助下进行注射，提高注射精确性。

（三）手术治疗

保守治疗效果不明显，疼痛或肩关节活动明显障碍者可考虑手术治疗。

1. 关节囊切开松解术　多适用于创伤后发生肩周炎而手法按摩松解效果欠佳者及伴有严重疾病的肩周炎患者，效果较佳，但由于关节镜技术的发展该法现已少用。

2. 水扩张术　是往关节腔内注入大量生理盐水以提高肩关节活动范围来扩张挛缩的关节囊，效果良好。

3. 关节镜下肩关节松解术　适用于有顽固性疼痛的肩周炎患者，可安全、有效地减轻疼痛并提高患侧肩关节活动度。

4. 其他　肩周炎疼痛、肩部肌肉痉挛持续存在，肩关节囊内外出现粘连及肩关节活动受限经上述处理后仍无法缓解者，可考虑行肱二头肌长头腱从盂上结节处切断并将其移植至喙突，该方法可明显减轻局部疼痛并提高肩关节活动功能。

（四）其他治疗

1. 疼痛期　患者应绝对休息；口服非类固醇类抗炎药物减轻疼痛；持续热敷患侧肩部；行仰卧位；积极循序渐进地肩部活动。活动应以不引起肩部疼痛为佳。手法推拿和按摩是有效缓解患者症状的常用方法，可在止痛药物辅助下轻柔地进行肩关节活动，但切忌过度用力地推拿按摩；亦有行颈丛交感神经节阻滞术以减轻肩部疼痛。

2. 僵硬期　患者应加强肩部活动锻炼。患肢自然下垂时，在活动不引起肩部疼痛范围内行钟摆式活动，每小时做 10 ～ 12 次。一段时间后可改做“爬”墙运动。

3. 恢复期　仍要坚持加强肩关节的活动锻炼以恢复肩关节功能。可考虑麻醉下行手法推拿按摩。在考虑任何有创治疗前，应行至少 6 个月的规范保守治疗。

## 六、管理及康复教育

1. 注意防寒保暖，适当晒太阳，经常开窗通风，避免长期居住在潮湿的环境中，更不要淋雨受寒。

2. 在日常生活中，使用温水洗漱，泡脚时使用温水，尽可能避免冷刺激。

3. 日常生活以休息为主，不要过于劳累，更不要提拿重物。

4. 卧床休息时，避免压迫患侧肩部。

5. 康复教育

（1）饮食调理：本病对饮食一般无特殊要求，但一些刺激性食物可能会加重疼痛，患者在日常生活中应尽量减少食用。

（2）饮食建议：饮食上应注意进食清淡易消化，多吃优质蛋白、高维生素的食物，如动物瘦肉、牛奶、樱桃、木瓜、薏苡仁、红枣、赤小豆等。

（3）饮食禁忌：①尽可能避免油腻食物，因为油腻食物会引起关节出现僵直状态，情况较为严重的话，也会引起严重疼痛肿胀出现，影响关节功能导致关节炎疾病出现恶化。②谨记不要吃海鲜、动物内脏等高嘌呤饮食，易在人体内形成尿酸盐结晶，导致肩周疾病出现恶化。

## 【腰椎间盘突出症】

### 一、概要

腰椎间盘突出（lumbar disc herniation，LDH）是脊柱外科常见病和多发病，是引起下腰痛和腰腿痛的最常见原因。其主要是因为腰椎间盘各部分（髓核、纤维环及软骨板），尤其是髓核，有不同程度的退行性改变后，在外力因素的作用下，椎间盘的纤维环破裂，髓核组织从破裂之处突出（或脱出）于后方或椎管内，导致相邻脊神经根遭受刺激或压迫，从而产生腰部疼痛，并产生一侧下肢或双下肢麻木、疼痛等一系列临床症状。

### 二、临床表现

1. 腰痛　腰痛是早期出现的症状，发生率极高。临床上以持续性腰背部钝痛为多见，平卧位减轻，站立则加剧。另一类疼痛为腰部痉挛样剧痛，不仅发病急骤突然，且多难以忍受，非卧床休息不可，此主要是由于缺血性神经根炎，即髓核突然突出压迫神经根所致。

2. 坐骨神经痛　坐骨神经痛多为逐渐发生。典型的坐骨神经痛是从下腰部放射至臀后部、大腿后外侧、小腿外侧至跟部或足背部。咳嗽、喷嚏和排便等一系列使脑脊液压力增高的动作，都可加重腰痛和放射痛。患者为了减轻坐骨神经受压所承受的张力而取弯腰、屈髋、屈膝位，以减轻疼痛。

3. 下腹部痛或大腿前侧痛　在高位腰椎间盘突出，L1 ～ 4 神经根受累，可刺激这些神经根与神经根之间的交通支及椎窦神经中的交感神经纤维出现下腹部、腹股沟区或大腿前内侧疼痛。

4. 肢体麻木　当椎间盘突出刺激了本体感觉和触觉纤维，引起肢体麻木而不出现下肢疼痛，麻木感觉区按受累神经区域皮节分布。

5. 间歇性跛行　患者行走时，随着距离的增多而出现腰背痛或患侧下肢放射痛或麻木加重，取蹲位或坐位休息一段时间症状可缓解，再行走症状又复出现，称为间歇性跛行。

6. 马尾综合征　少数情况下，椎间盘组织会压迫马尾神经，出现马尾综合征，主要表现为大小便障碍，会阴和肛周感觉异常。严重者可出现大小便失控及双下肢不完全性瘫痪等症状。男性出现阳痿，女性出现尿潴留和假性尿失禁。

7. 肌肉无力、萎缩、瘫痪　神经根严重受压时使神经麻痹、肌肉瘫痪。部分病情严重的患者，最终发展为瘫痪。

8. 腰椎侧凸　长期有腰椎间盘突出的患者，疼痛会导致站姿或坐姿不正确，导致出现腰椎侧凸。

9. 腰部活动受限　大部分腰椎间盘突出患者都有不同程度的腰部活动受限，急性期尤为明显，腰部前屈时疼痛最明显。

## 三、辅助检查

1. X 线检查　一般需要常规摄腰椎正、侧位 X 线片，疑有腰椎弓峡部不连者，还需摄腰椎左、右斜位片。在腰椎 X 线片上，部分腰椎间盘突出患者可无异常变化，部分患者可有一些非特异性变化。因此，不能依靠 X 线片作为诊断腰椎间盘突出的依据，但可以借助 X 线片排除一些脊椎骨性疾病，如结核、肿瘤、脊柱滑脱等。

2. CT 检查　高分辨率的 CT 检查图像，可清楚地显示椎间盘突出的部位、大小、形态和神经根、硬膜囊受压移位的形象，同时可显示椎板及黄韧带肥厚、小关节增生肥大、椎管及侧隐窝狭窄等情况。CT 对椎间盘突出诊断准确率为 80% ～ 90%。CT 检查对患者的照射剂量小，可列为基本无害的诊断手段。

3. MRI 检查　目前，腰椎间盘突出最有效的检查手段是 MRI。

4. 其他检查　脊髓造影、B 超、肌电图等。

## 四、诊断

医生会结合患者的临床症状、体征和影像学检查进行综合判断，在该过程中需要与存在腰腿痛表现的梨状肌综合征、腰椎管狭窄症、腰椎肿瘤、腰椎结核、腰肌劳损、马尾神经瘤、强直性脊柱炎等疾病相鉴别。

## 五、治疗

### （一）治疗原则

对于症状较轻、病程较短的患者，首选保守治疗，包括药物、牵引、理疗、休息等。如果正规保守治疗无效，则需要行手术治疗。

### （二）急性期治疗

急性发作期需卧床休息，但不主张长期卧床，鼓励患者进行适当的、有规律的日常活动，活动时可佩戴腰围。

### （三）药物治疗

1. 非甾体抗炎药　此疾病多数情况下以炎性疼痛为主，在无禁忌证情况下，首先考虑非甾体抗炎药物，有消炎、止痛功能。如布洛芬、双氯芬酸、美洛昔康、塞来昔布等。

2. 肌肉松弛药　伴有肌肉痉挛者，可以使用肌肉松弛类药，如乙哌立松、氯唑沙宗、氟吡汀、替扎尼定等。

3. 脱水剂　对处于急性期的腰椎间盘突出症患者，因为腰椎神经根炎症反应，水肿明显，而引起剧烈疼痛，可以使用脱水剂，如甘露醇等。

4. 营养神经药物　B族维生素、甲钴胺等营养神经药物的使用也有一定的效果。

5. 糖皮质激素类药物　可以加速缓解疼痛。但由于其全身应用不良反应大，除非疼痛严重或持续，否则不建议使用。

6. 其他　有部分外用中药贴剂也有不错的效果。

### （四）手术治疗

运用手术治疗的方法将压迫神经的椎间盘髓核组织等进行手术摘除，比较彻底，比如椎板减压椎间盘髓核摘除术。但是如果伴有脊柱不稳，就需要植入内固定。手术治疗的缺点是创伤比较大，恢复比较慢。

1. 手术适应证

（1）病史超过3个月，严格保守治疗无效或保守治疗有效，但经常复发且疼痛较重者，严重影响日常生活和工作者。

（2）合并马尾神经受压症状的患者。

（3）出现肢体麻痹，伴有肌肉萎缩、肌力下降（使不出力）的患者。

（4）合并椎管狭窄者。

2. 手术禁忌证

（1）首次发作或反复发作，未经保守治疗。

（2）腰椎间突出合并有多发性纤维组织炎或风湿症。

（3）临床症状怀疑腰椎间盘突出，但缺乏典型的影像学改变。

3. 手术方法

（1）开放手术：经腰背部切口，行椎板减压和椎间盘切除是最常用的手术方式。合并腰椎不稳、腰椎管狭窄的患者，需要同时行椎间植骨融合术。

（2）微创手术：通过椎间孔镜，行椎间盘摘除，或在内镜下切除腰椎间盘等微创外科技术，手术损伤比开放手术小。

（五）物理治疗

本病可采用理疗进行治疗。

1. 体外冲击波　可有效地减轻腰背痛患者疼痛，改善其功能状态及生活质量。

2. 中低频电疗　临床上常使用的中低频电疗有经皮神经电刺激（TENS）和干扰电治疗，TENS 可以缓解疼痛，减少功能障碍，改善 LDH 患者肌群活化程度，但 TENS 疗效仍未得到公认。

3. 高能量激光治疗　可用于治疗低功率激光刺激难以覆盖的部位，如关节突关节深部，具有抗炎、消肿和镇痛的作用。

（六）中医治疗

推拿、按摩可缓解肌肉痉挛，减轻椎间盘内压力，但暴力推拿按摩可以导致病情加重，要注意避免。

（七）其他治疗

1. 牵引治疗　采用骨盆牵引，可以增加椎间隙宽度，减少椎间盘内压，使椎间盘突出部分回纳，减轻对神经根的刺激和压迫，该治疗需要在专业医生指导下进行。

2. 硬膜外类固醇注射疗法　系硬膜外腔注入少量激素和麻醉药物，糖皮质激素是一种长效抗炎药，可以减轻神经根周围的炎症。常用硬膜外腔注射药物为复方倍他米松、2% 利多卡因等。

## 六、管理及康复教育

（一）术后管理

1. 术后患者需严格卧床休息，床铺用硬板床，卧床时间遵医嘱，医生会根据患者年龄、体质及切除组织范围而定，一般为 4 ～ 5 周。

2. 手术后早期翻身应由护理人员协助，不宜自行强力翻转。

3. 充分卧床休息后，可在合适的腰围保护下，下地做轻度活动，如果手术中有植骨，则宜用石膏背心固定 3 ～ 4 个月，待植骨完全愈合后再下地活动。

4. 在恢复期，患者要逐渐加强腰背部肌肉力量的锻炼，并注意纠正不良姿势，注意腰背活动的自我保护，以防止疾病复发。

5. 手术后，脑力劳动者 2 ～ 3 个月后逐渐恢复工作，体力劳动者 3 ～ 4 个月后才能开始工作。工作应由轻到重，工作时间由短到长，并应该避免做强烈的弯腰或负重活动。

（二）生活管理

1. 患者卧床期间生活管理

（1）卧硬床。最好是木板床，床上铺的垫子不能很厚，床的高度要略高。

（2）腰椎间盘突出症患者在仰卧时，为了使肌肉充分放松，可以在腰部加垫一块毛巾或很薄的垫子，如可垫叠起的毛巾被，4 ～ 8 层，可以保持或矫正腰椎的生理曲度。在俯卧位时则要尽量避免腰部过度后伸。

（3）禁止患者坐起或站立，只允许在床上翻身，最好大小便及进餐时也不能站起来，尽量在床上使用卧便器。

（4）卧床休息期间保持大便通畅，饮食应该注意多食用蔬菜和水果。

（5）咨询医生是否能进行适当活动，若能进行一定活动，动作要求轻柔、和缓而有节奏，运动量缓慢逐渐增加。

2. 患者恢复期生活管理

（1）在症状好转后，鼓励尽早回归适度的正常活动。

（2）睡硬床，仰卧位时，可在膝关节和头下各放置一个枕头，将肩部抬高。或者采取侧卧位，位于上方的膝关节屈曲，在两侧膝关节之间放置一个枕头。

（3）避免进行高强度性运动，避免反复旋转和弯腰的运动，如某一特定的活动会引起严重的腰痛，或使疼痛明显加重，则应避免进行该活动，或尝试其他活动方式。

（4）尝试身心训练，可促进患者肌力、柔韧性及平衡能力的改善，还包含大量的放松技术，常见的方式包括瑜伽、普拉提、太极。

（三）康复教育

1. 饮食调理　科学合理的饮食可保证机体功能的正常运转，起到辅助控制病情、维持治疗效果、促进疾病康复的作用。

2. 饮食建议

（1）合理安排饮食，注意少食多餐。

（2）多吃蔬菜和水果，预防便秘。

（3）多吃优质蛋白质。

（4）多吃一些含钙量高的食物，如牛奶、奶制品、虾皮、海带、芝麻酱、豆制品等。

3. 饮食禁忌

（1）禁食辛辣刺激性食物，如辣椒、油炸辣蚕豆、油条、油炸饼等。

（2）忌食肥腻燥热的食物，如猪肥肉、炒花生、咖喱牛肉、咖喱鸡肉等。

（3）不宜喝浓咖啡、烈酒。

## 【急性腰扭伤】

### 一、概要

急性腰扭伤是腰部肌肉、筋膜、韧带等软组织因外力作用突然受到过度牵拉而引起的急性撕裂伤，常发生于搬抬重物、腰部肌肉强力收缩时。多系突然遭受间接外力所致。急性腰扭伤可使腰骶部肌肉的附着点、骨膜、筋膜和韧带等组织撕裂。

### 二、临床表现

患者有搬抬重物史，有的患者主诉听到清脆的响声。伤后重者疼痛剧烈，当即不能活动；轻者尚能工作，但休息后或次日疼痛加重，甚至不能起床。检查时见患者腰部僵硬，腰前凸消失，可有脊柱侧弯及骶棘肌痉挛。在损伤部位可找到明显压痛点。

1. 有腰部扭伤史，多见于青壮年。

2. 腰部一侧或两侧剧烈疼痛，活动受限，不能翻身、坐立和行走，常保持一定强迫姿势以减少疼痛。

3. 腰肌和臀肌痉挛，或可触及条索状硬物，损伤部位有明显压痛点，脊柱生理弧度改变。

4. 外伤后即感腰痛，不能继续用力，疼痛为持续性，活动时加重，休息后也不能消除，咳嗽、大声说话，腹部用力等均可使疼痛增加。有时在受伤当时腰部有响声或有突然断裂感。

5. 腰部僵硬，主动活动困难，翻身困难，骶棘肌或臀大肌紧张，使脊柱侧弯。

6. 损伤部位有压痛点，在棘突两旁骶棘肌处，两侧腰椎横突处或髂脊后有压痛处，多为肌肉或筋膜损伤。在棘突两侧较深处压痛者，多为椎间小关节所致损伤。在骶髂关节部有压痛者，多为骶髂关节损伤。

7. 一般无下肢放射痛，部分患者有下肢牵涉性痛，直腿抬高试验阳性，但加强试验则为阴性。鉴别困难时，可作局部痛点普鲁卡因封闭。若痛点减轻或消失，则为牵涉痛，腿痛无改变者为神经根放射痛。

### 三、辅助检查

1. 损伤较轻者，X 线片无异常表现。

2. 损伤严重者，X 线片表现一般韧带损伤多无异常发现，或见腰生理前突消失棘上、棘间韧带断裂者侧位片表现棘突间距离增大或合并棘突，关节突骨折。

### 四、诊断

患者有搬抬重物史，有的患者主诉听到清脆的响声。伤后重者疼痛剧烈，当即不能活动；轻者尚能工作，但休息后或次日疼痛加重，甚至不能起床。检查时见患者腰部僵硬，腰前凸消失，可有脊柱侧弯及骶棘肌痉挛。在损伤部位可找到明显压痛点。

### 五、治疗

1. 制动。疼痛严重者，应卧硬板床休息 1 周左右。
2. 物理治疗、推拿、按摩。
3. 痛点注射。急性期过后痛点局限时，可行类固醇制剂痛点注射。
4. 口服非甾体抗炎药或同时局部外用樟脑酒、红花油之类活血化瘀类药物。
5. 急性期症状缓解后，应积极作腰背肌功能锻炼，增强肌力，注意搬运重物时的姿势。
6. 疼痛减轻后可进行腰背肌功能锻炼。

## 第四节　骨关节炎

### 一、概要

骨关节炎又称骨关节病，退行性变关节炎、增生性关节炎、老年性关节炎等。它是一种由于关节软骨退行性变引起的关节疼痛和关节功能障碍（包括关节畸形）的中老年常见疾病。我们所说的骨刺、骨质增生、罗圈腿、颈椎病、髌骨软化、腰椎病，比如由于腰椎间盘退行性变所引起的间盘突出都属于骨关节炎的范畴。骨关节炎的主要病理改变为软骨退行性变性和消失，以及关节边缘韧带附着处和软骨下骨质反应性增生形成骨赘，并由此引起关节疼痛、僵直畸形和功能障碍。该病在临床上，可分为原发性骨关节炎和继发性骨关节炎两类。原发性骨关节炎系指随年龄老化而不和其他疾病相关的关节病变，继发性骨关节炎则由损伤、炎症、遗传及代谢、内分泌等疾病所引起。骨关节炎可从20岁开始发病，但大多数无症状，一般不易发现。骨关节炎的患病率随着年龄增长而增加，女性比男性多见。世界卫生组织统计，50岁以上人群中，骨关节炎的发病率为50%，55岁以上的人群中，发病率为80%。我国骨关节炎的发病情况约占总人口的10%，为1亿人左右。1990年，我国只有4 000多万骨关节炎患者，而2000年已达到8 000万，患者人数达到了1亿多人，根据WHO预测，到2015年中国骨病患者将达到1.5亿，中国将成为世界骨关节炎患者数最多的国家之一。

## 二、临床表现

一般起病隐匿，进展缓慢。主要表现为关节及其周围疼痛、僵硬、关节骨性肥大和功能障碍。

1. 关节疼痛　初期为轻度或中度间断性隐痛，休息时好转，活动后加重，疼痛常与天气变化有关。晚期可出现持续性疼痛或夜间痛。

2. 关节僵硬　在早晨起床时关节僵硬及发紧感，也称之晨僵，活动后可缓解。关节僵硬在气压降低或空气湿度增加时加重，持续时间一般较短，常为几分钟至十几分钟，很少超过30min。

3. 关节肿大　手部关节肿大变形明显，可出现Heberden结节和Bouchard结节。部分膝关节因骨赘形成或关节积液也会造成关节肿大。

4. 骨擦音（感）　由于关节软骨破坏、关节面不平，关节活动时出现骨擦音（感），多见于膝关节。

5. 关节无力、活动障碍　关节疼痛、活动度下降、肌肉萎缩、软组织挛缩可引起关节无力，行走时软腿或关节交锁，不能完全伸直或活动障碍。

## 三、辅助检查

### （一）就医检查

患者出现关节胀痛、关节僵硬时，应及时就医，医生一般会先进行体格检查，为进一步诊治，会要求查血液检查、关节液检查、X线检查等。

### （二）体格检查

1. 视诊和触诊　病变关节可无肿胀或轻度肿胀，有的可见关节畸形、不同程度的肌萎缩。轻压痛，活动无受限或部分受限，活动时可有摩擦音或摩擦感。

2. 浮髌试验　当膝关节伴有滑膜炎时，肿胀可加重并出现关节内积液，患者伸直患腿膝关节，放松股四头肌，医生一手挤压髌上囊，使关节液积聚于髌骨后方，另一手食指轻压髌骨，有浮动感觉，能感到髌骨碰撞股骨髁的碰击声，松压则髌骨又浮起，此为浮髌试验（+）。

3. Thomas 征和“4”字试验 髋关节病变时，内旋患侧可加重疼痛，医生嘱患者平卧于检查床上，双手抱一侧膝关节，并尽力屈曲髋、膝关节，使大腿贴近腹壁，腰部贴于床面。患者不能伸直另一侧下肢，此为 Thomas 征（+）。医生让患者蜷其患肢将脚踝外侧放在健侧下肢髌骨上方，随后医生用手下压患者患侧膝部，患者病变髋部出现疼痛而且膝部不能接触床面，此为“4”字试验阳性。

（三）实验室检查

1. 血液检查 血常规、蛋白电泳、免疫复合物及血清补体等指标一般在正常范围。伴有滑膜炎可出现 C 反应蛋白（CRP）和红细胞沉降率（ESR）轻度升高。

2. 关节液检查 可见白细胞轻度增高，偶见红细胞软骨碎片和胶原纤维碎片。

（四）影像学检查

X 线检查可见关节间隙变窄，软骨下骨硬化，或囊性变，关节边缘骨赘形成；晚期关节间隙消失，关节内、外翻畸形；有时可见游离体，可伴有骨质疏松和软组织肿胀。

（五）其他检查

关节镜检查可见滑膜绒毛明显增生肿胀、充血，关节软骨发黄、粗糙、糜烂缺失；可有骨质裸露；骨整形成；半月板不同程度的破坏。

## 四、诊断

1. 该病患者血尿常规检查和血沉、黏蛋白、类风湿因子等均在正常范围。滑膜液检查色泽、透明度及黏蛋白凝块试验正常，白细胞计数为（0.2 ～ 2.0）$\times 10^9$/L，镜检无细菌或结晶，但可见到软骨碎片和纤维，从碎片的数目可粗略估计软骨退化程度。

2. X 线片 一般有典型表现，主要为关节间隙狭窄，软骨下骨质硬化，边缘唇样变及骨赘形成，关节周围骨内囊状改变等。在脊柱除上述改变外，如髓核突出至上下椎体内形成软骨下结节，即所谓许莫氏结节，有时须与脊椎占位性病变鉴别。

3. CT 和 MRI 检查 能清晰显关节病变，椎间盘突出，MRI 还可发现软骨破坏、韧带病变、滑囊炎、滑膜病变等，大大提高了骨关节炎的早期诊断率。

## 五、治疗

骨关节炎是骨关节生理性退化的表现，尚无逆转或中止该病进展的药物。治疗的目的是减轻疼痛，缓解症状，阻止和延缓疾病的发展，保护关节功能，以防残疾。采用综合治疗，包括患者教育，药物治疗，理疗及外科手术治疗。

（一）一般治疗

1. 宣传防病知识、保护关节　首先要让患者对该病有所认识，体育锻炼要循序渐进，防止关节过度运动和负重，避免关节机械性损伤。严重时应制动或石膏固定，以防畸形。减轻体重，使用把手、手杖以减轻受累关节负荷。与职业有关者，应调换工作。进行有关肌肉群的锻炼，可保持和改善关节活动，以增强关节的稳定性。

2. 物理疗法　热疗、水疗、红外线、超短波、电刺激等均可增强局部血液循环、缓解肌肉紧张，减轻疼痛等症状。牵引疗法对颈椎病神经根型患者效果较好，可以松弛肌肉，缓解疼痛，并能防止神经根相邻的组织形成粘连，但须在专科医生指导下进行。

3. 推拿和中药　祖国医学的推拿、针灸治疗在减轻骨关节炎症状方面有明显效果。

（二）药物治疗

1. 改善症状的药物　镇痛剂如对乙酰氨基酚有镇痛作用，但抗炎作用弱。非甾体抗炎药，有抗炎止痛的特点，用药后可减轻关节疼痛，改善关节活动度。

2. 糖皮质激素　不宜全身用药，仅在对其他治疗无效，关节有急性炎症发作表现或有关节周围滑膜炎，肌肤炎等可给予关节腔内或病变部位局部注射。不宜反复使用。同一部位二次注射间隔时间在3个月以上。

3. 使用软骨保护剂　可缓解症状，维持和恢复关节功能。如聚氨基葡萄糖（glycosaminoglycan）。

4. 黏弹性补充疗法　是向关节腔内注射大分子量的透明质酸溶液，减轻滑膜炎症，软骨破坏和改善关节功能，阻断局部病变的恶性循环。

（三）手术治疗

1. 手术治疗目的在于消除疼痛、矫正畸形、改善关节功能。

2. 外科治疗的方法包括游离体摘除术、通过关节镜行关节清理术、截骨术、关节融合术和关节置换术等。

3. 髋关节骨关节炎晚期出现膝内翻畸形和持续性疼痛，可依年龄、职业及生活习惯等可选用人工全髋或半髋关节置换术。

（四）物理治疗

主要增加局部血液循环，减轻炎症反应，包括热疗、水疗、超声波、针灸、按摩、牵引、经皮神经电刺激（TENS）等。

（五）其他治疗方法

根据骨关节炎所伴发的内翻或外翻畸形情况，采用相应的矫形支具或矫形鞋以平衡各关节面的负荷。

### 六、管理及康复教育

1. 心理护理　膝骨关节炎患者因长期关节疼痛及运动功能障碍常产生抑郁、焦虑等不良情绪，家属应及时与其进行交流、沟通，耐心听取患者倾诉，了解其心中所想，并给予安慰和鼓励，加强心理安慰，医护人员可为患者发放疾病防治知识宣传手册并采用通俗易懂语言解答患者所提出的疑问，积极给予必要的心理干预，树立其战胜疾病的信心。

2. 生活管理

（1）注意对关节部位的保护，避免长时间站立或蹲位等。

（2）日常活动中用力得当，以免加重关节负担。

（3）活动时穿防滑鞋，做好膝盖保护。

（4）夏天避免长时间吹空调或风扇。

3. 康复教育

（1）饮食调理：科学合理的饮食可保证机体功能的正常运转，起到辅助控制病情，维持治疗效果，促进疾病康复的作用。

（2）饮食建议：①饮食规律，饮食要均衡，多摄取粗纤维、高蛋白等食物。②适当增加含钙和维生素类食物，多饮水。

（3）饮食禁忌：不要过多地吃咸辣、过冷、过热的食物，不吃过期、变质的食物等。

## 第五节　运动系统慢性损伤

### 一、概要

运动系统慢性损伤是临床常见病损，远较急性损伤多见。无论是骨、关节、肌、肌腱、韧带、筋膜、滑囊及其相关的血管、神经等，均可因慢性损伤而受到损害，表现出相应的临床征象。人体对长期、反复、持续的姿势或职业动作在局部产生的应力是以组织的肥大、增生为代偿，超越代偿能力即形成轻微损伤，累积、迁延而成慢性损伤。

当人体有慢性疾病或退行性变时，可降低对应力的适应能力；局部有畸形时，可增加局部应力；在工作中注意力不集中、技术不熟练、姿势不准确或疲劳等，均可使应力集中，这些都是慢性损伤的病因。手工业和半机械化产业工人、体育工作者、戏剧和杂技演员、伏案工作者及家庭妇女均是本类疾病的好发者。慢性损伤是可以预防的，应预防其发生和复发，并防治结合，以增加疗效。单治不防，症状往往复发，反复发作者，治疗甚为困难。本病是慢性损伤性炎症所致，故限制致伤动作、纠正不良姿势、增强肌力、维持关节的不负重活动和定时改变姿势使应力分散是治疗的关键。对某些非手术治疗无效的慢性损伤，如狭窄性腱鞘炎、神经卡压综合征及腱鞘囊肿等可行手术治疗。慢性损伤虽可发生在多种组织及器官，但临床表现却常有以下共性：①躯干或肢体某部位长期疼痛，但无明显外伤史；②特定部位有一压痛点或包块，常伴有某种特殊的体征；③局部炎症不明显；④近期有与疼痛部位相关的过度活动史；⑤部分患者有可能产生慢性损伤的职业、工种史。

运动系统的组成：①支架部分，骨、关节、软骨；②动力部分，肌肉、肌腱、腱鞘；③稳定部分，韧带、筋膜、滑囊；④营养部分，血管、神经等。

## 二、病因

研磨力量是产生病症主要原因。膝关节伸直时，两侧副韧带紧张状态，关节稳定，无旋转动作，当膝关节半屈曲时，股骨髁与半月板的接触面缩小，由于重力影响，半月板的下面与胫骨平台的接触比较固定，这时膝关节猛烈地旋转所产生的研磨力量会使半月板发生破裂，半蹲或蹲位工作最容易发生半月板损伤，足球运动员射门时，一足着地，膝关节半屈曲，另一足起脚射门，如果射门方向不在正前方，势必要扭转躯干，此时股骨内髁急骤内旋，内侧半月板便会挤在股骨内髁与胫骨平台之间而发生破裂。

膝关节屈曲时股骨下端会有2°～3°外旋，煤矿工人长期蹲位工作，双腿分开，使股骨外髁与半月板的接触更为明显，由于半月板的下面比较固定，铲煤和抛煤所致的膝关节旋转动作使外侧半月板受股骨外髁的研磨力量而破裂，如原有外侧半月板盘状畸形，则更易破裂，因此产生半月板损伤必须有四个因素：膝半屈、内收或外展、重力挤压和旋转力量。半月板破裂的类型：①纵裂，也称“桶柄样撕裂”。②中1/3撕裂，又名体部撕裂。③前角撕裂。④前1/3撕裂。⑤后1/3撕裂。⑥分层撕裂，又名水平撕裂。

1. 软组织慢性损伤　包括肌、肌腱、腱鞘、韧带和滑囊的慢性损伤。

2. 骨的慢性损伤　主要指在骨结构较纤细及易产生应力集中部位的疲劳骨折。

3. 软骨的慢性损伤　包括关节软骨及骨骺软骨的慢性损伤。

4. 周围神经卡压伤　神经本属软组织结构，因其功能特殊，损害骨表现及后果与其他软组织损伤不同，故单列为一类。

## 三、临床表现

运动系统慢性损伤在临床上有以下共性：①肢体或躯干局部长期疼痛，伴有部分功能障碍。②特定部位有局限压痛点，常伴有特殊体征，但局部炎症不明显。③常无明显外伤史，但近期有与疼痛部位相关的过度活动史。④部分病例与职业相关。⑤详细询问病史、职业、工种及操作过程；结合解剖生理和病理，可作出诊断。

## 四、辅助检查

1. 过伸试验　膝关节完全伸直并轻度过伸时，半月板破裂处受牵拉或挤压而产生剧痛。

2. 过屈试验　将膝关节极度屈曲，破裂的后角被卡住而产生剧痛。

3. 半月板旋转试验　患者仰卧，患侧髋膝完全屈曲，检查者一手放在关节外间隙处作触诊，另一手握住足跟后作小腿大幅度环转运动，内旋环转试验外侧半月板，外旋环试验内侧半月板，在维持旋转位置下将膝关节逐渐伸到90°，注意发生响声时的关节角度。若在关节完全屈曲位下触得响声，表示半月板后角损伤，关节伸到90°左右时才发生响声，表示为体部损伤，再在维持旋转位置下逐渐伸直至微屈位（Mouche 试验），此时触得响声及表示可能有半月板前角损伤。

4. 研磨试验（Apley 试验）　患者俯卧，膝关节屈成90°，检查者将小腿用力下压，并且作内旋和外旋运动，使股骨与胫骨关节面之间发生摩擦，若外旋产生疼痛，提示为外侧半月板损伤，此后将小腿上提，并作内旋和外旋运动，如外旋时引起疼痛，提示为内侧副韧带损伤，本试验在检查髋关节强直患者的半月板时有一定实用意义。

5. 蹲走试验　主要用来检查半月板后角有无损伤，方法如下：嘱患者蹲下走鸭步，并不时变换方向，或左或右，如果患者能很好地完成这些动作，可以除外半月板后角损伤，如果因为疼痛不能充分屈曲膝关节，蹲走时出现响声及膝部疼痛不适，是为阳性结果，半月板后角破裂病例在蹲走时的响声是很明显的，本试验仅适用于检查青少年患者，特别使用于大规模体检时检查半月板有无损伤。必须注意，没有一个试验是诊断膝关节半月板损伤的唯一依据，应综合临床症状，压痛点，以及各种阳性结果试验，才能作出最后诊断。

6. 影像学检查与关节镜检查　X 线检查不能显示半月板形态，主要是用来除外膝关节其他病变与损伤，关节空气造影，碘溶液造影，或空气 - 碘溶液对比造影一度是有效辅助诊断方法，但已被 MRI 检查所替代，超声检查尚处实验阶段。分辨率高的 MRI 可以清晰地显示出半月板有无变形，破裂，还可查有无关节积液与韧带的损伤，但其准确性尚不及关节镜检查。关节镜检查是一项新技术，近年来，内镜技术的广泛使用，对膝关节内紊乱进一步检查不仅可以发现影像学检查难以察觉的半月板损伤，还可以同时发现有无交叉韧带、关节软骨和滑膜病变，不仅可用于诊断也可通过内镜进行手术操作，如活组织检查和半月板修复及部分切除术。

### 五、治疗

1. 本病是慢性损伤性炎症所致，故限制致伤动作、纠正不良姿势、增强肌力、维持关节的不负重活动和定时改变姿势使应力分散是治疗的关键。

2. 物理治疗、按摩等方法可改善局部血液循环、减少粘连，有助于改善症状。局部涂擦外用非甾体抗炎药或中药制剂后再以电吹风加热也可收到较好近期效果。

3. 局部注射肾上腺皮质激素（醋酸波尼松龙、甲泼尼龙等）有助于抑制损伤性炎症，减少粘连，是临床上常用的方法之一。中国使用这一疗法已 40 余年，绝大多数患者由此而解除痛苦。但据著者统计，已有注射后出现难以治疗的继发感染；药物注入动脉引起血管痉挛、栓塞而支段坏死；注入神经鞘内继发神经炎；反复腱鞘内注射引起肌腱自发性断裂；伤及胸膜出现气胸及误注入骶管引起一过性下肢瘫痪等严重并发症。

故使用时必须注意以下几点：

（1）诊断明确，一定是慢性损伤性炎症，而非细菌性炎症或肿瘤。

（2）严格无菌技术。

（3）注射部位准确无误。

（4）按规定剂量及方法进行，通常视部位不同一次可用皮质激素 0.5 ～ 1ml，加 2% 利多卡因 0.5 ～ 4ml，7 ～ 10 天 1 次，3 ～ 4 次为 1 个疗程。间隔 2 ～ 4 周后可重复 1 个疗程。

（5）注射后短期内局部出现肿胀甚或红热者，除应严密观察、给予广谱抗生素、热敷等处理外，无论是否完成疗程均应停止再次局部注射皮质激素。

4. 非甾体抗炎药用于临床的非甾体抗炎药物不下 40 种，长期使用均有不同程度的副作用，其中以胃肠道黏膜损害最多见，其次为肾、肝损害。

使用时应考虑以下几点：

（1）必要时短期用药。

（2）病灶局限且较表浅者使用涂擦剂。

（3）为减少对胃肠道损害宜首选环氧合酶 2 抑制剂、前体药物及各种缓释剂、肠溶片、栓剂等。

（4）对肾脏功能欠佳者可选用短半衰期药物、对肾血流量影响较小的药物，如舒林酸及丙酸类。

（5）为减少对肝功能的影响可选用结构简单、不含氮的药物，避免使用吲哚美辛和阿司匹林。

（6）不应将两种非甾体抗炎药同时使用，因为这样疗效并不增加，而副作用却倍增。

5. 手术治疗　对某些非手术治疗无效的慢性损伤，如狭窄性腱鞘炎、神经卡压综合征及腱鞘囊肿等可行手术治疗。预防多数慢性损伤均有可能预防其发生。对运动员、戏剧、杂技演员进行科学训练；流水线工作人员定时做工间操；长期固定姿势工作者，定时改变姿势等均有助于分散应力、改善血液循环，以减少局部累积性损伤。当慢性损伤症状首次发生后，在积极治疗的同时，应提醒患者重视损伤局部的短期制动，以巩固疗效、减少复发。

### 六、管理及康复教育

1. 手工业和半机械化产业工人、体育工作者、戏剧和杂技演员、伏案工作者易发此类疾病。

2. 预防　多数慢性损伤均有可能预防其发生。对运动员、戏剧、杂技演员进行科学训练；流水线工作人员定时做工间操；长期固定姿势工作者，定时改变姿势等均有助于分散应力、改善血液循环，以减少局部累积性损伤。

3. 当慢性损伤症状首次发生后，在积极治疗的同时，应提醒患者重视损伤局部的短期制动，以巩固疗效、减少复发。

4. 卧床休息，尽量减少关节的负重和大幅度活动，以延缓病变的进程。发作期应遵医嘱服用消炎镇痛药，尽量饭后服用。关节局部可采用湿热敷。病变的关节应用护膝保护。注意天气变化，避免潮湿受冷，避免穿高跟鞋。

## 【腱鞘炎】

### 一、概要

腱鞘炎是腱鞘因反复机械性摩擦而出现的慢性无菌性炎症改变。局部疼痛、肿胀及活动受限为主要症状。本病可发生于任何部位的腱鞘，手和手指、前臂、肩部多发。肌腱是连接肌肉和骨骼的致密结缔组织，腱鞘是包裹于长肌腱表面的结构，分为内外两层，其间含有少量滑液，可减少肌腱在运动时的摩擦。可通过制动、药物治疗等方式治疗，必要时也可选择手术治疗。

## 二、临床表现

1. 疼痛　逐渐加重、活动后严重的局部疼痛。可伴肿胀。

2. 结节　通常在发病部位发现，触之有疼痛，可随关节活动而滑动。

3. 其他　关节僵直、活动受限，如手指不能伸直或屈伸，有时可出现弹响。晨起或工作劳累后，症状加剧。

## 三、辅助检查

1. 就医检查　当患者出现局部疼痛、肿胀、关节活动受限等症状时，应及时就医。医生首先会进行体格检查，初步了解病情，然后通过 X 线、MRI、超声、关节造影等检查进一步了解局部结构变化。

2. 体格检查　医生会对发病部位进行观察和触摸，观察是否存在外伤，并寻找疼痛的部位、引发疼痛的姿势，以及是否存在结节，还可能需要患者配合摆出一些动作，如抬手臂、握拳等姿势以进行某些试验，寻找阳性体征来帮助诊断。

3. 影像学检查

（1）X 线检查、MRI 和超声检查：通过影响观察骨骼及关节的情况，医生根据结果排除骨折等其他疾病。

（2）关节造影：是有创检查。向患者关节腔内注射气体或试剂，然后进行影像学检查。能帮助医生更好地观察关节情况。造影可发现腱鞘充盈不全或闭锁。

## 四、诊断

根据疾病的发病部位、症状、体格检查及活动加重且休息后好转的特点来进行初步诊断，必要时会结合 X 线、MRI、超声及造影等检查结果来帮助确诊。

## 五、治疗

1. 治疗原则　治疗原则为消除炎症，缓解症状，恢复患病部位的相关功能。医生会根据患者的病情选择合适的治疗方式。症状较轻的早期患者，可通过休息等方式缓解。可通过药物治疗控制炎症，如果疗效不佳，也可进行手术治疗。

2. 一般治疗

（1）患者要注意休息，减少病变部位的活动。

（2）可在医生指导下进行冰敷或热敷，但要注意保证温度的适宜。

（3）使用设备固定患者病变肢体，提供保护。

（4）可在专业医生的指导下进行按摩，但不要自行按摩，防止出现损伤。

3. 药物治疗

（1）非甾体抗炎药：有抗炎、镇痛的作用。可选择布洛芬、对乙酰氨基酚等药物。

（2）封闭治疗：可在局部使用局麻药（利多卡因、普鲁卡因）后，于腱鞘内注射糖皮质激素、氢化可的松等药物进行治疗，能缓解局部肿胀的情况。但不能过多注射。

4. 手术治疗　非手术治疗无效时可考虑进行腱鞘切开减压。医生会切开皮肤及皮下组织，寻找腱鞘，然后剪开增厚的腱鞘，完全解除腱鞘狭窄部分。缓解患者症状，恢复关节功能。

5. 其他治疗　如有需要，可在专业医生的指导下进行康复训练。不要自行训练，以免受伤。

## 六、管理及康复教育

1. 术后管理　注意保护手术伤口，避免牵拉、抓挠伤口。避免伤口接触污物。不要过度活动手术区域，保证伤口正常愈合。

2. 生活管理

（1）注意充分休息患病区域，遵医嘱进行固定，不要擅自去除固定装置。

（2）遵医嘱及时进行康复训练，帮助恢复功能。

（3）恢复后也不要过度使用，防止病情复发。

（4）注意休息，避免过度劳累。

（5）保持良好的心情，及时排解不良情绪，有利于身体恢复。

3. 康复教育

（1）饮食调理：患者要注意减少使用刺激性的食物，少吃不健康的食物。注意保持良好的饮食规律，均衡饮食。

（2）饮食建议：①按时吃饭，可选择少食多餐的方式。②适当摄入蛋白质，保证身体所需，可选择鸡胸肉、鱼肉等含脂肪较少的食物作为蛋白质来源。③多吃新鲜蔬菜、水果，保证维生素的摄入。④适当增加含钙丰富食物的摄入，比如牛奶、豆制品等。

（3）饮食禁忌：①避免辛辣、刺激的食物，少喝浓茶、咖啡。②少吃油腻、腌制的食物。③避免暴饮暴食。

## 【腰肌劳损】

### 一、概要

腰肌劳损，又称功能性腰痛、慢性下腰损伤、腰臀肌筋膜炎等，实为腰部肌肉及其附着点筋膜或骨膜的慢性损伤性炎症，是腰痛的常见原因之一，主要症状是腰或腰骶部胀痛、酸痛，反复发作，疼痛可随气候变化或劳累程度而变化，如日间劳累加重，休息后可减轻，时轻时重，为临床常见病，多发病，发病因素较多。其日积月累，可使肌纤维变性，甚而少量撕裂，形成瘢痕、纤维索条或粘连，遗留长期慢性腰背痛。

### 二、临床表现

1. 腰部酸痛或胀痛，部分刺痛或灼痛。
2. 劳累时加重，休息时减轻；适当活动和经常改变体位时减轻，活动过度又加重。
3. 不能坚持弯腰工作。常被迫时伸腰或以拳头击腰部以缓解疼痛。
4. 腰部有压痛点，多在骶棘肌处，髂骨脊后部、骶骨后骶棘肌止点处或腰椎横突处。
5. 腰部外形及活动多无异常，也无明显腰肌痉挛，少数患者腰部活动稍受限。

### 三、辅助检查

1. X 线检查多无异常，少数或可有骨质增生或脊柱畸形。
2. 年老或骨质疏松患者检查腰肌劳损可选择 ECT 检查、骨密度检查。有观点认为骨质疏松也可致慢性腰痛。

### 四、诊断

1. 根据症状，体征等临床表现。
2. 结合长期慢性腰痛病史和查体，诊断难度不大，应注意与腰椎退行性疾病，如腰椎间盘突出、腰椎滑脱等疾病相鉴别。

### 五、治疗

1. 避免过劳、矫正不良体位。
2. 适当功能锻炼　加强腰背肌锻炼，防止肌肉张力失调，如采取俯卧位，去枕，然后用力挺胸抬头，双手双脚向空中伸展；也可仰卧床上，去枕，头部用力向后顶床，抬起肩部的动作。

3. 物理治疗、推拿、按摩等舒筋活血疗法。

4. 药物治疗　主要为消炎止痛药、注射皮质类固醇及口服非甾体抗炎药，局部外用肌松药及镇痛药。

5. 封闭疗法　有固定压痛点者，可用 0.5% ～ 1% 普鲁卡因加醋酸强的松或醋酸氢化可的松作痛点封闭，效果良好。

6. 物理治疗　在医生指导下，选用适当的物理治疗也可以增强治疗效果。存在较多的理疗方式，包括电磁、超声波、红外线、激光等，通过声、光、电、热等作用于人体，起到舒筋活络的作用。

7. 手术治疗　对各种非手术治疗无效的病例，可施行手术治疗。

8. 中医治疗

（1）中药：透过中药外敷和内用，进行综合调理诊治。常用的中医外擦药，如红花油、正骨水等，或外贴伤湿止痛膏、宝珍膏、温经通络膏等伤科膏药。

（2）针灸：针灸为针法和灸法的合称，是采用针刺或火灸人体穴位来治疗腰肌劳损。

（3）拔罐：以罐为工具，利用负压吸附于体表，达到通经活络、行气活血和消肿止痛等作用。

（4）推拿按摩：推拿按摩可以促进血液循环、舒筋通络、活血散淤、解筋止痛。

## 六、管理及康复教育

（一）生活管理

1. 经常合理锻炼身体，特别是腰背肌的锻炼。

2. 注意劳逸结合，避免久坐久站，避免过度劳累，不可强力搬持重物。

3. 劳动出汗后，应及时擦汗，避免吹冷风、空调，特别避免夏天在潮湿的地面睡觉。

4. 平时应加强腰部护理，注意腰部保暖，佩戴腰围。

5. 节制房事。对平素肾气虚弱、肾气精亏，或老年及体弱者尤为重要。

（二）特殊管理

1. 腰部前屈后伸运动　两足分开与肩同宽站立，两手叉腰，作好预备姿势。然后做腰部充分前屈和后伸各四次，运动时要尽量使腰部肌肉放松。

2. 腰部回旋运动　姿势同前，腰部作顺时针及逆时针方向旋转 1 次，然后由慢到快，由大到小，顺时针、逆时针交替回旋各 8 次。

3.“拱桥式”锻炼　仰卧床上，双腿屈曲，以双足、双肘和后头部为支点（5 点支撑）用力将臀部抬高，如拱桥状，随着锻炼的进展，可将双臂放于胸前，仅以双足和头后部为支点进行练习。每天反复锻炼 20 ～ 40 次。

4.“飞燕式”锻炼　俯卧床上，双臂放在身体两侧，双腿伸直，然后将头、上肢和下肢用力向上抬起，不要使肘和膝关节屈曲，要始终保持伸直，如飞燕状。每天反复锻炼 20 ～ 40 次即可。

5. 仰卧保健法　患者取仰卧位，先双脚、双肘和头部五点，支撑于床上，将腰、背、臀和下肢用力挺起稍离开床面，维持感到疲劳时，再恢复平静的仰卧位休息。按此法反复进行 10min 左右，每天早晚各锻炼 1 次。

（三）康复教育

1. 饮食调理　科学合理的饮食可保证机体功能的正常运转，起到辅助控制病情、维持治疗效果、促进疾病康复的作用。

2. 饮食建议

（1）控制总热量，避免发胖。过度肥胖也会加重腰部负担。

（2）补充维生素和纤维素。适当吃些牛奶、米糠、麸皮、胡萝卜等加以补充。

（3）选用饮品宜偏温，不宜生冷。

（4）老年肝肾亏损可食胡桃肉、黑大豆、蚕豆、芝麻、牛肉等。

3. 饮食禁忌

（1）禁食辛辣刺激的食物，如辣椒、油炸辣蚕豆、油条、油炸饼等。

（2）忌食肥腻燥热的食物，如猪肥肉、炒花生、咖喱牛肉、咖喱鸡肉等。

（3）不宜喝浓咖啡、烈酒。

## 【腕管综合征】

### 一、概要

腕管综合征是一种较为常见的退行性疾病。腕管综合征是指正中神经在腕管内受到压迫而表现出的一种症状和体征，是周围神经卡压综合征中最常见的一种，由于腕管是由腕骨构成底和两侧壁，并且上方是网和韧带覆盖层的一个骨性，纤维性的隧道。并且在腕管内有拇指长屈肌腱以及第 2 和第 4 个手指的屈肌深浅肌腱以及正中神经通过，其中又以正中神经的位置最表浅，因此也是最容易受到压迫的组织。

### 二、临床表现

腕管综合征在女性的发病率较男性更高，但原因尚不清楚。常见症状包括正中神经支配区（拇指，示指，中指和环指桡侧半）感觉异常和 / 或麻木。夜间手指麻木很多时候是腕管综合征的首发症状，许多患者均有夜间手指麻醒的经历。很多患者手指麻木的不适可通过改变上肢的姿势或甩手而得到一定程度的缓解。患者在白天从事某些活动也会引起手指麻木的加重，如做针线活，驾车，长时间手持电话或长时间手持书本阅读。部分患者早期只感到中指或中环指指尖麻木不适，而到后期才感觉拇指，示指，中指和环指桡侧平均出现麻木不适。某些患者也会有前臂甚至整个上肢的麻木或感觉异常，甚至感觉这些症状为主要不适。随着病情加重，患者可出现明确的手指感觉减退或散失，拇短展肌和拇对掌肌萎缩或力弱。患者可出现大鱼际最桡侧肌肉萎缩，拇指不灵活，与其他手指对捏的力量下降甚至不能完成对捏动作。

## 三、检查

1. 患者的症状　正中神经支配的拇指、示指、中指、环指桡侧半感觉减退、麻木、疼痛。

2. 体格检查　特征性体格检查是 Tinel 征及 Phalen 实验。Tinel 征阳性是指手叩压腕部时出现食、中指放射性疼痛及麻木感。Phalen 实验阳性是指过度曲或背伸腕部时，60s 内出现麻木和疼痛。

3. 辅助检查　X 线可发现骨折或脱位的患者有骨块脱出在腕管内。B 超可发现腕管部的肿物占位。肌电图可检测正中神经传导速度的变化。

## 四、诊断

腕管综合征的诊断主要根据临床症状和特征性的物理检查结果，确诊需要电诊断检查。最重要的诊断依据是患者存在典型的临床症状，即正中神经分布区的麻木不适，夜间加重。除了主观性的症状，客观检查也非常重要。明确出现手指感觉减退或散失以及大鱼际肌肉萎缩是病情严重的表现，而在出现这些表现之前就应该进行治疗干预。基于诱发诊断试验的客观性检查也有利于帮助诊断，包括 Tinel 征，Phalen 试验和正中神经压迫试验。

沿正中神经走行从前臂向远端叩击，如果在腕管区域叩击时出现正中神经支配区域的麻木不适感，为 Tinel 征阳性。但由于该检查的敏感度和特异度不高，不能单独作为诊断的依据。

Phalen 试验是让患者手腕保持于最大屈曲位，如果 60s 内出现桡侧三个手指的麻木不适感，则为阳性。66% ～ 88% 的腕管综合征患者可出现 Phalen 试验阳性，但 10% ～ 20% 的正常人也会出现 Phalen 试验阳性。

Durkan 医生描述了专用于诊断腕管综合征的正中神经压迫试验。检查者用拇指压迫腕管部位，如果 30 秒内出现正中神经支配区域皮肤的麻木不适为阳性。Durkan 报道 87% 的腕管综合征患者正中神经压迫试验阳性，还有作者报道了更高的阳性率。因此，该检查是诊断腕管综合征的一个重要物理检查。

神经传导检查和肌电图结果可以帮助确定诊断，排除其他神经性疾患，还可反映压迫的严重程度，对于拟定恰当的治疗策略有重要参考价值。但由于电诊断检查存在假阴性和假阳性结果，不能单一依靠电诊断检查来确定诊断。

当怀疑腕管周围骨性异常导致正中神经卡压时，腕管切线位 X 线片有助于确定是否存在腕管容积的改变。

多数腕管综合征患者具有典型的症状和体征，但仍有一些不典型的患者，需要与其他一些神经系统疾患进行鉴别。主要鉴别诊断包括：颅内肿瘤，多发性硬化，神经根性颈椎病，颈髓空洞症，胸腔出口综合征，外周神经肿瘤，特发性臂丛神经炎，臂丛下干或其他正中神经病变。

**五、治疗**

1. 非手术治疗　腕管综合征非手术治疗方法很多，包括支具制动和皮质类固醇注射等。

医生常常建议患者采用支具制动来控制病情发展，缓解症状。常用的是预制好的支具，佩戴后腕关节被控制在背伸 30° 位。但这样的背伸角度会增加腕管内压力。有研究证实，腕管综合征患者腕管内压力增高，腕关节背伸时压力进一步增加。控制症状的最有效体位是中立位。将腕关节固定于中立位，可以降低腕管内压力，但最利于手功能发挥的腕关节位置是背伸 30° 位。考虑到中立位不利于手工能发挥，因此，一般的建议是白天不固定，晚上用支具将腕关节固定在中立位。

口服消炎药和局部注射皮质类固醇药物也是常用方法，文献报告成功率不一。Celiker 等通过随机对照研究，对比了皮质类固醇注射与非类固醇类消炎药联合支具制动的疗效。结果显示两组患者症状都明显改善。但因仅随访 8 周，结论没有足够说服力。Edgell 等和 Green 都认为如果局部注射可以暂时缓解症状，则手术成功率很高。也有文献报道激素注射存在并发症，如损伤正中神经等。通过啮齿动物试验模型研究发现，即使将地塞米松直接注射到神经内部，也不会损伤神经。所有其他类固醇药物注射到大鼠坐骨神经内时，都会损伤神经。因此，尽管可以暂时缓解症状，但皮质类固醇注射不建议常规应用。

2. 手术治疗　如果非手术治疗方案不能缓解患者的症状，则要考虑手术治疗。1924 年，HerbertGalloway 做了第一例腕管松解手术。之后，出现了多种手术方法，包括各种切开手术、小切口减压及内镜手术等。尽管手术目的是松解正中神经，但也可能因医源性原因造成一束甚至几束正中神经损伤。因此，无论偏爱何种手术方式，都应当以可以充分显露正中神经为前提，以免伤及神经。对于腕部结构有损伤、有占位性病变、有滑膜病变、需二次松解减压者，最好还是做切开松解减压，而且还是长切口，以便能实施附加手术。使用短切口出现问题时，如操作困难、难于直视等，也应该延长切口，变短切口为长切口，以免发生意外。

内镜技术是一种“微创”手术治疗方法，切口小，创伤小，可以避免术后切口不适等问题。使用各种内镜技术的文献很多，不过，也存在一定问题，例如，医源性神经损伤，视野欠佳，不能辨别解剖变异，松解不充分以及费用较高等。如果视野不充分，应改为切开手术。也有一些医生则认为小切口切开减压手术也是“微创技术”，也可以减少术后并发症率。

内镜“微创”腕管松解手术分为双入路（Chow 法）和单入路（Agee 法）两大类。双入路为在腕管近侧和远侧各切开一个约 25px 的小切口，在内镜指导下，用小钩刀切开屈肌支持带。单入路则只从腕管近侧切开一个小切口，在内镜的指导下，用特殊切刀切开松解屈肌支持带。

### 六、管理及康复教育

1. 饮食管理　腕管综合征的患者，原则上对饮食没有特殊要求，手术患者宜清淡、易消化的饮食，术后可恢复正常饮食。

2. 术后管理　术后需要注意手术部位的清洁与消毒，不要沾水，不要洗澡，可以使用湿毛巾避开手术部位擦拭身体。

3. 运动管理　手术后一个月内，避免重复使用手和过度伸腕。可以逐渐恢复日常活动中手和腕的使用。

4. 用药管理　按照医嘱服药，不能多服或漏服；按照医嘱到正规医院进行药物注射，请勿自行注射。

## 【股骨头骨软骨病】

### 一、概要

股骨头骨软骨病是股骨头骨骺的缺血性坏死，可能与外伤或关节囊内和股骨上端骨内压力增高有关。股骨头骨骺的骨化中心在 1 岁以后出现，18 ～ 19 岁骨化融合，在这个年龄阶段均有可能发病，病残率较重，不包括成人股骨头缺血性坏死。

多数学者认为慢性损伤是主要原因，股骨头骨骺的血供情况从新生儿到12岁有明显变化，在4～9岁仅有一条外骺动脉供应骨骺，易在各种诱因下发生供血障碍。本病的病理发展经历四个阶段：①缺血期；②血供重建期；③愈合期；④畸形残存期。

## 二、临床表现

早期多无症状，出现症状时多已是血供重建期。多见于3～10岁的男童，单侧发病较多，主诉为髋部疼痛，逐渐加重，继而出现跛行。少数患者以膝关节内上方痛为首诊主诉。查体可见患肢肌萎缩，髋关节间隙压痛，髋关节内旋受限，“4”字试验阳性，Thomas征阳性。晚期出现患肢短缩、骨关节炎及髋关节半脱位表现。X线片检查：特点是关节间隙不变窄，甚至增宽，髋臼正常。晚期股骨头密度增高，骨骺碎裂、变扁，股骨颈增粗及髋关节半脱位等。放射性核素骨显像：在病理缺血期可发现放射性现象分布稀疏，其早期诊断准确率大于90%。

## 三、辅助检查

1. X线检查　这是临床诊断股骨头缺血性坏死的主要手段和依据，定期摄双髋关节正位和蛙位X线片，可动态观察病变全过程中股骨头的形态变化，且每一阶段的X线片均能反映出病理改变。

（1）滑膜炎期：X线片上主要表现关节周围软组织肿胀，同时股骨头向外侧轻度移位，但一般不超过2～3mm，这些非特征性改变可持续数周，此间应进行X线片追踪观察。

（2）股骨头骨骺受累早期：即坏死前期的X线片征象，主要是骺核比正常者小，连续观察6个月不见增长，说明软骨内化骨暂时性停止，关节间隙增宽，股骨颈上缘呈现圆形凸起（Gage征），正位X线片显示股骨头向外侧移位2～5mm，随后出现部分骨骺或整个骨骺密度增加，其原因：①与骨骺相邻的股骨颈失用性骨质疏松脱钙，导致股骨头骨骺密度增高；②坏死的骨小梁被压缩；③早期坏死骨骺的再血管化，在坏死的骨小梁表面有新骨形成，产生真正的密度增加，有作者指出“新月征”（crescent sign）可能是骨坏死首先出现的X线征象，在蛙位片上，可见股骨头的前外侧软骨下出现一个界限清楚的条形密度减低区，Salter认为“新月征”系关节软骨下骨折，具有重要的临床意义，它不仅是确定诊断的主要依据，而且有助于推测股骨头的坏死范围，判断病变的严重程度和估计预后。

（3）坏死期：X线特点是股骨头前外侧坏死，在正位X线片上观察出现不均匀的密度增高影像，如投照蛙位X线片，可见致密区位于股骨头的前外侧，此种情形多需追踪观察1年，方可明确是部分坏死还是全部坏死，如系全部坏死，骨骺往往呈扁平状畸形，但关节造影可见股骨头骨骺仍保留其圆形轮廓。

（4）碎裂期：X线片上显示出硬化区和稀疏区相间分布，硬化区是坏死骨小梁被压缩和新骨形成的结果，而稀疏区则是尚未骨化的富有血管的成骨组织的影像，股骨颈变短并增宽，坏死股骨头相对应的干骺端出现病变，轻者表现骨质疏松，重者出现囊性改变，可能是由于再生骨骺板软骨细胞和血管组织侵入所致。

（5）愈合期或后遗症期：此期病变已稳定，骨质疏松区由正常的骨小梁填充，因此骨化的密度趋向均匀一致，但股骨头骨骺明显增大和变形，X线片上可见股骨头呈卵圆形，扁平状或蘑菇形，并向外侧移位或半脱位，髋臼也出现代偿性扩大，内侧关节间隙增宽。

2. 核素检查　既能测定骨组织的供血情况，又可反映骨细胞的代谢状态，对早期诊断，早期确定股骨头坏死范围以及鉴别诊断均具有重要意义，临床上多采用静脉注射 $^{99}$TC，然后进行γ闪烁照相，早期表现为坏死区的放射性稀疏或缺损，再生期可见局部放射性浓聚，Crenshaw等认为患侧与健侧对比如股骨头坏死区的放射性核素稀疏程度低于50%为早期病变，相当于Catterall的Ⅰ或Ⅱ型，或Salter的A型，否则则为晚期，相当于Catterall的Ⅲ或Ⅳ型，或Salter的B型，与X线检查比较，核素检查可以提前6～9个月确定坏死范围，提早3～6个月显示坏死区的血管再生。

3. 关节造影　一般不作为常规检查，但有作者认为关节造影能够早期发现股骨头增大，有助于观察关节软骨的大体形态变化，并且可明确早期股骨头覆盖不良的原因，在愈合阶段作关节造影，更能真实地显示关节变形程度，对选择治疗方法具有参考意义，但这是一项介入性检查，有些不能配合检查的患儿还需给予麻醉，故关节造影检查不应列入必查项目。

近年来随着磁共振成像技术的应用，有些医院对Perthes病也进行该项检查，实践证明，该项检查对诊断骨缺血性改变有重要价值，可以早期作出诊断，缺血区表现为低信号区，并能清楚显示股骨头髋臼缘的软骨区域及其厚度，磁共振成像的髋关节如同关节造影所见，可以明确显示股骨头的形态是否正常，磁共振成像对判定缺血性病变先于X线检查，且无放射性损伤，但目前还不能普遍应用。

## 四、诊断

X线片显示股骨头密度增高，骨骺碎裂，变扁，股骨颈增粗及髋关节部分性脱位等。其X线表现与病理过程有较密切关系。放射性核素骨显像在病理之缺血期X线片显示阴性，而骨显像已可发现放射性稀疏。用计算机对骨显像进行定量分析，患侧与健侧放射量的比值小于 0.6 则为异常。其早期诊断准确大于 90%。

### 五、治疗

本病最终不治而愈，治疗目的是保持理想的生物力学和解剖学环境，预防股骨头变形及关节功能障碍。

1. 非手术治疗　主要目的是在血供重建期和愈合期避免患肢负重：①外展行走支架：将患髋固定在外展 40°、轻度内旋位。白天带支架扶双拐活动，夜间去除支架后仍维持下肢外展、内旋位。支架使用时间为 1 ～ 2 年，定期摄 X 线片。②髋人字石膏固定：为适应患儿的生长发育变化，每 3 个月需更换一次石膏，两次石膏固定之间休息 1 周，进行髋、膝关节功能训练。③卧床牵引：适于髋关节疼痛并有屈曲畸形者。

2. 手术治疗　术式较多，目的是沟通股骨头和股骨颈之间的血液循环。常用术式包括滑膜切除术、开窗植骨术、骨骺钻孔术、股骨转子下截骨术、骨盆截骨术、血管植入术等。

## 第六节　骨　肿　瘤

### 一、概要

骨肿瘤是指发生于骨骼的恶性肿瘤，主要有骨肉瘤，软骨肉瘤、纤维肉瘤、多发性骨髓瘤、脊索瘤、网状细胞肉瘤等。骨肿瘤的症状和体征主要有贫血、乏力、营养不良和恶病质。局部疼痛和压痛为最常见，可与肿块同时出现或先出现，开始疼痛轻微，呈间歇性钝痛，继而变为持续性剧痛。浅表部位可触及骨膨胀变形及软组织肿块，皮肤呈暗红色，紧张发亮，皮温增高，短期内形成较大肿块，功能障碍，骨骼畸形及病理性骨折等。

现代医学对骨肿瘤发生的病因尚未明确，大致可概括为机体与周围环境多种因素的作用，如素质学说，基因（遗传）学说，化学、物理、病毒、外伤学说等。

### 二、临床表现

1. 肿块　是诊断骨肿瘤的主要依据。良性骨肿瘤生长缓慢，肿块坚硬而少有压痛。恶性骨肿瘤生长迅速，局部压痛明显，常伴有明显肿胀及表浅静脉怒张。

2. 疼痛　是恶性骨肿瘤的主要症状。多为持续性疼痛，夜间明显，晚期剧痛难以忍受。良性骨肿瘤一般无疼痛，但骨样骨瘤例外。

3. 功能障碍　良性或恶性骨肿瘤均可引起功能障碍。一是压迫可引起梗阻或截瘫；二是肿块本身的阻碍、疼痛和肿胀。

4. 病理骨折　无论良性或恶性骨肿瘤均可破坏骨骼，在轻微外伤的情况下即可发生骨折。

## 三、辅助检查

1. 实验室检查　骨质迅速破坏时，血钙往往升高；成骨性骨肿瘤，血清碱性磷酸酶升高；晚期前列腺癌的转移性骨肿瘤，血清酸性磷酸酶升高；尿 Bence-Jones 蛋白阳性可能为浆细胞骨髓瘤。

2. 影像学检查　骨肿瘤基本都有其特征性影像学表现，对诊断具有重要意义。

X 线片能反映骨肿瘤基本病变。良性骨肿瘤 X 线片表现为骨皮质完整，肿瘤边界清楚，一般无骨膜反应，多无软组织肿块影。恶性骨肿瘤表现为骨质破坏，多为溶骨性，少数为成骨性，肿瘤界限不清，有形态各异的骨膜反应，如 Codman 三角：肿瘤破坏了骨皮层，掀起骨膜，在骨膜下形成新骨，在 X 线片上为一类三角形新骨，多见于 Ewing 肉瘤。日光放射现象：恶性骨肿瘤生长迅速超出骨皮质，同时血管随之长入，从骨皮质向外放射，肿瘤骨与反应骨沿血管方向沉积，X 线表现为日光射线形态。尤因肉瘤的“葱皮”现象。良性或恶性骨肿瘤均可出现病理性骨折。计算机断层摄影可早于普通 X 线片发现病灶，能确定肿瘤的范围、软组织肿块大小及与邻近重要解剖结构的关系，尤其能清晰显示骨肿瘤的相关特性，对骨肿瘤的诊断及制定治疗方案极其有用。磁共振成像（MRI）其检查意义同 CT，但 MRI 能更清楚地显示软组织病灶，此点优于 CT。放射性核素骨显像（ECT）是一种敏感性高特异性差的检查方法，可早于其他影像学检查发现病灶，常用于对全身骨转移病灶的筛查。数字减影血管造影（DSA）可显示肿瘤的血供情况，有利于判断肿瘤的良恶性，常用于肿瘤的介入治疗及判断化疗疗效。超声波对软组织内的肿瘤有诊断意义。

## 四、诊断

骨肿瘤的诊断必须依据临床表现、影像学所见和病理学检查三结合的原则，病理学检查是确诊骨肿瘤的可靠依据。病理学检查未见恶性细胞不能完全除外恶性骨肿瘤，除取材因素外，有的恶性肿瘤的病理学表现始终为良性组织相，例如脂肪肉瘤很难直接找到典型的恶性细胞。

病理学检查分为：①穿刺活检：简单，但准确性稍差。多用于溶骨性病灶，成骨性病灶则取材困难。②切开活检：在直视下取材标本可靠，分为术中冰冻切片和石蜡包埋切片，前者可在术中快速获得初步诊断，只适于软组织肿瘤；后者得出结果需一定时限，是最准确的病理结果。

### 五、治疗

根据肿瘤的外科分期选择治疗方案，良、恶性骨肿瘤的治疗方法有所区别。

1. 良性骨肿瘤　有些不需要治疗。手术方法有：①肿瘤切除术：适用于成骨性肿瘤。②刮除植骨术：适用于溶骨性破坏者，可用自体骨、异体骨或人造材料充填。有些良性骨肿瘤即使通过用力搔刮、内涂石炭酸、填充相应材料等，仍有可能留下微小病灶，故有些多次复发的良性骨肿瘤也需于术后辅助有效的放疗或化疗。

2. 恶性骨肿瘤　以手术为主的综合治疗原则，包括化学治疗、放射治疗、免疫治疗以及中西医结合的方法治疗。

（1）保肢术：近年来由于放、化疗的有效实施，恶性骨肿瘤的生存率有了较大提高，保肢治疗在国内外得到普遍应用。实施保肢术必须具备的基本条件是：该肿瘤对放、化疗敏感，能进行有效的放、化疗；肿瘤能够完整切除。手术方法有：①瘤段截除术：适用于囊内无转移者，截除瘤段可灭活再植、异体骨移植或人工关节置换。②姑息性手术：适用于肿瘤晚期，为获得较好的生存质量可行肿瘤切除、骨水泥等人工材料填充并内固定等。

（2）截肢术：无法保肢时需作肢体截除术，但截肢术前必须取得明确的病理学诊断，手术需慎重决定。

### 六、管理及康复教育

要注意休息，不能过于劳累。注意保暖，不要着凉，平时注意不要长时间站立容易影响病情加重。要注意定期复查，如果这个肿瘤一直增大，还是需要及时地手术切除。如果病情有需要，要配合放化疗进行治疗的。平时要注意多吃一些高营养高钙的食物，少吃一些油腻辛辣刺激性的食物。避免喝酒，要注意保持良好的心态。

## 【骨软骨瘤】

### 一、概要

骨软骨瘤严格讲来并不属于肿瘤，而是生长方面的异常，或称错构瘤。瘤体有软骨帽和一个从骨侧面突出的骨组织。软骨肉瘤好发于儿童或青少年，一般来说，等到成年后，软骨帽逐渐退化以至消失，偶持久存在并可继发为软骨肉瘤。

## 二、临床表现

骨软骨瘤本身无症状，多在无意中发现包块或压迫症状就诊，或包块因蒂的骨折出现疼痛。若肿瘤较大，可看到局限性隆起，触诊为骨性硬度，肿块实际范围较X线显示的大。

## 三、检查

1. 一般检查　医生会在详细询问患者的病史后，对患者的病变骨进行体格检查，了解有无异常体征。结合临床实际情况，医生可能会建议患者行X线等检查，以进一步明确诊断。

2. 体格检查　骨软骨瘤的大小可有很大的不同，一般位于长管状骨的骨软骨瘤，其最大径平均为4cm，扁平骨或不规则骨通常较大，可能会达到40cm。带蒂的骨软骨瘤呈管状或圆锥形，表面光滑或呈结节状，其顶端外形不一。无蒂型骨软骨瘤呈碟状、半球形或菜花状。

3. 影像学检查

（1）超声检查：超声检查对肿瘤的软骨帽及周边软组织病变诊断较佳，难以进行全身骨骼扫描普查，因而无法明确是单发的还是多发的骨软骨瘤。在X线检查初步诊断骨软骨瘤后，再在其指引下对病灶处行超声检查，显示X线不能显示的软骨帽及周边软组织，评估恶性风险并判断肿瘤对周围组织的影响。

（2）X线检查：对大多数单发性骨软骨瘤普通X线的诊断，对诊断、治疗完全可以满足。骨软骨瘤的X线特点是在长管状骨的骨表面上有一骨性突起，与干骺相连，并由骨皮质及骨松质所组成。由于肿瘤基底部形状不同，常可分成有蒂（有一窄茎、顶部较宽）及无蒂（基底宽而扁）两种。骨软骨瘤常发生在干骺端肌腱韧带附着处。其生长常沿肌腱及韧带所产生的力的方向，如从干骺端向同骨的骨干生长。在肿瘤的顶端有软骨覆盖，称为软骨帽盖，厚薄不一，薄者仅呈线状透明区，不易看到；厚者则呈菜花样致密阴影。如帽盖小，分界清楚，带有规则点状钙化，这种表现为良性生长。如帽盖大且厚，边界不清楚，原来稳定的骨软骨瘤再度生长，骨质破坏，呈现云雾状改变以及钙化不规则等表现，则应注意其恶性变的可能。

（3）CT检查：对解剖较复杂的部位，如肩胛骨、骨盆、脊柱等，CT检查可有帮助。对长管状骨的骨软骨瘤，CT检查可提供肿瘤与患骨之间的关系，病变基质的类型、钙化情况，以及软骨帽的厚度，这对鉴别诊断骨软骨瘤还是骨膜软骨肉瘤会有帮助。

4. 病理检查　医生会应用超声引导下穿刺活检技术，在骨软骨瘤的软骨帽盖处，取出一些活组织，然后送到病理科做成标本，在显微镜下观察。病理医师可以检查病变处细胞的形态，看是否出现恶变。

## 四、诊断

一般根据临床表现，体格检查和X线、超声、CT等辅助检查结果即可作出诊断，在诊断过程中，医生会排除肱骨髁上突、胫骨内骨软骨病等病。

## 五、治疗

1. 治疗原则　骨软骨瘤治疗一般不需治疗。若肿瘤生长过快，有疼痛或影响关节活动功能；影响邻骨或发生关节畸形；压迫神经、血管以及肿瘤自身发生骨折；肿瘤表面滑囊反复感染；病变活跃有恶变可能者应行切除术。

2. 手术治疗　手术时应将肿瘤充分显露将骨膜、软骨帽盖、骨皮质及基底周围正常骨质一并切除。手术中容易出现将肿瘤表面骨膜剥离不净和肿瘤基底周围正常骨质切除过少，而遗留有骨的突起。手术切除彻底，一般不再复发。

## 六、管理及康复教育

### （一）心理疏导

1. 心理特点　患者大部分都是独生子女，生病后父母长辈惶恐不安，担心疾病进展、手术是否成功及预后效果，而青少年期是一个狂风暴雨的危险时期。他们容易从一个极端走向另一个极端。患者又处于学习的年纪，情绪紧张易怒，心理活动复杂，易受外界环境干扰，可出现焦虑、恐惧、烦躁、悲观、失望等心理。

2. 管理要点

（1）家属首先需要保持冷静，不要增加患者的心理负担；勤与患者沟通，了解患者心理变化，及时劝解，避免其产生极端心理；多与医生沟通，了解疾病信息及病情变化，积极地引导患者，帮助其建立战胜疾病的信心。

（2）患者应该保持乐观、平稳的心态，直视病情，积极配合医生治疗；可以与朋友、家人聊天，适当释放消极情绪；可以通过读书、写字等方式，培养兴趣爱好，转移注意力，减轻心理压力。

### （二）术后管理

1. 全麻患者术后应去枕平卧6h，患肢持续抬高位减轻肿胀。

2. 注意保持手术切口附近清洁干燥，遵医嘱按时服用抗感染药物，保证引流管妥善固定，避免感染。如手术切口附近出现红、肿、热、痛、流血等炎症表现，应及时就医。

3. 注意观察肢端温度、皮肤和口唇的色泽脉细血管充盈度、尿量等，及时发现血容量不足，如有异常，及时报告医生。

4. 术后初期饮食原则以清淡为主，如蔬菜、蛋类、豆制品、水果、鱼汤等。忌食酸辣、燥热、油腻，尤不可过早给以肥腻滋补之品，如骨头汤、煲鸡、炖水鱼，否则，淤血积滞，难以消散，使骨生成迟缓，影响日后关节功能的恢复。术后中期，由清淡转为适当的高营养补充，以满足骨生长的需要，补充维生素A、维生素D、钙及蛋白质。

（三）生活管理

1. 应创造一个安静、舒适的环境，以保证患者能够得到充分的休息与调养。

2. 适当进行功能锻炼，预防肌肉萎缩和关节僵硬，具体锻炼方式应视病变部位而定。

（四）饮食调理

骨软骨瘤患者的饮食没有特别需要注意的地方，主要遵从一般肿瘤患者饮食即可。科学合理的饮食可保证机体功能的正常运转，起到辅助控制病情，维持治疗效果，促进疾病康复的作用。

（五）饮食建议

1. 饮食尽可能清淡、高营养、易消化、富含维生素，注意膳食平衡，少量多餐。

2. 食物多样化，搭配合理，提高患者食欲。

3. 多选择具有抗癌功效的食物，多吃蔬菜与水果类（如芦笋、胡萝卜、菠菜、番茄、薯类、猕猴桃等）、大豆及其制品类、食用菌、坚果、海藻类、薏苡仁、牛奶、鸡蛋等食物。

（六）饮食禁忌

忌油炸、烟熏烧烤、辛辣刺激、油腻生硬的食物。

## 【骨巨细胞瘤】

### 一、概要

骨巨细胞瘤在1940年首次被Jaffe发现，为常见的原发性骨肿瘤之一，来源尚不清楚，可能起始于骨髓内间叶组织。骨巨细胞瘤具有较强侵袭性，对骨质的溶蚀破坏作用大，极少数有反应性新骨生成及自愈倾向，可穿过骨皮质形成软组织包块，刮除术后复发率高，少数可出现局部恶性变或肺转移（即所谓良性转移）。骨巨细胞瘤为低度恶性或潜在恶性的肿瘤。

本病多在 20 ～ 50 岁发病，女性高于男性。骨巨细胞瘤的原发部位多发生在骨骺，随病灶的扩大逐渐侵及干骺端。骨巨细胞瘤多侵犯长骨，以股骨下端及胫骨上端为最多。

## 二、临床表现

骨巨细胞瘤的主要临床表现为，病变范围较大者，疼痛为酸痛或钝痛，偶有剧痛及夜间痛，是促使患者就医的主要原因。部分患者有局部肿胀，可能与骨性膨胀有关。病变穿破骨皮质侵入软组织时，局部包块明显。患者常有压痛及皮温增高，皮温增高是判断术后复发的依据之一。活跃期肿瘤血运丰富，血管造影显示弥漫的血管网进入瘤内，类似恶性肿物的影像。毗邻病变的关节活动受限。躯干骨发生肿瘤，可产生相应的症状，如骶前肿块可压迫骶丛神经，引起剧痛，压迫直肠造成排便困难等。

## 三、辅助检查

骨巨细胞瘤的 X 线改变对本病的诊断提供了重要线索。主要表现为侵及骨骺的溶骨性病灶，具有偏心性、膨胀性，边缘无硬化，也无反应性新骨生成，病变部骨皮质变薄，呈肥皂泡样改变。伴有病理性骨折，系溶骨破坏所致，通常无移位。

## 四、诊断

1. 临床上有关节疼痛，肿瘤接近关节腔时，出现肿胀、疼痛和功能障碍。

2. X 线表现为病灶位于干骺端，呈偏心性、溶骨性、膨胀性骨破坏，边界清楚，有时呈皂泡样改变，多有明显包壳。

3. 病理检查发现肿瘤由稠密的、大小一致的单核细胞群组成，大量多核巨细胞分布于各部，基质中有梭形成纤维细胞样和圆形组织细胞样细胞分布。

## 五、治疗

骨巨细胞瘤的治疗以手术切除为主，应用切刮术加灭活处理，植入自体或异体松质骨或骨水泥。本病复发率高，对于复发者，应作切除或节段截除术或假体植入术。属 G1-2T1-2M0 者，宜广泛或根治切除，本病对化疗无效。对手术困难者（如脊椎），可放疗，放疗后易发生肉瘤变。目前靶向药物可用于难治性骨巨细胞瘤，控制疾病进展和复发。

1. 局部切除　骨巨细胞瘤切除后，若对功能影响不大，可完全切除，如腓骨上端、尺骨下端、桡骨上端、手骨、足骨等。

2. 刮除加辅助治疗　本疗法既可降低肿瘤的复发率，又可保留肢体的功能。化学方法可应用酚溶液或无水乙醇涂抹刮除后的肿瘤空腔的内表面。细胞毒素物质可用于局部复发的表面。物理疗法有冷冻或热治疗。用骨水泥填充肿瘤内切除所剩的空腔时，产生的热量可预防复发，即骨水泥的致热反应造成局部发热，使残存肿瘤组织坏死，却不损伤正常组织，避免并发症出现。

3. 切除或截肢　骨巨细胞瘤如为恶性，范围较大，有软组织浸润或术后复发，应根据具体情况考虑局部切除或截肢。有的切除肿瘤后，关节失去作用（如股骨颈），可考虑应用人工关节或关节融合术。

4. 放射治疗　骨巨细胞瘤在手术不易操作，或切除后对功能影响过大者（如椎体骨巨细胞瘤），可采用放射治疗，有一定疗效。少数患者放疗后可发生恶变。经手术或放疗的患者，应长期随诊，注意有无局部复发，恶性改变及肺部转移。

### 六、管理及康复教育

1. 饮食管理　若为手术患者，术后患者清醒后，可少量饮清水。无恶心呕吐后，可以视情况给患者吃流食，如米汤、豆浆、藕粉、果汁等。

2. 心理疏导　患者要尽量保持良好的心态，可以通过听音乐、阅读或做一些自己喜欢做的事情来调整心情。家属也要鼓励患者保持情绪乐观，正确认识疾病信息及病情变化，积极地引导患者，帮助其建立战胜疾病的信心。

## 【骨肉瘤】

### 一、概要

骨肉瘤为高度恶性肿瘤又称成骨肉瘤，在恶性骨肿瘤中最常见；好发于青少年，多发生在骨生长最活跃的干骺端，如股骨远端、胫骨近端和肱骨近端；生长迅速，可产生大量的肿瘤骨，或以溶骨为主要表现。

### 二、临床表现

骨肉瘤的突出症状是肿瘤部位的疼痛和局部的软组织肿块，通常没有全身性的症状。

1. 疼痛症状　肿瘤部位发生不同程度的疼痛是骨肉瘤非常常见和明显的症状，由膨胀的肿瘤组织破坏骨皮质，刺激骨膜神经末梢引起。疼痛的程度可时轻时重，可由早期的间歇性发展为数周后的持续性，并逐渐加重。疼痛可在休息时或夜间存在，并且与活动无关。下肢疼痛还可出现跛行。

2. 出现肿块　随着病情发展，局部可出现肿胀，在肢体疼痛部位触及肿块，伴明显的压痛。肿块增长迅速者，可以从外观上发现肿块。肿块表面皮温增高和浅表静脉显露，肿块表面和附近软组织可有不同程度的压痛。因骨化程度的不同，肿块的硬度各异。肿块增大，造成关节活动受限和肌肉萎缩。

3. 其他症状　骨肉瘤病变进展迅速、骨破坏明显时，可出现病理骨折，但较少见。当病变累及骨骺时，关节腔内可有渗出，表现为关节肿胀、疼痛。在诊断时，患者的一般情况通常良好。当患者开始出现体重下降和贫血现象时，一般已出现肺转移或已开始转移。从首发症状到治疗的时间，一般少于6个月，少数患者可达1年以上。

## 三、辅助检查

在成骨性骨肉瘤的病例，可以在早期发现血液中骨源性碱性磷酸酶增高，这与该肿瘤的成骨作用有关。病理诊断是治疗的依据。当考虑到骨肉瘤的诊断时，进行活体组织检查，尽快得到病理学检查的确认，对明确诊断和治疗有重要的意义。

1. 影像学检查

（1）X线检查：X线表现为侵袭性，破坏性和渗透性病变，能产生骨或骨样组织。侵袭和破坏区的特征为X线透亮、分界不清楚，很快会破坏皮质骨、进入软组织，但较少会跨越骨骺板和骨骺、进入关节腔。在皮质骨穿透区，可见反应骨的Codman三角，而病变边缘一般无反应骨。病变的其他部位不完全矿化，有不定型的非应力定向的瘤性骨。当新生骨与长骨纵轴呈直角时，呈“日光放射线”状，这曾被认定是骨肉瘤的独特表现。后发现在其他一些恶性肿瘤也可有此表现，因此“日光放射线”并不是骨肉瘤的特有表现。

若X线的主要表现为不透过放射线的影像，这种病变称为成骨性；若以X线透亮为主，则称为溶骨性；若这两种X线现象均存在，则可称为混合性。其临床进程或预后，三者无差异。如果术前化疗效果比较满意，则患者疼痛减轻，但少见肿块显著减小。X线表现为肿块减小或停止生长，病灶内原透亮区管化，增加软组织肿块周的反应骨壳形成。

（2）放射性核素骨扫描：可显示活跃形成的矿化骨有很强的摄取能力，表明病变的骨代谢很强，并能很清楚地显示化疗前后病变的发展和变化。同时，可检查有无其他骨转移灶及跳跃病灶存在。

（3）CT扫描：可补充放射性核素扫描和血管造影的材料，提供更细致、准确的信息。CT用于明确髓内和软组织肿块范围较X线敏感。CT对骨肉瘤的瘤骨显示优于X线和MRI。

肺部CT扫描是确认有无肺转移灶的最好方法。

（4）磁共振（MRI）检查：能够很好地显示肿瘤的髓内范围、跳跃灶、软组织肿块范围及是否侵及骨骺或关节，在T1加权像为低信号，在T2加权像的信号较T1时强，但比脂肪、液体信号弱。

2. 穿刺活检　闭合的穿刺活检和开放的切开活检是用于获得病理诊断的主要活检技术。当病变的临床和影像学表现都提示为比较典型的骨肉瘤时，最常用穿刺活检。如果有明显的软组织肿块，对其进行穿刺活检也可比较容易地获取病理标本。

穿刺活检有一定的局限性和缺点。穿刺点必须位于最终手术的切口线部位，以便于最终手术时能够切除针道。

切开活检可获得较多的组织，病理医师除了可做常规的病理检查外，还可根据情况进行一些其他的检查，如DNA流式细胞测量和细胞遗传学方面的检查。

## 四、诊断

骨肉瘤的诊断与大多数骨肿瘤疾病一样，需强调临床、影像学和病理三结合的诊断原则。骨肉瘤应与骨髓炎、尤文肉瘤和骨纤维肉瘤等疾病相鉴别。

## 五、治疗

骨肉瘤采用以手术治疗和化学治疗为主的综合治疗，其中外科手术仍占主导地位，系统、正规的化学治疗成为手术不可缺少的一部分，患者生存率直接与肿瘤细胞对化学治疗的敏感度有关。在20世纪80年代前，主要采用以截肢为主的单纯手术治疗，患者5年生存率为10%～20%。后逐渐引入手术后辅助化学治疗，并发展为后期的新辅助化学治疗，即术前化学治疗-手术-术后化学治疗的模式。这一模式已为各国医师们广泛接受，使骨肉瘤的生存率有了较大提高。

手术治疗包括截肢和保肢。截肢术包括高位截肢和关节离断术。截肢的优点在于能最大限度地切除原发病灶，手术操作相对简单，无须特别技术及设备。术后即可尽快施行化疗控制转移。但其缺点是肢体功能障碍，生活质量受到一定程度的影响。而且，幻肢痛是截肢术后常见的并发症。符合保肢手术指征（根据骨肉瘤的分期及其对化疗的反应等情况决定）的患者，可采用保肢手术治疗。保肢术的手术方式较多，主要包括：关节融合、生物性关节成形、异体骨移植、灭活再植、人工假体置换等。保肢术的主要手术并发症是局部复发。此外还有血肿、关节不稳、移植骨与宿主骨不愈合、感染、神经血管损伤等。人工假体置换的术后并发症有感染、假体松动下沉及关节活动受限等。

### 六、管理及康复教育

1. 日常管理　患者面临生理和心理的双重压力，必须找到适合的途径舒缓情绪。可以在身体条件允许的情况下，参加一些自己感兴趣的文娱活动。

2. 心理疏导　与家人和朋友加强沟通、交流，他们才是患者真正的心理依靠；术前充分沟通，调整身体和心理状态。

## 【转移性骨肿瘤】

### 一、概要

转移性骨肿瘤很常见，各种恶性肿瘤在其中末期，均可通过血液循环或淋巴系统转移至骨组织。好发于中老年，常见部位为脊柱，转移灶常多发。在各种原发肿瘤中，以乳腺癌最多，其次为前列腺、肺、甲状腺等。

### 二、临床表现

患者有原发恶性肿瘤的病史，在治疗期间或治疗后数月至数年而发生骨转移。转移部位不同，出现不同的症状及体征。部分患者无原发灶的症状及体征，亦无这方面的病史。首发症状就为转移症状，这类骨转移多来自肾、甲状腺和肝。不同的肿瘤有其常见的转移部位和X线表现。转移瘤的体征与症状与恶性肿瘤发生骨转移大体相似。转移于肢体骨骼的肿瘤主要以局部肿块最先发现，而躯干部的转移性骨肿瘤，以疼痛为首发症状。

1. 发病部位　最常见的转移部位，以躯干及四肢的近心端为高发，四肢的远心端为低发，肢端者极少见。早期多属单发，也可为多发。发生在脊柱的转移肿瘤，腰椎最多，胸椎次之，颈椎最少。乳癌、肺癌和肾癌多转移到胸椎；前列腺癌、子宫颈癌直肠癌多转移到腰椎；而鼻咽癌、甲状腺癌多趋向于颈椎转移。此外，肺癌、肝癌、乳腺癌也容易向骨盆和股骨上端转移。在这类病例中，经检查多可以找到原发灶，但仍有10%～30%找不到原发灶。

2. 症状及体征 转移瘤最常出现的症状及体征有全身消耗症状、转移灶局部的疼痛、压迫症状、病理性骨折等。以局部的疼痛及病理性骨折而来就诊者为多。约40% 患者有原发恶性肿瘤的病史及体征，在治疗中或治疗后数月或数年出现转移症状。多数患者无原发肿瘤病史及体征，首发症状即为转移的症状，造成诊断上的困难，如肝癌、甲状腺癌、肾上腺肿瘤及肾癌等就常无原发症状。

（1）疼痛：是最常见的症状，早期疼痛较轻，从间歇性变为持续性，严重者易引起注意，轻者被忽视。位于脊柱者可表现为腰部胸背部、肋胸部、颈疼痛。在胸椎者常伴单侧或双侧的肋间神经痛。在腰椎者可以表现出腹痛。疼痛的特点常有变化，制动无效。疼痛的程度越来越重，进展迅速。位于骨盆者常伴有髋关节股内侧疼痛；位于股骨上端及肱骨上端者常伴有关节功能障碍。

（2）肿块：位于深部的骨转移肿瘤早期不易发现。肿块只反映出局部的疼痛。约 5% 因肿块而就诊。极少见靠近关节附近的肿瘤可以引起关节功能障碍。肿瘤增大在重要的神经附近时可有或多或少的压迫症状，产生麻木、肌肉无力或萎缩，不少病例的诊断是在病理骨折发生时，才发现了骨骼的病变。

（3）压迫症状：脊柱转移肿瘤很快出现脊髓马尾或神经根的压迫症状，出现根性神经痛，感觉减退，肌力减弱以致麻痹，常伴括约肌功能障碍。因瘫痪而入院者占 50%。在骨盆者可引起直肠、膀胱的压迫症状，出现大小便功能障碍。位于肢体者也可引起血管和神经干的压迫症状。

（4）病理性骨折：常为首要症状之一，轻微外伤或无任何诱因，即发生了骨折。在下肢出现率最高，一旦发生病理性骨折疼痛加重，肿胀明显。在脊柱者很快即出现瘫痪。

（5）全身症状：有原发癌症状者，全身情况差，有贫血、消瘦、低热、乏力、食欲减退等。无原发癌表现者，全身情况较好，部分患者很快即出现全身症状。

## 三、辅助检查

1. 常规检查 可出现血红蛋白降低、血红细胞计数减少、血白细胞计数增高、红细胞沉降率增快、血浆蛋白下降、A/G 比值倒置等表现，还应进行碱性磷酸酶（ALP）、酸性磷酸酶（ACP）、乳酸脱氢酶（LDH）、血钙、血磷等项检查。尿内儿茶酚胺增高。

2. 骨髓检查 骨转移时骨髓涂片可找到肿瘤细胞。

3. 病理检查 疑为骨转移灶时应进行活体组织检查，目的是明确诊断，选择治疗方法。

4. 肿瘤标记物检测 肿瘤标记物检测、肿瘤放射免疫显像和利用聚合酶链反应

（PCR）在骨转移瘤中，对于诊断原发癌及肿瘤的微转移也有帮助。

5. X线检查　转移性骨肿瘤的X线表现多数为肿瘤发生地骨骼产生各种骨骼破坏性改变，病变多局限在骨骼内，边缘不清，有时与原发性骨肿瘤不易鉴别。

6. 核素扫描及γ闪烁显像　该检查为骨转移瘤常用的检查之一。可发现早期的转移癌。

7. CT检查　可判断有否肿瘤并准确定位，对于肿瘤的性质应结合临床来判断。

8. MRI检查　诊断骨转移瘤更敏感。

9. B超检查　B超更适用于以溶骨型骨破坏为主的骨转移瘤。

10. 血管造影检查　血管造影可显示典型的恶性改变影像，如血运丰富、毛细血管增生但杂乱无章，有“血管湖”现象等。也可在造影的同时行介入治疗。

## 四、诊断

在原发肿瘤的诊断之后，转移性骨肿瘤的诊断相对容易。以骨肿瘤为首发症状的转移性骨肿瘤，在诊断上往往要依赖实验室检查。根据常见肿瘤的发病次序，选择性地进行检查可以帮助做出正确的诊断，病理检查有助于确诊。

## 五、治疗

视具体情况采用放疗、化疗、生物治疗、中医药治疗，必要时可采用手术治疗。转移性骨肿瘤在诊断明确之后，应及时采用综合治疗。原发性肿瘤病变的治疗是整个治疗中的主要环节。骨骼的病变可以采用手术清除、局部放疗和全身性化学治疗等方法。出现骨骼并发症如病理性骨折的病例，要及时治疗。骨转移的治疗是综合治疗恶性肿瘤。发生骨转移是早期病情或诊疗的延误与治疗失败的结果，因此骨转移瘤的诊疗应扩展到：①对中老年人群的筛查监测与防治；②对恶性肿瘤患者的防治与监测；③对微转移患者监测及择时治疗；④对骨转移瘤患者的治疗。此处着重介绍骨转移瘤的治疗。

对骨转移瘤的治疗仍是以减少痛苦、保存功能、提高生存质量、延长寿命为目的。其治疗包括支持疗法、对症治疗、全身治疗和局部治疗几部分。而全身治疗又包括针对原发病的联合化疗、放疗、免疫治疗、内分泌治疗、放射性核素治疗以及中草药治疗等。局部治疗主要是手术和介入治疗。无论是选择全身性治疗还是手术治疗均要根据患者的病情、骨转移瘤症状的严重程度、每项治疗的目的和可能带来的后果以及患者家属的愿望来综合制定。

1. 对没有并发症的骨转移瘤的治疗　无论是单发还是多发的骨转移瘤，可选用的主要治疗方法有放疗、激素治疗、化疗、介入疗法、手术治疗和术后化疗、中医中药治疗、双磷酸类药物治疗。

2. 对有并发症的骨转移瘤的治疗

（1）脊柱转移瘤合并截瘫的治疗：椎板切除减压手术较简单，从后方减少一部分压迫，术后需继续行放射治疗和 / 或化疗。放射治疗在脊柱转移瘤合并截瘫的治疗中占有重要地位，特别是对于一些放疗敏感的肿瘤。对脊柱转移瘤合并截瘫者应在早期不全瘫时即行积极治疗。

（2）骨转移瘤合并病理性骨折的治疗：根据不同的部位选择不同治疗方法。

（3）合并有其他组织、脏器转移的骨转移瘤的治疗：对这类患者应根据情况对症治疗，同时处理骨的转移瘤，发生病理性骨折者仍可行手术治疗。

3. 骨盆转移瘤的治疗

（1）非手术治疗：通过综合的非手术治疗获得较长时间的疼痛缓解和较好的功能。

（2）手术治疗：患者的条件好无其他组织器官转移，其他的治疗方法无效或效果不明显，且预计术后成活时间超过 1 年者，方考虑手术治疗。

4. 原发灶不明的骨转移瘤的治疗　原发灶不明的骨转移瘤，骨破坏一般为多发。其处理方法同上。

5. 对骨髓微转移的监测与治疗　对容易发生骨髓微转移的恶性肿瘤进行长期监测，一旦发现转移，以联合化疗为主，或中医辨证施治的方法进行治疗。

6. 镇痛等对症治疗　癌性骨痛的治疗包括抗肿瘤治疗三阶梯药物镇痛、放射治疗、化学治疗、神经根阻滞与神经外科止痛，中医辨证施治镇痛，微波治疗等方法。

### 六、管理及康复教育

1. 饮食管理　若为手术患者，术后从麻醉中苏醒后即可饮食。先进食流质，逐步过渡至半流质饮食及普通饮食，少食多餐。恢复饮食后，多吃水果蔬菜、多饮水，避免大便干燥。

2. 日常管理　患者术后体位的注意事项：上肢手术患者应将上肢抬高至胸前。下肢手术患者应保持患肢外展中立位（双腿间垫垫子并保持仰卧位），穿鞋最好穿“丁字鞋”（外观呈丁字的鞋，是骨科治疗中常用的保持骨骼正常位置的器具），以宽松舒适为主。胸椎、腰椎和骶尾部（腰椎下方）手术患者应在床上保持平卧位，翻身时应小心，不可用力过度。若行截肢术，术后应保持断肢残端清洁，注意皮肤护理。

3. 运动　非手术患者：可以运动，运动强度应适中，每次运动 30min，一周运动 1 ～ 2 次。患者可散步、打羽毛球、太极拳，不可剧烈运动，不可过度劳累。

# 第四章　骨与关节创伤的健康管理与康复教育

## 第一节　股骨颈骨折的健康管理与康复教育

股骨颈骨折是指由股骨头下至股骨颈基底部之间的骨折。多发生于老年人，女性多见，随着人的寿命延长，其发病率日渐增高，尤其随着人口老龄化，已成为严重的社会问题。其临床治疗中存在骨折不愈合和股骨头缺血坏死两个主要难题。至今，股骨颈骨折的治疗及结果等多方面仍遗留许多未解决的问题。

### 一、病因

造成老年人发生骨折有两个基本因素，骨质疏松骨强度下降，加之股骨颈上区滋养血管孔密布，均可使股骨颈生物力学结构削弱，使股骨颈脆弱。另外，因老年人髋周肌群退变，反应迟钝，不能有效地抵消髋部有害应力，加之髋部受到应力较大（体重 2 ～ 6 倍），局部应力复杂多变，因此不需要多大的暴力，如平地滑倒、由床上跌下或下肢突然扭转，甚至在无明显外伤的情况下都可以发生骨折。而青壮年股骨颈骨折，往往由于严重损伤如车祸或高处跌落致伤。因过度过久负重劳动或行走，逐渐发生骨折者，称之为疲劳骨折。

### 二、分类

1. 按骨折线的部位分类

（1）股骨头下骨折：骨折线位于股骨头与股骨颈的交界处。此类骨折股骨头的血液循环大部分中断，愈合困难，股骨头易发生缺血坏死。

（2）股骨颈头颈部骨折：骨折线的一部分在股骨头下，另一部分则经过股骨颈，由于遭受剪应力，复位后稳定性差，使骨折不易愈合和易造成股骨头坏死。

（3）经股骨颈骨折：骨折线通过股骨颈中部，此型临床甚为少见。

（4）股骨颈基底骨折：骨折线位于股骨颈与大转子之间，由于骨折两端的血液循环良好，骨折容易愈合。

2. 按 X 线表现分类

（1）股骨颈内收型骨折：骨折线的 Pauwels 角＞ 50°，属不稳定骨折。

（2）股骨颈外展型骨折：骨折线的 Pauwels 角 < 30°，属稳定骨折。

3. 按移位程度（Garden）分类　分为 4 型：

Ⅰ型：股骨颈不完全骨折，这种骨折容易愈合。

Ⅱ型：完全骨折无移位。股骨颈虽然完全断裂，但对位良好。如系股骨头下骨折，仍有可能愈合。但股骨头坏死变形常有发生，如为股骨颈中部或基底部骨折，骨折容易愈合，股骨头血供良好。

Ⅲ型：股骨颈为完全性部分移位性骨折，多属远折端向上移位或远折端的下角嵌插在近折端的断面内形成股骨头向内旋转移位，颈干角变小。

Ⅳ型：为完全性移位性骨折，骨折近端可以产生旋转移位，容易造成股骨头缺血性坏死。

## 三、临床表现

1. 症状　老年人跌倒后诉髋部疼痛，不能站立和走路，应想到股骨颈骨折的可能。

2. 体征

（1）畸形患肢多有轻度屈髋屈膝及外旋畸形。

（2）疼痛髋部除有自发疼痛外，移动患肢时疼痛更为明显。在患肢足跟部或大粗隆部叩打时，髋部也感疼痛，在腹股沟韧带中点下方常有压痛。

（3）肿胀股骨颈骨折多系囊内骨折，骨折后出血不多，又有关节外丰厚肌群的包围，因此，外观上局部不易看到肿胀。

（4）功能障碍移位骨折患者在伤后不能坐起或站立，但也有一些无移位的线状骨折或嵌插骨折病例，在伤后仍能走路或骑自行车。对这些患者要特别注意，不要因遗漏诊断使无移位稳定骨折变成移位的不稳定骨折。在移位骨折，远端受肌群牵引而向上移位，因而患肢变短。

（5）患侧大粗隆升高表现在：①大粗隆在髂 - 坐骨结节连线之上；②大粗隆与髂前上棘间的水平距离缩短，短于健侧。

## 四、辅助检查

X 线检查作为骨折的分类和治疗上的参考。有些无移位的骨折在伤后立即拍摄的 X 线片上可以看不见骨折线，可行 CT、磁共振检查，或者等 2 ～ 3 周后，因骨折处部分骨质发生吸收现象，骨折线才清楚地显示出来。因此，凡在临床上怀疑股骨颈骨折的，虽 X 线片上暂时未见骨折线，仍应按嵌插骨折处理，2 ～ 3 周后再摄

X 线片复查。另一种易漏诊的情况是多发损伤，常发生于青年人，由于股骨干骨折等一些明显损伤掩盖了股骨颈骨折，因此对于这种患者一定要注意髋部检查。

## 五、诊断

1. 首先询问患者有没有此类损伤的病史，或者是高危的因素。比如患者在近期有没有摔倒，并且有髋部着地的情况，或者是患者有没有涉及髋部的一些剧烈活动，并且导致了此处的一些疼痛。

2. 要检查患者有没有此类骨折的相关体征。比如要看一下髋部有没有相应的压痛，之后再做一些特殊的体格检查，比如“4”字试验，以明确有无相关的阳性体征。

3. 需要完善辅助检查。比如拍摄髋部的 X 线片，或者是 CT 之类的。通过上述几个步骤，基本上就可以明确患者是否存在股骨颈骨折了。

## 六、治疗

1. 非手术治疗　适用于稳定的嵌插型骨折。卧床休息，“丁”字鞋外固定或短期皮肤牵引，保持患肢于外展、旋转中立位。

2. 手术治疗　对不稳定性嵌插型骨折及有移位者，均应早期复位与内固定术，有利于尽快纠正骨折后的血管扭曲、痉挛，尽可能保留股骨头的残存血供，以降低股骨颈骨折不愈合率和股骨头缺血坏死率。

（1）闭合复位空心螺钉内固定术：在 C 型臂电视 X 射线透视下进行，用空心螺钉 3 枚呈三角形立体固定，这样处理后稳定性好，能有效防止股骨头旋转及下沉。

（2）复位内固定加带蒂骨瓣植骨术：适用于年轻病例和陈旧性骨折，以促进骨折愈合，增加股骨头部的血液供应，有利于坏死股骨头的再血管化。

（3）人工假体置换术：包括人工股骨头置换和全髋关节置换。

## 七、管理及康复教育

### （一）心理疏导

老年人意外致伤，常常自责，顾虑手术效果，担忧骨折预后，易产生焦虑、恐惧心理。应给予耐心的开导，介绍骨折的特殊性及治疗方法，并给予悉心的照顾，以减轻或消除心理问题。

### （二）术前管理

除术前常规管理外，加强以下管理。

1. 体位管理　①卧硬板床休息，患肢制动，穿“丁”字鞋保持患肢于外展、旋转中立位，防外旋；不侧卧；在两大腿之间放一软枕，防止患肢内收。②尽量避免搬动髋部，如若搬动，需平托髋部与肢体。③在松开皮肤牵引套检查足跟及内外踝等部位有无压疮时，均应妥善牵拉以固定肢体；复查 X 线片尽量在床旁，以防骨折移位加重。

2. 加强观察　①由于创伤的刺激，可诱发或加重心脏病、高血压、糖尿病，发生脑血管意外，所以应多巡视，尤其是夜间。若患者出现头痛、头晕、四肢麻木、表情异常、健肢活动障碍、心前区疼痛、脉搏细速、血压下降等症状，及时报告医生紧急处理。②观察患肢血液循环的变化，包括患肢的颜色、温度、肿胀程度、感觉等，如发现患肢苍白、厥冷、发绀、疼痛、感觉减退及麻木，应通知医生及时处理。

（三）术后管理

术后予心电监护，密切观察患者意识，监测血压、脉搏、呼吸、经皮血氧饱和度，防止窒息、失血性休克、心律失常的发生。

1. 引流管护理　术后保持引流管的通畅，防止扭曲、折叠和堵塞；密切观察引流液的色、性状、量，每 30min 挤压并记录；注意观察腹股沟、髋部和大腿外侧有无肿胀，防止引流液积聚在创腔。

2. 体位管理　术后 6h 取仰卧位。患肢用软枕抬高 15 ～ 20cm，保持外展中立位，禁止患侧侧卧。必要时穿“丁”字鞋，防止髋关节外旋和内收。

3. 患肢观察　注意术后患肢感觉运动功能，有无下肢神经损伤、感觉障碍、肢体肿胀等情况。

4. 并发症护理　①切口感染：注意观察术后切口皮肤有无红、肿、热、痛等感染迹象，体温、血常规、血沉是否正常；②下肢深静脉血栓的护理；③脱位人工髋关节置换术的护理。

（四）康复教育

1. 功能锻炼

（1）闭合复位空心螺钉内固定术：术后第 1 天，患者可坐起，不主张患者在床上做直腿抬高运动，以免增加股骨颈的剪力。是否负重取决于骨结构的稳定性，如复位内固定满意，可于术后 2 周扶双拐下床练习患肢负重行走；如对位较差，宜在 X 线显示骨折连接后才可负重。

（2）复位内固定加带蒂骨瓣植骨术：术后 4 周内保持平卧位，禁止坐起和下床活动。4 ～ 6 周后，可逐渐坐起、下床扶拐站立、不负重行走，3 个月后可负重行走。

（3）人工股骨头、髋关节置换术。

2. 出院指导

（1）体位管理：保持患肢外展中立位，不侧卧、不盘腿，嘱患者 3 个月内不负重，以免影响骨折愈合。

（2）饮食指导：饮食要清淡、易消化，多食含钙丰富的食物，防止骨质疏松，促进骨折愈合。

（3）功能锻炼：继续进行功能锻炼，做到循序渐进，活动范围由小到大、幅度和力量逐渐加大。

（4）复查：遵医嘱每月复查1次，完全康复后，每年复诊1次。

## 第二节　脊柱骨折与脊髓损伤的健康管理与康复教育

### 一、脊柱骨折

脊柱骨折十分常见，占全身骨折的5%～6%，胸腰段脊柱骨折多见。脊柱骨折可以并发脊髓或末尾马尾神经损伤，特别是颈椎骨折，脱位合并有脊髓损伤者，据报告最高可达70%，能严重致残甚至丧失生命。

（一）病因

脊柱骨折多见于男性青壮年。多由间接外力引起，为由高处跌落时臀部或足着地、冲击性外力向上传至胸腰段发生骨折；少数由直接外力引起，如房子倒塌压伤、汽车压撞伤或火器伤。病情严重者可致截瘫，甚至危及生命；治疗不当的单纯压缩骨折，亦可遗留慢性腰痛。

（二）临床表现

1. 脊柱骨折局部表现　局部疼痛；压痛、叩击痛；椎旁肌紧张；腰椎活动受限，不能翻身起立；受损部位棘突后凸或出现成角畸形。颈部骨折患者可出现头部前倾，张口受限，吞咽困难，颈部不稳用手托头。

2. 全身症状　如合并脊髓损伤，可出现以下情况：

（1）损伤呼吸中枢，患者在损伤现场死亡。

（2）脊髓损伤平面以下的感觉、运动、反射、括约肌和自主神经功能均出现障碍。而脊髓损伤的部位与所造成的残障程度有着密切的关系。如第3颈椎和第4颈椎损伤后表现为四肢瘫痪，影响呼吸功能而导致死亡。腰骶椎的损伤可造成马尾神经的受压、挫伤或断裂，表现为下肢的弛缓性瘫痪、感觉丧失及会阴区括约肌功能障碍。

（3）损伤后一过性神经损伤，表现为短暂肢体瘫痪或肢体无力，但能迅速好转。

3. 其他　胸腰椎骨折所致的后腹膜血肿刺激腹腔神经丛引起腹肌反射性紧张或痉挛，可出现腹胀、腹痛等腹膜刺激症状。

（三）辅助检查

1. X线检查　为脊柱骨折最基本的检查手段。CT检查可见有无椎板骨折下陷，关节突骨折，爆裂骨折块突入椎管的程度。脊髓损伤的检查方法较为复杂，主要有以下几项。

2. 临床神经学检查　神经系统检查是判断脊髓损伤部位和损伤程度可靠又可多次重复的方法。包括截瘫平面检查、感觉检查、运动检查、肛管括约肌及会阴感觉检查等。

3. 诱发电位检查　有体感诱发电位检查、运动诱发电位检查。目的是检查截瘫的程度，以区分是完全性还是非完全性脊髓损伤。

4. 磁共振成像（MRI）检查　可显示脊髓受压及内部损伤的情况，对于判断预后及指导治疗起重要作用。MRI能显示脊髓急性损伤的水肿及血肿情况，晚期脊髓囊性变情况，对于伴有脊髓损伤的脊柱骨折，MRI检查更具优势。

5. 其他　如脊髓造影在陈旧性病例可显示脊髓受压部位、完全梗阻或不全梗阻，但不能反映脊髓损伤程度。

（四）诊断

1. 检查时要详细询问病史，受伤方式，受伤时姿势，伤后有无感觉及运动障碍。

2. 注意多发伤，多发伤病例往往合并有颅脑、胸、腹脏器的损伤，要先处理紧急情况，抢救生命。

3. 检查脊柱时暴露面应足够，必须用手指从上至下逐个按压棘突，如发现位于中线部位的局部肿胀和明显的局部压痛，提示后柱已有损伤，胸腰段脊柱骨折常可摸到后突畸形。检查有无脊髓或马尾神经损伤的表现，如有神经损伤表现，应及时告诉家属或陪伴者，并及时记载在病史卡上。

4. 影像学检查有助于明确诊断，确定损伤部位，类型和移位情况，X线摄片是首选的检查方法，老年人感觉迟钝，胸腰段脊柱骨折往往主诉为下腰痛，单纯腰椎摄片会遗漏下胸椎骨折，因此必须注明摄片部位包括下胸椎（T10～12）在内，通常要拍摄正侧位两张片子，必要时加拍斜位片，在斜位片上则可以看到有无椎弓峡部骨折。由于颈椎前方半头位是一种隐匿性损伤，没有明显的骨折，摄普通的X线摄片很容易疏忽掉而难以诊断。

（五）治疗

急救搬运：脊柱骨折者从受伤现场运输至医院内的急救搬运方式至关重要，一人抬头，一人抬脚或用搂抱的搬运方法十分危险，因这些方法会增加脊柱的弯曲，可以将碎骨片向后挤入椎管内，加重了脊髓的损伤，正确的方法是采用担架，木板甚至门板运送，先使伤员双下肢伸直，木板放在伤员一侧，三人用手将伤员平托至门板上，或二三人采用滚动法，使伤员保持平直状态，成一整体滚动至木板上。治疗有其他严重多发伤者，应优先治疗技术损伤，以挽救伤员生命为主。

1. 急救　如伤者仍被瓦砾、土方等压住时，不要硬拉暴露在外面的肢体，以防加重血管、脊髓、骨折的损伤。应立即将压在伤者身上的东西搬掉，脊柱骨折时常伴有颈、腰椎骨折。

2. 颈椎骨折　要用衣物、枕头挤在头颈两侧，使其固定不动。

3. 如胸腰脊柱骨折，使伤者平卧在硬板床上，身体两侧用枕头、砖头、衣物塞紧，固定脊柱为正直位。搬运时需三人同时工作，具体做法是：三人都蹲在伤者的一侧，一人托肩背，一人托腰臀，一人托下肢，协同动作，将患者仰卧位放在硬板担架上，腰部用衣褥垫起。

4. 身体创口部分进行包扎，冲洗创口，止血、包扎。

5. 完全或不完全骨折损伤，均应在现场做好固定且防治并发症，特别要采取最快方式送往医院，在护送途中应严密观察。

（1）可疑脊柱骨折，脊髓损伤时立即按脊柱骨折要求急救。

（2）运送中用硬板床、担架、门板，不能用软床。禁止 1 人抱背，应 2 ～ 4 人抬，防止加重脊柱、脊髓损伤。

（3）搬运时让伤者两下肢靠拢，两上肢贴于腰侧，并保持伤者的体位为直线。

6. 胸、腰、腹部损伤时，在搬运中，腰部要垫小枕头或衣物。

## 【胸腰椎骨折的治疗】

1. 单纯性压缩性骨折的治疗

（1）椎体压缩不到 1/5 者，或年老体弱不能耐受复位及固定者可仰卧于硬板床上，骨折部位垫厚枕，使脊柱过伸，同时嘱伤员 3 日后开始腰背部肌锻炼，开始时臀部左右移动，接着做背伸动作，使臀部离开床面，随着背肌力量的增加，臀部离开床面的高度逐日增加，3 个月后骨折基本愈合，第 3 个月内可以下地少许活动，但仍以卧床休息为主，3 个月后逐渐增加下地活动时间。

（2）椎体压缩高度超过 1/5 的青少年及中年伤者，采用两座法过仰复位，在给予镇痛剂或局部麻醉后，用两张桌子，一张较另一张高 25 ～ 30cm，桌横放一软枕，伤员俯卧，头端置高桌一侧，两手抓住桌边两大腿放在低桌上，注意胸骨柄和耻骨联合处必须露出，一助手把住伤员两侧腋部，另一人握住双侧小腿，以防止伤员坠落，利用悬垂之体重约 10min 后，即可逐渐复位。

复位者一手托住髂嵴，另一手扪摸有突的棘突，观察是否已复位，如果仍有后突，术者可用手掌施力于后突的棘突处，使皱褶的前纵韧带绷紧，压缩的前半部椎体得以复位，棘突重新互相靠拢和后突的消失，提示压缩的椎体已复位，复位后即在此位置包过伸位石膏背心，也可先上石膏后壳，干硬后伤员仰卧在石膏后壳上，包成完整的石膏背心，石膏干透后，鼓励伤员起床活动，固定时间约3个月，在固定期间，坚持每天作背肌锻炼，并逐日增加锻炼时间。也可以采用双踝悬吊法，局部麻醉后将伤员移向手术台之一端，使其颈部位于台之边缘，伤员俯卧，用双手拉住一靠背椅的靠背，靠背架上有衬垫，伤员的额部托在衬垫上，在踝关节部包棉垫，然后在踝部套上牵引带，利用滑轮装置将双下肢逐渐拉高，直至骨盆离开台面约10cm为止。依靠悬垂的腹部和经下肢的纵向牵拉，可使脊柱过伸，后突消失，压缩成楔状的椎体即可复位。复位的手法同两桌法，复位后在此位置包石膏背心。包石膏方法、固定时间与吨位时间约同前。

2. 爆裂型骨折的治疗，对没有神经症状的爆裂型骨折的伤员，经CT证实没有骨块挤入椎管内者，可以采用双踝悬吊法复位，因其纵向牵引力较大，比较安全，但需小心谨慎，对有神经症状和有骨折块挤入椎管内者，不宜复位，对此类伤员宜经侧前方途径，去除突出椎管内的骨折片以及椎间盘组织，然后施行椎体间植骨融合术，必要时还可置入前路内固定物，后柱有损伤者必要时还需作后路内固定术。

3. 其他 Chance骨折，屈曲-牵拉型损伤及脊柱移动性骨折-脱位者，都需行经前后路复位及内固定器安装术。

## 【颈椎骨折的治疗】

1. 对颈椎半脱位病例，在急诊时往往难以区别出是完全性撕裂或不完全性撕裂，为分支产生迟发性并发症，对这类隐匿型颈椎损伤应予以石膏固定3个月。虽然韧带一旦破裂愈合后能否恢复至原有强度仍有争论，但早期诊断与固定无疑对减少迟发性并发症有很大的好处。对出现后期颈椎不稳定与畸形的病例可采用经前路或经后路的脊柱融合术。

2. 对稳定型的颈椎骨折，例如轻度压缩的可采用颌枕带卧位牵引复位。牵引重量3kg，复位后用头颈胸石膏固定3个月，石膏干硬后可起床活动，压缩明显的和有双侧椎肩关节脱位的可以采用持续颅骨牵引复位再辅以头颈胸石膏固定，牵引重量3～5kg，必要时可增加到6～10kg，及时摄X线片复查，如已复位，可于牵引2～3周后用头颈胸石膏固定，固定时间约3个月。有四肢瘫者及牵引失败者须行手术复位，必要时可切去绞锁的关节突以获得良好的复位，同时还须安装内固定物。

3. 单侧小关节脱位者可以没有神经症状，特别是椎管偏大者更能幸免，可以先用持续骨牵引复位，牵引重量逐渐增加，从 1. 5kg 开始，最多不能超过 10kg，牵引时间约 8h，牵引过程中不宜手法复位，以免加重神经症状，复位困难者仍以手术为宜，必要时可将上关节突切除，并加作颈椎植骨融合术。

4. 对爆破型骨折有神经症状者，原则上应该早期手术治疗，通常采用经前路手术，切除碎骨片，减压，植骨融合及内固定手术，但该类病例大部病情严重，有严重并发伤，必要时需待情况稳定后手术。

5. 对过伸性损伤，大都采用非手术治疗，特别是损伤性枢椎椎弓骨折伴发神经症状者很少，没有移位者可采用保守治疗，牵引 2 ～ 3 周后上头颈胸石膏固定 3 个月，有移位者应作颈前路 C2 ～ 3 椎体间植骨融合术。而对有脊髓中央管周围损伤者一般采用非手术治疗，有椎管狭窄和脊髓受压者一般在伤后 2 ～ 3 周时作椎管减压术。

6. 对第Ⅰ型、第Ⅲ型和没有移位的第Ⅱ型齿状突骨折，一般采用非手术治疗，可先用颌枕带或颅骨牵引 2 周后上头颈胸石膏 3 个月。第Ⅱ型骨折如移位超过 4mm 者，愈合率极低，一般主张手术治疗，可经前路用 1 ～ 2 枚螺钉内固定，或经后路 C1 ～ 2 植骨及钢丝捆扎术。

（六）管理及康复教育

1. 心理疏导　由于骨折部位特殊，病情复杂，手术风险大，患者对治疗效果期望较高，部分上颈椎骨折患者术前行颅骨牵引或 HaloVest 头胸环牵引架固定，术后又丧失了寰枢关节的部分运动功能，导致患者头颈活动特别是旋转明显受限。患者及其家属对手术安全性、治疗效果有不同程度的担忧。因此术前进行积极、有效的心理疏导，帮助建立乐观向上的心态，对于治疗的顺利进行和术后的康复都非常重要。首先要注意与患者的沟通，取得信任。然后说明牵引和手术治疗的目的、注意事项，取得配合。介绍同种病例的手术效果，给予信心。再请术后恢复期患者介绍对手术过程的体验，以及术后疗效的自我评估，并让患者家属观看牵引治疗和术后护理的实景，同时要帮助患者及时解决生活上的各种需求，打消顾虑。

2. 牵引治疗

（1）牵引前宣教：根据患者对疾病与治疗的认知程度，进行有的放矢的教育，消除顾虑取得配合，宣教内容包括：牵引的必要性和重要性，操作方法及有关配合、注意事项。

（2）保持有效牵引：每班检查牵引的体位、重量是否正确，牵引绳的松紧，是否在轴线上。了解患者四肢感觉、运动功能和反射情况；有无胸闷、吞咽困难，食欲、大小便等情况，如有异常及时通知医生处理。

（3）预防感染：颈椎骨折脱位行颅骨牵引者局部穿针处应用乙醇滴入或 PVPI 棉球涂搽，每日 2 次；观察有无渗液、红肿，如有痂皮形成不可自行去除以免造成感染。

（4）皮肤管理：骶尾部和后枕部是主要着力点，也是牵引后易出现皮肤问题的部位。要注意保持床单平整清洁；指导并协助患者抬臀，枕后可垫波浪形水枕，定时放松枕颌带牵引，对骶尾部、枕后及下颌皮肤进行按摩。并鼓励患者在床上主动活动四肢。对脊髓损伤合并瘫痪的患者，定时协助翻身和被动锻炼，保持皮肤的清洁完整，预防压疮的发生。

3. 术前管理　除术前常规管理外，还应进行术前相关功能训练包括气管食管推移训练、呼吸功能训练、俯卧位等训练。

4. 术后管理

（1）生命体征监测：术后入复苏室待完全清醒后回病室，持续心电监护 72h，每 15 ～ 30min 监测血压、心率、心律、呼吸和血氧饱和度，每小时观察呼吸频率、深浅度及呼吸的音调有无异常，有无憋气、呼吸困难、血氧饱和度下降等症状。对颈椎手术患者更应重视患者的主诉，夜间加强巡视，警惕呼吸睡眠暂停综合征，当呼吸≤ 10min，及时唤醒患者。并要注意创面有无渗血、出血及引流量。记录尿量，评估出入量是否平衡，观察患者有无血容量不足的早期征象，如面色改变、烦躁、哈欠、头晕等。

（2）脊髓神经功能观察：术后要重视观察患者截瘫平面、四肢感觉、运动及肌力情况，评估手术减压效果。多数患者术后脊髓压迫症状有不同程度改善，也有患者术后四肢肌力、感觉、运动较术前有所减退，多与术后脊髓水肿有关。预防脊髓水肿，可于术后 3d 内预防性静脉使用 20% 甘露醇 250ml，每日 2 次，或用甲泼尼龙 40mg 微泵静推，每日 2 次。如发现有麻木加重、活动障碍及时通知医生，以免脊髓受压过久造成不可逆的损伤。

（3）切口与引流管的护理：脊柱术后为避免创面渗血对脊髓、气管造成压迫，常规放置引流管行负压引流。引流管一般放置 24 ～ 48h。应严密观察切口有无红肿、渗液、渗血等情况，检查切口周围皮肤张力有无增高。保持负压引流有效，防止堵管及逆行感染。记录引流物量、颜色和性状，如血性引流液＞ 100ml/h、连续 3h 提示有出血可能；如引流物颜色为淡血性或洗肉水样，24h 引流量超过 500ml，应考虑脑脊液漏。

5. 并发症观察与管理

（1）中枢性高热的管理：颈椎骨折脱位造成高位截瘫时，可引起体温调节中枢障碍，且自主神经功能障碍影响出汗散热，故可发生中枢性高热，常在伤后 1 周内出现，体温高达39℃以上。保持病室通风，调节室温20～23℃，鼓励多饮水，补充足够的水、电解质。物理降温为主，注意观察病情变化及降温效果，注意观察是否有面色苍白、口唇发绀、四肢冰冷、寒战等寒冷反应症状，如有应暂停物理降温。

（2）呼吸道梗阻和感染：是截瘫患者早期死亡的主要原因。颈髓损伤患者因呼吸肌麻痹，长期卧床，呼吸道分泌物不易排出而易发生肺部感染。需要保持室内空气新鲜、温湿度适宜。鼓励患者进行有效的深呼吸、咳嗽、咳痰，每2h协助患者翻身拍背，以助排痰。对于气管切开患者应正确吸痰、湿化气道、清洁口腔等护理，用双层湿纱布覆盖气管口，雾化吸入每日2次。

（3）应激性溃疡：脊髓损伤后，胃肠道的交感和副交感神经支配失调，患者紧张及抑郁情绪的影响，以及医源性因素如大剂量激素的应用，易发生应激性溃疡。因此应重视患者主诉，密切观察有无腹痛、恶心、呕吐物及大便的颜色、量、性状的变化，及早发现出血症状，及时处理。

（4）低钠血症：颈髓损伤后出现低钠血症多尿原因：颈髓损伤后使视丘脑下部受到刺激或轻微损伤，自主神经调节发生障碍，迷走神经支配占优势，截瘫平面以下血管张力低下，有效循环血量减少，使抗利尿激素分泌增加；住院期间使用呋塞米、甘露醇脱水治疗发挥利尿作用；受伤后进食量减少导致钠的摄入量减少。低钠血症多于伤后2～15d发生。因此，颈髓损伤后患者入院后立即予血钠和尿钠的检测。尿的检查包括24h尿钠、尿相对密度的测定（成人正常值1.15～1.025），记24h尿量。发现患者有倦怠、淡漠、恶心呕吐，应疑为低钠。颈髓损伤出现低钠血症时，患者多表现为头晕、烦躁、易激惹，夜间重，白天轻，有时镇静药也难控制。血钠在130mmol/L以下时，还会出现脉搏细速、血压不稳定或下降、脉压变小等症状。补钠速度不宜过多过快，一般用3%氯化钠注射液，速度为5ml/min。

（5）深静脉血栓形成：脊髓损伤后，患者长期卧床静脉血液淤滞，血液处于高凝状态，以及外伤同时使静脉血管内膜损伤，血小板黏附发生聚集并释放生物活性物质，促进血栓形成。药物预防有：①间接凝血酶阻滞药如普通肝素或未分级肝素；②直接凝血酶阻滞药如水蛭素、华法林及阿司匹林等；③其他如右旋糖酐-40。

机械性预防措施有早期运动、穿弹力袜、间歇气体加压装置、足底静脉泵等。要注意观察双下肢有无色泽皮温改变、水肿、浅静脉怒张，必要时测量比较两下肢周径，若相差0.5cm以上及时通知医生。一旦血栓形成，患肢应制动，禁止热敷、按摩，膝下不垫枕。饮食上宜进低脂，富纤维素食物，保持排便通畅。进行溶栓治疗的同时应监测生命体征，尤其注意呼吸，以防发生肺栓塞。应用抗凝药物期间，定时检查身体其他部位出血情况，患肢肿胀好转情况，定期复查凝血功能。

（6）泌尿系感染与结石：截瘫患者因神经系统受损，膀胱失去收缩功能，逼尿肌麻痹，内括约肌收缩，外括约肌松弛而发生尿潴留，需长期留置导尿管而易造成泌尿系感染与结石。鼓励患者多饮水，不输液的患者每日饮水达 3 000 ～ 4 000ml，集尿袋每周更换 1 ～ 2 次，每月更换导尿管并妥善固定，严格按无菌技术操作，选择粗细适宜的导尿管。定时开放导尿管，训练膀胱括约肌舒缩功能，开始间歇时间可为 2 ～ 3h，逐渐延长至每 4 ～ 6h 开放 1 次。观察记录尿液的性状、量、颜色，定期做尿常规检查，发现问题及时处理。

（7）压疮：截瘫患者由于全身抵抗力下降，皮肤弹性降低，局部组织长期受压缺血缺氧而易发生骨突出处皮肤压疮。翻身是预防压疮的根本措施。保持床单位干燥、平整无皱褶。每 2h 翻身 1 次，避免拖、拉、拽而损伤皮肤，患者可卧特制翻身床、气垫床、明胶床等。慎用热水袋，勿取热水浸泡手足以防烫伤。同时给予高蛋白、高热量、高维生素饮食，增加机体免疫力。

（8）手术相关并发症：主要有血肿形成、脊髓损伤加重和神经根损伤、脑脊液漏、内固定松动等。

6. 康复教育

（1）卧床状态时保持适当体位，预防畸形。瘫痪肢体保持关节于功能位，防止关节屈曲、过伸或过展。可用矫正鞋或托足板预防足下垂。

（2）功能锻炼主要针对有脊髓损伤患者功能重建及康复教育，主要为上肢和手的功能恢复。向患者与家属宣教早期功能锻炼的重要性。术后 24h 开始进行四肢各关节的主动运动，截瘫患者行双下肢被动运动。并进行肌肉按摩，由远端到近端，促进血液循环，预防关节僵硬、肌肉萎缩、深静脉血栓形成，并能通过消耗体能来促进食欲。每日 3 ～ 4 次，每次 20 ～ 30min，循序渐进，以能耐受为度。

（3）出院指导：颈椎骨折手术后患者应告知出院后 3 个月内起床活动时需佩戴颈托或穿戴支具，避免颈部前屈、左右旋转。平卧睡眠时头颈两侧仍需用 2kg 沙袋或米袋制动，以防内固定松动。为保证内固定的稳定性，胸腰椎手术患者 3 个月内起床下地活动时必须穿戴支具，站立行走时间不宜过长。对于患者均应在术后 1 个月、3 个月、6 个月、12 个月拍片复查随访，了解内固定效果和植骨融合程度。

## 二、脊髓损伤

### （一）概述

随着世界各国经济水平的发展，脊髓损伤发生率呈现逐年增高的趋势。脊髓损伤是脊柱损伤最严重的并发症，往往导致损伤节段以下肢体严重的功能障碍。脊髓损伤不仅会给患者本人带来身体和心理的严重伤害，还会对整个社会造成巨大的经济负担。由于脊髓损伤所导致的社会经济损失，针对脊髓损伤的预防、治疗和康复已成为当今医学界的一大课题。

（二）临床表现

1. 脊髓震荡与脊髓休克

（1）脊髓震荡：脊髓损伤后出现短暂性功能抑制状态。大体病理无明显器质性改变，显微镜下仅有少许水肿，神经细胞和神经纤维未见破坏现象。临床表现为受伤后损伤平面以下立即出现弛缓性瘫痪，经过数小时至两天，脊髓功能即开始恢复，且日后不留任何神经系统的后遗症。

（2）脊髓休克：脊髓遭受严重创伤和病理损害时即可发生功能的暂时性完全抑制，临床表现以弛缓性瘫痪为特征，各种脊髓反射包括病理反射消失及二便功能均丧失。其全身性改变，主要可有低血压或心排出量降低，心动过缓，体温降低及呼吸功能障碍等。

脊髓休克在伤后立即发生，可持续数小时至数周。儿童一般持续 3 ～ 4d，成人多为 3 ～ 6 周。脊髓损伤部位越低，其持续时间越短。如腰、骶段脊髓休克期一般小于 24h。出现球海绵体反射或肛门反射或足底跖反射是脊髓休克结束的标记。脊髓休克期结束后，如果损伤平面以下仍然无运动和感觉，说明是完全性脊髓损伤。

2. 脊髓损伤的纵向定位　从运动、感觉、反射和自主神经功能障碍的平面来判断损伤的节段。

（1）颈脊髓损伤

1）第一、二脊髓损伤：患者多数立即死亡，能到医院就诊者只有下列神经病学改变：①运动改变第一、二颈神经发出纤维支配肩胛舌骨肌、胸骨舌骨肌和胸骨甲状肌，当其受伤时，会影响这些肌肉功能。②感觉改变第一、二颈神经的前支参与构成枕大神经、枕小神经及耳大神经。当寰枢椎骨折、脱位、齿状突骨折时，患者可感到耳部及枕部疼痛、麻木。检查时可发现有局部痛觉过敏或减退。

2）第三颈脊髓损伤：该部位的脊髓支配膈肌及肋间肌，损伤后不能进行自主呼吸，伤员多于受伤后立即死亡。常见的损伤原因为绞型骨折，即第二至第三颈椎脱位，第二颈椎双侧椎弓骨折。这种骨折脱位亦可因上部颈椎过伸位受伤引起。

3）第四颈脊髓损伤：①运动改变患者为完全性四肢瘫痪。膈肌受第三至第五颈神经支配，第四颈脊髓节段损伤后，创伤性反应也往往波及第三颈神经，故患者的自主呼吸丧失。创伤性反应消退后，膈肌功能可望恢复而行自主呼吸，但呼吸仍较微弱。②感觉改变锁骨平面以下的感觉消失，其他如括约肌功能、性功能、血管运动、体温调节功能等均消失。

4）第五颈脊髓损伤：早期因第四至五颈脊髓受到创伤性水肿的影响，患者膈肌功能很差，加之创伤后患者发生肠胀气等更会加重呼吸困难。①运动改变双上肢完全无自主活动而放置于身体两侧；肩部则因有肩胛提肌、斜方肌的牵拉而能耸肩。②感觉改变患者除颈部及上臂前方一个三角区以外，所有感觉全部消失。③反射改变患者除肱二头肌腱反射明显减弱或消失外，其余腱反射全部消失。

5）第六颈脊髓损伤：患者由于脊髓创伤性反应及肠胀气的影响，呼吸功能可受到明显干扰。①运动改变胸大肌、背阔肌、肩胛下肌、三头肌瘫痪，肘部失去伸展功能。肩胛提肌、斜方肌、三角肌及肱二头肌仍可收缩，因而患者的肩部可抬高，上臂可外展 90°，前臂屈曲，手放在头部附近。桡侧伸腕长肌呈下远动单位性损害，而第六颈脊髓节段以下的神经所支配的手指、躯干及下肢肌肉均呈瘫痪状态。②感觉感变上肢的感觉，除上臂外侧、前臂背外侧的一部分以外，上肢其余部分均有感觉缺失现象。③反射改变肱二头肌、肱桡肌反射均正常，肱三头肌反射消失。

6）第七颈脊髓损伤伤后膈神经功能正常，患者腹式呼吸。①远动改变上肢轻度外展，前臂屈曲于胸前，腕可向桡侧偏位。伸指总肌肌力减弱，其中以伸示指肌的肌力减弱尤为明显；旋前圆肌、桡侧屈腕肌、屈指深肌、屈指浅肌、屈拇长肌均显力弱，故手呈半握状态。肱二头肌肌力正常。②感觉改变躯干、下肢、上臂、前臂内侧、手的尺侧 3 个手指、有时示指有感觉障碍。③反射改变肱二头肌反射、桡骨膜反射均存在，三头肌反射消失或减退。

7）第八颈脊髓损伤患者可见有单侧的或双侧 Horner 氏征；由卧位改为直立位时，可出现血管运动障碍，即位置性低血压，经过锻炼以后，此种现象可消失。①运动改变屈拇长肌、伸拇短肌、骨间肌、蚓状肌、对掌肌、对指肌肌力减弱或消失；外展拇短肌完全瘫痪而呈爪形手。②感觉改变感觉障碍范围包括 4 ～ 5 指、小鱼际及前臂内侧、躯干及下肢。③反射改变三头肌反射及腹壁反射、提睾反射、膝腱反射、跟腱反射有障碍。

8）第一胸脊髓损伤 Horner 征阳性，面部、颈部、上臂不出汗。①远动改变拇收肌、骨间肌、蚓状肌部分瘫痪，拇展短肌完全无功能，肋间肌及下肢瘫痪。②感觉改变感觉障碍发生在上臂远端内侧、前臂之内侧、躯干及下肢。③反射改变上肢无反射改变，腹壁反射、提睾反射、膝腱反射、跟腱反射有障碍。

（2）胸髓损伤仅影响部分肋间肌，对呼吸功能影响不大，交感神经障碍的平面也相应下降，体温失调也较轻微。主要表现为躯干下半部与两下肢的上运动神经元性瘫痪，以及相应部位的感觉障碍和大小便功能紊乱。

1）上胸段（第二至第五）脊髓损伤患者仍可呈腹式呼吸。损伤平面越低，对肋间肌的影响越小，呼吸功能就越好，除有截瘫及括约肌失控症状以外，尚有血管运动障碍，患者坐起时常因位置性低血压而出现晕厥。①运动改变损伤平面以下的肋间肌、腹肌、躯干及下肢麻痹，呈截瘫状。②感觉改变损伤平面以下感觉消失。③反射改变腹壁反射、提睾反射、膝腱反射及跟腱反射发生障碍。

2）下胸段（第六至第十二）脊髓损伤　①运动改变在第六至第九胸脊髓受伤时，上段腹直肌的神经支配未受损害，具有收缩功能，而中段的和下段的腹直肌则丧失收缩功能。在第十胸脊髓节段以下损伤时，由于腹内斜肌及腹横肌下部的肌纤维瘫痪，患者咳嗽时腹压增高，下腹部向外膨出。下肢呈截瘫状态。②感觉改变第六胸脊髓受伤时为剑突水平，第七、第八胸脊髓为肋下，第九胸脊髓为上腹部，第十胸脊髓平脐，第十一胸脊髓为下腹部，第十二胸脊髓为腹股沟。③反射改变上、中、下腹壁反射中枢分别为胸 7 ～ 8、胸 9 ～ 10、胸 11 ～ 12 节段。

（3）腰髓及腰膨大损伤

1）第一腰脊髓损伤：①运动改变腰部肌肉力量减弱；下肢肌肉瘫痪，其中包括提睾肌、髂腰肌、缝匠肌以及髋关节的外展肌；膀胱、直肠的括约肌不能自主控制。②感觉改变整个下肢、腹股沟、臀部及会阴部均有感觉障碍。③反射改变提睾反射、膝腱反射、跟腱反射、足跖反射均消失。

2）第二腰脊髓损伤：①运动改变髂腰肌及缝匠肌肌力减弱，股薄肌隐约可见有收缩，下肢其余肌肉瘫痪。肛门、直肠括约肌失控。②感觉改变除大腿上 1/3 感觉改变以外，整个下肢及会阴部鞍区均有感觉缺失。③反射改变提睾反射、腹壁反射阳性，膝腱反射、跟腱反射、足跖反射障碍。

3）第三腰脊髓损伤：①运动改变下肢呈外旋畸形；股直肌力弱导致伸膝力量弱，膝关节以下肌肉瘫痪。②感觉改变大腿中下 1/3 交界处平面以下及鞍区感觉缺失。③反射改变膝腱反射消失或明显减退，跟腱反射及跖屈反射阴性，提睾反射可引出。

（4）第四腰脊髓损伤：①运动改变患者可勉强站立、行走，但由于臀中肌力弱，患者步态不稳，极似先天性髋关节脱位患者的鸭步，上楼困难；足的跖屈和外翻功能消失，但背屈和内翻功能存在；膀胱括约肌和直肠括约肌没有功能。②感觉改变鞍区及小腿以下感觉缺失。③反射改变膝腱反射消失或减弱。

（5）第五腰脊髓损伤：①运动改变因髂腰肌及内收肌没有拮抗肌，故患者髋关节呈屈曲内收畸形，严重者可脱位。又由于股二头肌、半腱肌、半膜肌的肌力弱或瘫痪，可出现膝过伸畸形或者膝反弓弯曲畸形。此外，由于阔筋膜张肌及臀中肌力弱，患者行走时呈摇摆步态。胫前肌及胫后肌力量较强而腓骨肌、小腿三头肌瘫痪，可导致马蹄内翻足。括约肌失控。②感觉改变足背、小腿外侧及偏后方、鞍区感觉缺失。③反射改变膝腱反射正常，跟腱反射消失。

（6）第一骶脊髓损伤：①运动改变小腿三头肌及屈趾肌瘫痪而伸肌有力；大腿的股二头肌瘫痪或有少许肌力；半腱肌、半膜肌肌力减弱；膀胱括约肌及直肠括约肌仍无功能。②感觉改变跖面、足外侧、小腿外侧、大腿后侧及鞍区感觉减退。③反射改变膝腱反射存在，跟腱反射消失。

（7）第二骶脊髓损伤：①运动改变屈趾长肌及足部小肌肉瘫痪，患者不能用足尖站立。由于足之内在小肌肉瘫痪，足趾呈爪状。括约肌失控。②感觉改变小腿后上方及大路后外侧，足之跖面及鞍区感觉缺失。③反射改变跟腱反射可能减弱。

（8）脊髓圆锥损伤：骶髓 3 ～ 5 和尾节称脊髓圆锥。损伤后，会阴部皮肤感觉减退或消失，呈马鞍状分布。由于膀胱逼尿肌受骶 2 ～ 4 支配，可引起逼尿肌麻痹而成无张力性膀胱，形成充盈性尿失禁。大便也失去控制。有性功能障碍。肛门反射和球海绵体反射消失。腰膨大在圆锥以上，故下肢功能无影响。

3. 横向定位（脊髓不全性损伤）

（1）中央性脊髓损伤综合征：这是最常见的不全损伤，症状特点为：上肢与下肢的瘫痪程度不一，上肢重下肢轻，或者单有上肢损伤。在损伤节段平面以下，可有感觉过敏或感觉减退；也可能人触觉障碍及深感觉障碍。有的出现膀胱功能障碍。其恢复过程是：下肢运动功能首先恢复，膀胱功能次之，最后为上肢运动功能，而以手指功能恢复最慢。感觉的恢复则没有一定顺序。

（2）脊髓半切综合征：也称 Brown-Sequard 综合征，损伤水平以下，同侧肢体运动瘫痪和深感觉障碍，而对侧痛觉和温度觉障碍，但触觉功能无影响。由于一侧骶神经尚完整，故大小便功能仍正常。如第一至第二胸脊髓节段受伤，同侧颜面、头颈部可有血管运动失调征象和 Horner 综合征，即瞳孔缩小、睑裂变窄和眼球内陷。此种单侧脊髓的横贯性损害综合征好发于胸段，而腰段及骶段则很少见。

（3）前侧脊髓综合征：可由脊髓前侧被骨片或椎间盘压迫所致，也可由中央动脉分支的损伤或被压所致。脊髓灰质对缺血比白质敏感，在损伤、压迫或缺血条件下，前角运动神经细胞较易发生选择性损伤。它好发于颈髓下段和胸髓上段。在颈髓，主要表现为四肢瘫痪，在损伤节段平面以下的痛觉、温觉减退而位置觉、振动觉正常，会阴部和下肢仍保留深感觉和位置觉。在不全损伤中，其预后最坏。

（4）脊髓后方损伤综合征：多见于颈椎于过伸位受伤者，系脊髓的后部结构受到轻度挫伤所致。脊髓的后角与脊神经的后根亦可受累，其临床症状以感觉丧失为主，亦可表现为神经刺激症状，即在损伤节段平面以下有对称性颈部、上肢与躯干的疼痛和烧灼感。

（5）马尾 - 圆锥损伤综合征：由马尾神经或脊髓圆锥损伤所致，主要病因是胸腰结合段或其下方脊柱的严重损伤。临床特点：①支配区肌肉下运动神经元瘫痪，表现为弛缓性瘫痪；②因神经纤维排列紧密，故损伤后其支配区所有感觉丧失；③骶部反射部分或全部丧失，膀胱和直肠呈下运动神经元瘫痪，因括约肌张力降低，出现大小便失禁。马尾损伤程度轻时可和其他周围神经一样再生，甚至完全恢复，但损伤重或完全断裂则不易自愈。

4. 神经功能分级

（1）Frankel 分级：1969 年由 Frankel 提出将损伤平面以下感觉和运动存留情况分为五个级别，该方法对脊髓损伤的程度进行了粗略的分级，对脊髓损伤的评定有较大的实用价值，但对脊髓圆锥和马尾损伤的评定有其一定缺陷，缺乏反射和括约肌功能判断，尤其是对膀胱、直肠括约肌功能状况表达不够清楚。

（2）国际脊髓损伤神经分类标准：1982 年美国脊髓损伤协会（ASIA）提出了新的脊髓损伤神经分类评分标准，将脊髓损伤量化，便于统计和比较。1997 年 ASIA 对此标准进行了进一步修订，使之更加完善。该方法包括损伤水平和损伤程度。

1）脊髓损伤水平：①感觉水平检查及评定指脊髓损伤后保持正常感觉功能（痛觉、触觉）的最低脊髓节段，左右可以不同。检查身体两侧各自的 28 个皮区的关键点，在每个关键点上检查 2 种感觉，即针刺觉和轻触觉，并按 3 个等级分别评定打分（0 为缺失；1 为障碍；2 为正常。不能区别钝性和锐性刺激的感觉应评为 0 级）。检查结果每个皮区感觉有四种状况，即右侧针刺觉、右侧轻触觉、左侧针刺觉、左侧轻触觉。把身体每侧的皮区评分相加，即产生两个总的感觉评分，即针刺觉评分和轻触觉评分，用感觉评分表示感觉功能的变化。正常感觉功能总评分为 224 分。②运动水平的检查评定指脊髓损伤后保持正常运动功能（肌力 3 级以上）的最低脊髓节段，左右可以不同。检查身体两侧各自 10 对肌节中的关键肌。检查顺序为从上向下，各肌肉的肌力均使用 0 ～ 5 临床分级法。这些肌肉与相应节段的神经支配相一致，并且便于临床做仰卧位检查（在脊髓损伤时其他体位常常禁忌）。按检查结果将两侧肌节的评分集中，得出总的运动评分，用这一评分表示运动功能的变化。正常运动功能总评分为 100 分。③括约肌功能及反射检查包括肛门指检、肛门反射、尿道球海绵体反射，测试肛门外括约肌。该检查用于判定脊髓是完全性还是不完全性损伤。

2）脊髓损伤程度：鞍区皮肤感觉的检查应环绕肛门皮肤黏膜交界区各个方向均仔细检查，任何触觉或痛觉的残存均应诊断为不完全性损伤。临床医生需行肛门指检后才能作出完全性脊髓损伤的诊断，肛门指检应注意肛门深感觉有无和外括约肌有无自主收缩。脊髓休克期确定完全性脊髓损伤是不可能的。即使说脊髓休克期已结束，仍须对骶区功能仔细检查后才能确定脊髓损伤完全与否。

（三）辅助检查

主要包括影像学检查，以及肌电图、神经诱发电位等。影像学检查包括 X 线检查和 CT、磁共振检查。X 线检查是一种诊断价值比较高且最简易的检查方法；CT 可以看到脊柱的正常结构；磁共振能够判断软组织损伤，包括神经；如果脊柱损伤合并有脊髓障碍时，磁共振对于脊髓损伤的诊断是最为有用的；肌电图，神经诱发电位，可以判断脊柱脊髓损伤的预后情况，或者用来观察脊髓损伤恢复进程；椎管造影主要是用于判断脊髓的一些退变性疾病。

（四）诊断

1. 要查看病史，看是否有造成过脊柱的损伤。

2. 要查看症状体征，看患者在体检时是否有压痛，有畸形，有感觉运动障碍。

3. 要做相应的辅助检查，比如 X 线片，CT、磁共振检查，以明确患者是否有脊柱损伤。如果是稳定性脊柱骨折，主要通过保守治疗以及康复训练治疗，预后效果较好；不稳定性脊柱骨折，通常采取手术治疗。脊髓损伤如果有脊髓液化、组织坏死，可以采取手术切除法进行治疗，还要进行复位、固定等。

（五）治疗

1. 早期治疗　脊柱损伤的早期救治包括现场救护、急诊救治、早期专科治疗等。早期救治措施的正确与否直接影响患者的生命安全和脊柱脊髓功能的恢复。

对各种创伤患者进行早期评估应从受伤现场即开始进行。意识减退或昏迷患者往往不能诉说疼痛。对任何有颅脑损伤、严重面部或头皮裂伤、多发伤的患者都要怀疑有脊柱损伤的可能，通过有序的救助和转运，减少对神经组织进一步损伤。

遵循 ABC 抢救原则，即维持呼吸道通畅、恢复通气、维持血液循环稳定。要区别神经性休克和失血引起的低血容量休克而出现的低血压。神经源性休克是指颈椎或上胸椎脊髓损伤后交感输出信号阻断（T1 ～ L2）和迷走神经活动失调，从而导致血管张力过低（低血压）和心动过缓。低血压合并心动过速，多由血容量不足引起。不管原因为何，低血压必须尽快纠正以免引起脊髓进一步缺血。积极输血和补充血容量，必要时对威胁生命的出血进行急诊手术。当血容量扩充后仍有低血压伴心动过缓，应使用血管升压药物和拟交感神经药物。

2. 药物治疗　当脊柱损伤患者复苏满意后，主要的治疗任务是防止已受损的脊髓进一步损伤，并保护正常的脊髓组织。要做到这一点，恢复脊柱序列和稳定脊柱是关键的环节。在治疗方法上，药物治疗恐怕是对降低脊髓损害程度最为快捷的。

（1）皮质类固醇：甲泼尼龙（MP）是唯一被FDA批准的治疗脊髓损伤（SCI）药物。建议8h内给药。推荐甲泼尼龙作为治疗的选择，而不是标准性治疗或推荐性治疗方法。另外，也有少数学者的研究结果表明MP治疗急性脊髓损伤无效并可造成严重的并发症。

MP对脊髓断裂者无效，脊髓轻微损伤不需要应用MP，可自行恢复，完全脊髓损伤与严重不全脊髓损伤是MP治疗的对象。但应注意，大剂量MP可能产生肺部及胃肠道并发症，高龄者易引起呼吸系统并发症及感染。总之，在进行MP治疗的过程中应注意并发症的预防。也可应用地塞米松，持续应用5天停药，以免长期大剂量使用激素出现并发症。

（2）神经节苷脂：是广泛存在于哺乳类动物细胞膜上含糖脂的唾液酸，在中枢神经系统外层细胞膜有较高的浓度，尤其在突触区含量特别高。用GM-1治疗脊髓损伤患者，1年后随访较对照组有明显疗效。尽管它们的真正功能还不清楚，实验证据表明它们能促进神经外生和突触传递介导的轴索再生和发芽，减少损伤后神经溃变，促进神经发育和塑形。研究认为GM-1一般在损伤后48h给药，平均持续26天，而甲泼尼龙在损伤后8h以内应用效果最好。也有学者认为GM-1无法阻止继发性损伤的进程。目前神经节苷酯治疗脊髓损伤虽已在临床开展，但由于其机制仍不明确，研究仍在继续，因此其临床广泛应用也受到限制。

（3）东莨菪碱：通过调整微循环、改善脊髓损伤后毛细血管破裂出血和堵塞造成的微循环障碍，减轻脊髓缺血、坏死，有利于脊髓功能恢复。使用越早越好。宜在伤后当日使用。

（4）神经营养药：甲钴胺是一种辅酶型维生素$B_{12}$，具有一个活性甲基结合在中心的钴原子上，容易吸收，使血清维生素$B_{12}$浓度升高，并进一步转移进入神经组织的细胞器内，其主要药理作用是：增强神经细胞内核酸和蛋白质的合成；促进髓鞘主要成分卵磷脂的合成，有利于受损神经纤维的修复。

（5）脱水药：减轻脊髓水肿常用药物为甘露醇，有心功能不全、冠心病、肾功能不全的患者，滴速过快可能会导致致命疾病的发生。对老年人或潜在肾功能不全者应密切观察尿量、尿色及尿常规的变化，如每天尿量少于1 500ml要慎用。恰当补充水分和电解质以防脱水、血容量不足，并应监测水、电解质与肾功能。

3. 并发症的治疗　脊髓损伤患者的死亡可分早期和晚期两类。早期死亡发生于伤后1～2周内，多见于颈髓损伤，死亡原因为持续高热、低温、呼吸衰竭或心力衰竭等。晚期死亡则发生于数月或数年之后，多由压疮、尿路感染、呼吸道感染、营养衰竭等引起，颈髓、胸腰髓损伤均可发生晚期死亡。早期和晚期死亡并无一定界限，绝大多数脊髓损伤患者死亡于并发症。但如能给以防治，又能给以良好的康复治疗，则患者非但可以长期存活，并能坐、立、行，甚至参加工作，可见防治并发症的重要性。

（1）排尿障碍及其治疗脊髓损伤以后，治疗排尿功能障碍的主要目的是改善排尿状况，减轻日常生活中的不便，使患者在不用导尿管的情况下有规律地排尿，没有或只有少量的残余尿，没有尿失禁，防止泌尿系统感染，恢复膀胱正常功能。

1）持续引流与膀胱锻炼：脊髓损伤早期患者，膀胱逼尿肌无力，尿液为内括约肌所阻不得排出，治疗以留置导尿管引流为好。一般应留置直径较小的橡皮导管或硅橡胶导尿管，最初任其开放使膀胱保持空虚状态以利逼尿肌功能的恢复。1～2周后夹管，每4h开放一次，夜间患者入睡后应保持开放。在导尿管开放期间，训练患者用双手按摩膀胱，尽量压出尿液。

2）预防泌尿道感染和结石：由于膀胱瘫痪，小便潴留，需长期使用留置导尿管，但容易发生膀胱挛缩和尿路感染与结石。久之，感染将难以控制，严重损害肾脏，以致肾衰竭。①抬高床头：有利于尿液从肾脏经输尿管引流到膀胱，而减少尿液逆流引起肾盂肾炎、肾盂积水、肾盂积脓最终损害肾功能的机会。②多饮水：患者每日饮水量应保持2 500ml以上，如此则排尿也多，有机械冲洗作用。夏天还可鼓励患者多吃西瓜，理由同上。③冲洗膀胱：在严格无菌操作下，短期或间断使用导尿管，使排尿畅通。每日用生理盐水、3%硼酸液或0.1%～0.05%呋喃西林溶液，冲洗膀胱1～2次。④清洁尿道口：留置导尿管以后，由于导尿管的刺激，尿道口处往往可见有分泌物积存，容易滋生细菌，应当每天清除。⑤更换导尿管：导尿管留置过久容易引起感染及形成结石，应当定期更换。普通橡皮导尿管一般每隔1～2周更换1次。若采取刺激性较小、外径较小、内径为1.5～2mm的塑料管，则可间隔2～3周更换1次。换管之前应尽量排空尿液，以便于拔管后尿道可休息数小时。在此期间内可令患者试行排尿。排尿若能成功，则不必再行插管。平日尿液能自行沿导尿管周围溢出，说明膀胱已经恢复排尿功能，是拔管的指征。

3）药物治疗：①尿潴留刺激副交感神经使逼尿肌力量增强、内括约肌开放，以恢复排尿功能。抑制交感神经使内括约肌不处于紧张状态以利排尿，可用肾上腺能受体抑制剂。用抑制尿道和括约肌痉挛药物。②尿失禁膀胱逼尿肌痉挛：可用阿托品类药物等。膀胱内括约肌力弱：可将麻黄素与Ethinyloestrodiol配伍应用。膀胱内括约肌松弛：应用西药效果不佳，可试用中药缩泉丸或缩泉汤。

4）手术治疗：根据患者不同情况，可以选用下列手术方法：①经尿道内括约肌切开术下运动元性膀胱排尿障碍，于伤后6个月仍不能自行排尿者；上运动元性排尿障碍，膀胱内括约肌张力增高，排尿阻力增大，长期不得缓解者，均对经尿道行内括约肌切开术。②尿道外括约肌切开术因有长期排尿困难或尿路感染不能控制，经造影证实排尿障碍的主要阻力来自尿道外括约肌者，可行外道外括约肌切开术。③回肠代膀胱术由于长期留置导保管或长期慢性尿路感染而发生膀胱挛缩者，可行回肠代膀胱术，以扩大膀胱容量，根除膀胱感染，减少排尿次数。④尿转流术因有长期排尿障碍行留置尿管而并发生感染者，可做耻骨上膀胱造瘘术；患者一般情况不佳，尿路有梗阻合并肾盂积水、肾盂积脓、肾衰竭者可做肾造瘘术；膀胱挛缩因某种原因不能做回肠代膀胱手术者，可行输尿管造瘘术。

（2）体温异常及其治疗

1）高热高热须与感染鉴别。由于交感神经已经麻痹，药物降温已属无用。如能有空调设备，可使室温控制在20～22℃之间。预防和治疗以物理降温为主，采用酒精擦浴或在颈部、腋下、腹股沟等大血管走行部位放置冰袋。

2）低温与心力衰竭存在于颈髓横断患者，由于全身交感神经的麻痹，皮下血管网舒张而不能收缩，故若损伤发生在隆冬季节，患者经长途运送而未能很好保暖者，则大量体温散发体外，体温下降，可达32℃。此时患者神情淡漠，心率减慢，每分钟只有50余次。若体温继续下降至30℃或以下，则将发生心律紊乱，而死于心力衰竭。治疗以人工复温为主，升高室温、热水袋法（40℃）、电热毯法、将输入的血液和液体预先加热法等。温度不宜升得过急过高，要徐徐升温至34℃后依靠衣被保暖升温至36℃，以不超过37℃为宜。

4. 压疮及其治疗　压疮是截瘫患者的常见并发症，最常发生的部位有骶椎、脊柱棘突、肩胛骨、大转子、腓骨头等处。压疮严重者可深达骨部，引起骨髓炎，面积较大、坏死较深的压疮，可使患者丢失大量蛋白质，造成营养不良、贫血、低蛋白血症，还可继发感染引起高热，食欲缺乏、毒血症，甚至发生败血症，导致患者死亡。

（1）压疮的预防：①翻身加强护理，勤于翻身，每2h 1次，日夜坚持。要使骨折平面以上部分及以下部分作为一个整体同时翻身，不可使患者身体扭转。翻身要勤，幅度要小，即左右翻身各45°就可满足需要。②按摩为患者翻身时，应在其身体易于受压的骨性突起部位涂擦50%乙醇或其他复方搽剂。边涂擦边按摩，以促进局部血液循环。然后，涂以滑石粉或六一散。按摩时，手法宜轻，不可用力过大，以免擦伤皮肤。③防污染患者的衣被以纯棉者为好，防止皮肤被粪便、尿液污染。

（2）压疮的治疗：①解除压迫床褥要柔软、平整、清洁、干燥，使用充气压疮垫。加强护理，勤于翻身，设法使压疮部位不再受压，才能为愈合创造条件。②改善全身状况增加蛋白质及维生素的摄入量，适量输血，调整水与电解质平衡，应用抗生素等。

（3）处理局部伤口：①一度压疮增加患者翻身次数，保持局部皮肤及床单干燥，以滑石粉或50%酒精擦拭，并做轻手法按摩。②二度压疮水疱未破者，严格消毒后，用空针将水抽吸干净。水疱破溃已形成创面者于局部涂以1%龙胆紫或10%～20%红汞酊，每天以红外线照射。③三度压疮用外科手术方法剪除坏死组织，局部换药以除去残留的坏死组织，待肉芽生长健康时，可行植皮术。④四度压疮引流不畅者，需要切开伤口扩大引流，并要尽量切除坏死组织包括有骨髓炎的骨质。肉芽已经老化、创缘已有瘢痕形成、创面长期不愈合者，应该将伤口做放射状切开，以利新鲜肉芽生长。创面清洁但范围较大者，可做局部皮瓣转移术。

5. 呼吸困难与肺部并发症的防治

（1）坚持每2～3h为患者翻身1次。

（2）为患者口服化痰药。

（3）选用有效抗生素全身应用或α-糜蛋白酶混合后，雾化吸入。

（4）鼓励患者咳嗽。可压住其腹部以帮助咳嗽。

（5）嘱患者经常作深呼吸运动。

（6）切开气管。截瘫平面在第四至第五颈椎以上者，呼吸微弱，气体交换量小。肺活量小于500ml者，可做预防性气管切开术；截瘫平面较低，在观察过程中患者呼吸变得困难，且有进行性加重，或继发肺部感染，气管分泌物增多，影响气体交换，肺活量下降至1 000ml以下者，应尽早做气管切开术。行气管切开术可保证呼吸道通畅，使呼吸阻力减少，无效腔缩小，吸痰方便，并可经由切口直接给药。所给药物一般为稀释的抗生素、糜蛋白酶和异丙基肾上腺素的混合溶液，它们有抗炎、解痉、化痰和湿润呼吸道的作用。遇患者呼吸停止时，可经由气管切开处进行人工呼吸，或使用自动呼吸器辅助呼吸。有肺部感染者，可经由气管切开处取标本做痰培养，以找出致病菌和有效抗菌药物。给药途径，除重点由静脉滴注外，尚可经气管切开处直接滴入。

6. 排便障碍及其治疗

（1）脊髓损伤患者的排便障碍：当脊髓受到损伤而发生截瘫时，肛门外括约肌的随意控制及直肠的排便反射均消失，肠蠕动减慢，直肠平滑肌松弛，故粪便潴留，日久因水分被吸收而成粪块，称为便秘；若有腹泻，则表现为大便失禁。截瘫患者以便秘最为常见。便秘时，由于毒素被吸收，患者可有腹胀、食欲缺乏、消化功能减退等症状。

（2）截瘫患者便秘的治疗：①饮食和药物疗法食谱中多含水、蔬菜和水果等，可口服缓泻剂及大便软化剂。镇痛药和碱性药物会抑制胃肠蠕动，应尽量避免使用。②灌肠可用肥皂水或生理盐水灌肠。③针灸或刺激扳机点如捶击尾骶部。④手掏法用戴手套的手指伸入肛门，掏出硬结大便。此法对尾骶部之有压疮者更适用，因为它可避免大便污染伤口。⑤训练排便反射对损伤已 2、3 个月的晚期截瘫患者应该每天让患者坐立，增加腹压，定时给以适当刺激，如按压肛门部及下腹部，以训练其排便反射。

7. 痉挛及其治疗　痉挛是由损伤脊髓的远端失去中枢指挥而前角细脑与肌肉之间却保持完整的联系所致，损伤平面以下反射弧高度兴奋，脊髓基本反射（包括牵张反射、屈肌反射、血压反射、膀胱反射、排便反射、阴茎勃起反射）亢进。脊髓损伤患者经过休克期，于伤后 1 ～ 2 个月逐渐出现痉挛，而于伤后 3 ～ 4 个月达到中等程度的痉挛。严重的痉挛状态常提示损伤平面以下躯体存在病损，如尿路感染、结石、肛周脓肿、肛裂、压疮等。

（1）预防措施：注意脊髓损伤早期瘫痪肢体的位置，促进躯体伸张反射，避免屈曲性痉挛。如颈段、上胸段脊髓损伤采取俯卧位，肢体被动活动和训练恢复直立位，有利于促进伸张反射。解除患者的精神紧张。积极治疗尿路感染、压疮等并发症。避免室温剧变、衣服鞋帽过紧以及膀胱直肠充盈引起的痉挛状态。帮助患者进行骑车动作锻炼可明显减轻痉挛状态。

（2）痉挛的治疗：①药物治疗脊舒、妙纳。②功能性电刺激应用于痉挛肌肉的拮抗肌，每日一次。③闭孔神经切除术及内收肌切断术可缓解严重的内收肌痉挛。④前根切除术适用于第十胸脊神经至第一骶脊神经支配范围内的痉挛。⑤脊髓前联合切断术应限制在第十胸脊髓至第一骶脊髓范围，并注意保留圆锥及其反射功能。

（六）管理及康复教育

1. 康复教育

（1）思想教育：伤者在瞬息间由一个健康人突然成为一个残疾人，其心理创伤极为严重。在治疗和康复期间，由于疗法不多，见效较慢，疗程很长，患者常忧虑重重，悲观失望。医护人员须与家属一起，共做思想工作，发挥患者与残疾作斗争的主观能动性，使残疾降至最低程度。

（2）物理治疗：①按摩时手法要轻，由远及近地对四肢各部位进行按摩，目的是防止肌肉萎缩、关节强直，改善局部血液循环，促进淋巴回流。顺胃肠蠕动方向用手掌按摩、揉擦及深压，可促进胃肠蠕动，帮助消化。顺结肠蠕动方向按摩，可促进排便；顺耻骨上按摩，可促进排尿。对下肢的按摩，操作时由足趾开始，依次为踝关节、膝关节及髋关节的屈伸动作，其次为髋关节的内收、外展及举高，并使其一侧足跟置于对侧膝部，然后沿小腿下滑直达踝部。对上肢的按摩，应被动屈伸手指、握拳，并协助做腕、肘、肩诸关节的活动。对痉挛性肢体做被动活动时，要有耐心、要缓慢地进行，切忌粗暴，以免发生软组织损伤，导致出血及日后的异位生骨。②电疗对弛缓性瘫痪患者，应用感应电治疗可防止其肌肉萎缩及纤维变性，并能改善肌肉营养状况和使肌肉保持功能状态。因电疗对痉挛性瘫痪患者无效，所以不宜采用。③水疗热水浴有助于肌腱、肌肉、韧带的伸展，改善关节的活动度，减少痉挛，使组织变得柔软些。

（3）功能锻炼在骨折愈合后，视病情的许可，在床架、支架、拐杖等器械的辅助下，加强锻炼，使患者可以起坐、站立，甚至步行。

（4）功能性电刺激功能性电刺激又称人工脊髓，其基本原理为通过适当剂量的电刺激使肌肉或肢体重现功能活动。刺激可直接作用于肌肉，亦可作用于神经。电刺激可增强肌肉的有氧代谢，释放更多的活性酶：亦可增加肌肉的横切面积和提高肌原纤维所占的百分比，从而增强肌力；还可增快肌肉的收缩速度和增强肌肉的耐力。此外，尚可在中枢神经系统与肌肉之间开放更多的通道而加强其控制运动的能力。①刺激股四头肌负极于大腿前面上中交界处，诱导期可见股四头肌间断性收缩，而于强化期及站立期则明显有力。②刺激股神经置负极于腹股沟股动脉之外侧，刺激后可见股四头肌收缩，虽然强度低但是效果好，能改善排尿功能。③刺激腓总神经置负极于腓骨小头下方，正极于小腿外侧伸肌肌腹上，用以纠正足下垂，使踝关节呈足背伸而为站立和步行作准备。④刺激腰背骶棘肌置电极于感觉平面以下的两侧骶棘肌，使腰背肌收缩，维持人体站立姿势。⑤刺激正中神经置负极于肘窝正中，正极于前臂下 1/3 屈侧。⑥刺激尺神经置负极于肘后内侧，正极于前臂中下 1/3 交界处之屈侧。⑦刺激桡神经置负极于肘窝外侧，正极于前臂中下 1/3 交界处的屈肘穴处。

2. 畸形的防治

（1）畸形的预防：患者取卧位时，应保持髋关节及膝关节于轻度屈曲位，并用软枕或三脚架顶住足底和足趾，或者使用小腿护架和石膏托防止被子压脚及发生足下垂畸形。此外，经常对瘫痪肢体进行按摩，对关节做被动活动也可减少畸形的发生。

（2）畸形的矫治

1）非手术疗法对于轻度畸形者，可采用被动关节活动、皮肤牵引及药物对症治疗。

2）手术疗法对于重度畸形者，可根据情况选用以下几种手术方法治疗。①跟腱切断术或延长术治疗中度足下垂。②距骨切除术或三关节融合术治疗严重足下垂。③趾间关节切除融合术治疗爪形趾。④内收肌腱切断术或闭孔神经切断术治疗髋内收畸形。⑤阔筋膜张肌、缝匠肌、髂腰肌松解术治疗髋屈曲畸形。⑥腘绳肌切断术治疗膝关节屈曲畸形。⑦脊髓瘢痕切除术、神经松解术或前根切断术治疗严重痉挛。

手术后一般需要用石膏及支架保护患肢于功能位，以达到日后能起坐、站立、做短距离行走、生活基本自理的目的。但是，对脊髓损伤平面高、开展功能锻炼晚，而体质差、意志薄弱缺乏毅力者，治疗效果不甚满意。

## 第三节　骨盆骨折的健康管理与康复教育

骨盆为一完整的闭合骨环，它由两侧髋及骶骨组成，前方由耻骨联合相连接，后方由髂骨与骶骨的关节面形成骶髂关节。骨盆结构坚固，损伤多因高能量外力所致。挤压、撞碾或高处坠落等损伤是骨盆骨折的主要原因，亦可因肌肉强烈收缩引起撕脱骨折；枪伤可引起开放性损伤。骨盆骨折常因出血量大而引起休克。以往对骨盆骨折多采取非手术治疗，如牵引、骨盆悬吊或石膏固定等方法，致残率较高，为 50% ～ 60%。自 20 世纪 80 年代以来，对垂直不稳定骨盆骨折国内外广泛开展切开复位内固定治疗，取得了满意的疗效。

### 一、病因

1. 直接暴力　是引起骨盆骨折的主要原因，如交通事故、砸伤及高处坠落等。也可以因肌肉强力收缩引起髂前上棘、髂前下棘、坐骨结节等处骨折。

2. 应力暴力　作用于骨盆侧方，先使其前环薄弱处耻骨上下支发生骨折，应力继续，使髂骨翼向内（或内翻），在后环骶髂关节或其邻近发生骨折或脱位。侧方的应力使骨盆向对侧挤压并变形。当暴力作用于骨盆后方，使髂骨翼向外翻，先使前环耻、坐骨支骨折或耻骨联合分离，应力继续，髂骨更向外翻，使骶髂关节或其邻近发生损伤，骨盆环的变形是伤侧髂骨翼向内翻或扭转，使与对侧半骨盆分开。

### 二、分型

Tile 根据骨盆骨折后骨盆是否稳定提出以下分类方法。

1. A 型　为稳定骨折，即骨盆后环完整的骨盆前环、骨盆边缘或骶、尾骨骨折。可分为以下几型。

A1 型：不影响骨盆环完整的撕脱性骨折和耻骨支或坐骨支骨折。

A2 型：稳定的髂骨翼骨折或轻度移位的骨盆环骨折。

A3 型：未累及骨盆环的骶骨或尾骨横断骨折。

2. B 型　为部分稳定性骨折，即骨盆的前后环均损伤，骨盆旋转不稳定、垂直稳定。可分为以下几型。

B1 型：分离型骨折，外旋不稳开书型骨折。

B2 型：侧方挤压型损伤，半侧骨盆内旋不稳定。

B3 型：双侧 B 型损伤。

3. C 型旋转及垂直均不稳定骨折（稳直剪力），同时累及前后环。其特点为整个骨盆底破裂（骶髂复合体的破裂）。可分为以下几型。

C1：单侧损伤失稳。

C2：双侧损伤失稳。

C3：双侧 C 型损伤。

## 三、临床表现

1. 局部症状　患者有严重外伤史，尤其是骨盆受挤压的外伤史。损伤部位疼痛，肿胀、活动受限及骨擦音。骨盆分离、挤压试验阳性，骨盆两侧不对称，伤侧髂嵴升高，下肢缩短，“4”字试验阳性，骶髂关节完全脱位时脐棘距不等。

2. 全身症状　除稳定性骨折外，骨盆骨折除了骨折本身的局部表现的同时，由于有并发损伤而出现的全身症状，而且较骨折本身更为严重。患者可出现失血性休克、腹膜后血肿、腹腔内脏损伤、膀胱或后尿道损伤、直肠损伤、腰骶神经丛或坐骨神经损伤。

## 四、辅助检查

1. X 线检查　X 线检查主要是拍骨盆的正位片，以及骨盆的入口位片和骨盆的出口位片，主要是看骨折移位的程度以及骨折粉碎的程度，以及有没有骨盆移位的情况。

2. CT 检查　要行 CT 骨盆三维重建检查。

CT 对于骨盆骨折是最准确的检查方法，一旦患者病情稳定以后，应及早地行 CT 的检查，特别是对于骨盆后方的损伤，尤其是骶骨折及骶髂关节的损伤，CT 检查更为准确，并且能够发现有没有腹膜后血肿的情况。

3. 血管造影检查　血管造影的检查主要是诊断和治疗大血管出血的，可以通过血管栓塞控制出血，以防止出现出血性休克的情况。

## 五、诊断

一般认为根据病史、体格检查和骨盆前后位X线、CT检查等即可确诊骨盆骨折。对于伴有骨盆骨折的多发伤，应全面体格检查，及时处理合并伤。

## 六、治疗

应根据全身情况，首先处理休克及各种危及生命的并发症。患者常因腹膜后大量出血合并休克。应严密观察进行输血、输液，骨盆骨折的输血可达数千毫升，若经积极抢救大量输血后，血压仍继续下降，未能纠正休克，可考虑结扎一侧或两侧髂内动脉，或经导管行髂内动脉栓塞术。膀胱破裂可进行修补，同时做耻骨上膀胱造口术。对尿道断裂，宜先放置导管，防止尿外渗及感染，并留置导尿管直至尿道愈合。若导尿管插入有困难时，可进行耻骨上膀胱造口及尿道会师术。直肠损伤，应进行剖腹探查，做结肠造口术，使粪便暂改道，缝合直肠裂口，直肠内放置肛管排气。

骨盆骨折是否手术，其主要依据是骨盆环是否稳定和不稳定的程度。

1. 非手术治疗

（1）适应证：①骨盆环稳定的骨折，如撕脱骨折和无明显移位的骨盆环一处骨折；②骨盆环两处损伤而失稳，但影像学上无或轻微移位者；③因早期救治需要经卧床、牵引治疗后，影像学证明复位满意者；④有手术禁忌或不宜手术治疗的多发伤。

（2）方法：①卧床休息：卧硬板床休息3～4周。肌肉撕脱骨折者应取放松肌肉的体位，髂前上棘骨折患者置于屈髋位；坐骨结节骨折置于伸膝位。②骨盆兜带牵引固定：悬吊重量以将臀部抬离床面为宜。5～6周后换用石膏短裤固定。③手法复位：骶骨和尾骨骨折有移位者，可用手指从肛门内向后推挤，使其复位，然后卧床休息4～6周即可。在推挤时慎勿损伤直肠。一侧骶髂关节半脱位者，可用手法整复，用手压髂骨翼向前方，使向右旋转移位得到纠正，然后用布兜牵引或石膏裤固定2～3个月。④患肢骨牵引：骨折端移位多，如耻骨联合分离、耻骨上下肢骨折合并骶髂关节脱位，还有耻骨联合分离合并骶髂关节附近的髂骨骨折或骶骨骨折等。均可采用骨牵引法，可行单侧股骨下端或胫骨结节牵引，根据需要也可双侧牵引。

2. 手术治疗

（1）外固定器固定：骨外固定器作为治疗骨折的又一手段，越来越广泛应用于临床，有其独到的作用和价值，适用于有明显移位的不稳定骨折，特别是并发循环不稳定者，以求收到固定骨盆和控制出血的效果，并有减轻疼痛和便于搬动伤员的作用；也适用旋转不稳定型骨折；开放性不稳定型骨折。

（2）开放复位内固定：适用于经非手术治疗后，骨折移位＞1cm，耻骨联合分离＞3cm，累及髋臼的移位骨折以及多发伤者。

## 七、管理及康复教育

1. 急救

（1）急救患者入院后迅速建立2条静脉通路，且输液通道应建立在上肢或颈部，不宜在下肢，以免液体不能有效进入血液循环。及时输血、输液，必要时应行静脉切开，快速、有效地补充液体。

（2）尽量减少搬动，如需搬动时，应由3～4个人将患者置于平板担架上，动作应协调一致、平缓，以免增加出血和加重休克。

（3）骨盆骨折患者并发休克时，均会出现不同程度的低氧血症，因此，应及时给予面罩吸氧，改善缺氧。

（4）加强生命体征、中心静脉压及尿量的监测，包括意识状态、皮肤黏膜、甲床毛细血管回流时间、皮肤弹性等，必要时检测中心静脉压、血红蛋白、红细胞计数及血细胞比容等各项指标，以确定是否有休克及其程度。导致血容量不足乃至休克的相关因素有：骨盆各骨主要为骨松质，骨折后本身出血较多；其邻近有较丰富的动脉及静脉丛，加之静脉丛多无静脉瓣阻挡回流，骨折后可引起广泛出血。出血量若达1 000ml以上，则可能合并有腹腔脏器损伤出血；如合并髂内、外动脉或股动脉损伤，可引起盆腔内更严重出血，甚至因失血过多而死亡。处理：迅速高流量给氧；快速补液输血；保暖：提高室温或用棉被和毛毯，忌用热水袋，以免增加微循环耗氧。

（5）迅速有效的止血、镇痛是抢救的关键。由于骨盆多为骨松质，其邻近有动脉和静脉丛，而静脉丛多无静脉瓣阻挡回流，所以骨盆骨折后，患者常出现失血性休克。应及时对骨折部位进行复位固定，防止血管进一步损伤，减轻疼痛。

（6）合并伤的观察与管理：①腹膜后血肿护理：观察有无腹痛、腹胀、呕吐、肠鸣音和腹膜刺激征，并定时测量腹围，以判断是否合并有腹膜后血肿、腹腔脏器损伤及膀胱损伤。由于骨折出血沿腹膜后疏松结缔间隙蔓延到肾区或膈下，形成腹膜后血肿，不仅可造成失血性休克，还可引起麻痹性肠梗阻；严重创伤时可合并腹腔脏器损伤，出现腹腔内出血，表现为腹痛、腹肌紧张，腹腔穿刺抽出不凝血；膀胱充盈时易受直接打击或被骨折刺伤而致膀胱破裂，表现为腹痛明显，并有明显的腹肌紧张、压痛、反跳痛，腹腔可抽出血性尿液。如在病情稳定后，患者又出现腹胀、腹痛等症状，多为腹腔内血肿刺激而引起肠麻痹或神经紊乱所致，应给予禁食、肛管排气、胃肠减压等处理来缓解症状，同时还应密切观察病情变化。②膀胱、尿道损伤护理：观察患者有无血尿、排尿困难或少尿、无尿，以判断其膀胱、尿道损伤情况。如膀胱颈部或后壁破裂，尿液流入腹膜腔，会有明显的腹膜刺激征，导尿时无尿液流出；如发生尿道断裂情况，患者常表现有尿道出血、排尿障碍、疼痛等。应妥善固定导尿管，以防脱落。导尿管及尿袋应低于身体，每日更换尿袋，每周更换尿管，防止感染。保持尿管引流通畅，每日用生理盐水 250 ～ 500ml 进行膀胱冲洗 1 ～ 2 次，预防血块及分泌物堵塞尿管。鼓励患者多饮水，以利于尿液的排出。尿道不完全撕裂时，留置导尿管 2 周并妥善固定；对于行膀胱造口的患者，需保持引流管通畅，防止扭曲或折叠。造口管一般留置 1 ～ 2 周，拔管前先夹管，观察能否自行排尿，如排尿困难或切口处有漏尿则延期拔管。③会阴损伤护理：会阴部的清洁卫生，每日用温水擦洗会阴部，并用活力碘棉球消毒尿道外口，每日 2 次。对于会阴部软组织开放性损伤的患者，在分泌物多时，可用 0.5%PVPI 冲洗擦干，及时更换敷料。④直肠肛门损伤护理：检查肛门有无疼痛、触痛、出血，必要时做肛门指检，以确定直肠损伤的部位。护理：严格禁食，并遵医嘱应用抗生素预防感染。若行结肠造口术，保持造口周围皮肤清洁干燥，观察有无局部感染征象。⑤神经损伤护理：注意有无会阴区、下肢麻木及运动障碍，以判断有无腰骶和坐骨神经损伤。护理：及早鼓励并指导患者做肌肉锻炼，定时按摩、理疗，促进局部血液循环，防止失用性肌萎缩；对有足下垂者穿丁字鞋或应用衬垫支撑，保持踝关节功能位，防止跟腱挛缩畸形。同时，辅以神经营养药物以促进神经恢复。

2. 术前管理

（1）体位护理：不影响骨盆环完整的骨折，可取仰卧与侧卧交替，侧卧时健侧在下，严禁坐立。影响骨盆环完整的骨折，伤后应平卧硬板床，且应减少搬动。必须搬动时则由多人平托，以免引起疼痛、增加出血。尽量使用气垫床，既可减少翻身次数，又能预防压疮，但床垫充气要足，以不影响骨折稳定为原则。

（2）心理疏导：骨盆骨折多由较强大的暴力所致，常常引起严重的合并症，如休克，尿道、膀胱及直肠等损伤。患者伤势较重，易产生恐惧心理。应给予心理支持，并以娴熟的抢救技术控制病情发展，减少患者的恐惧。

（3）饮食管理：术前加强饮食营养，宜高蛋白、高维生素、高钙、高铁、粗纤维及果胶成分丰富的食物，以补充失血过多导致的营养失调。食物应易消化，且根据受伤程度决定膳食种类，若合并有直肠损伤或有腹胀腹痛，则应酌情禁食。必要时静脉高营养治疗。

（4）正确指导床上大小便：嘱患者使用便盆时不可随意抬高床头或取坐位，采用两人抬臀后在患者腰骶部垫以5cm厚软枕，再放置便盆，操作方便，患者乐于接受。

（5）几种不同治疗方法的管理。①骨盆悬吊牵引：吊带要保持平坦完整无皱，并要保持吊带宽度适宜，且不要向上、下移动位置；大小便时注意不要使之污染。②下肢牵引：为了减轻疼痛和股骨头对髋臼挤压，一般都是双下肢同时牵引，因为如果只牵患侧一方，易使骨盆出现倾斜，容易造成肢体内收畸形，影响以后的走路功能，并可发生腰痛和髋部疼痛。③皮牵引：重量6～8kg，牵引时保持患肢外展15°～30°、中立位，维持有效牵引，不随意增减牵引的重量，定时检查牵引带的松紧、位置，受压皮肤有无红肿、水疱，骨突出处垫以棉垫，定时按摩受压部位，观察肢端皮温、颜色和足背伸活动，防止牵引带下滑卡压膝部、踝部，影响患肢血液循环。

（6）常规管理：患者病情稳定后，根据骨盆损伤的部位，制订合适的手术方案。术前准备足够的血，会阴区备皮、常规禁食禁饮，术前晚给予0.1%～0.2%肥皂水500ml。不保留灌肠，能清洁肠道，促进肠蠕动，有效预防术后便秘、肠梗阻的发生。手术日准备一张有牵引架的病床，以利于患者术后功能锻炼。床边备齐抢救物品，如监护仪、吸引器、氧气等。

3. 术后管理

（1）生命体征观察：术后48h内切口用腹带加压包扎，严密观察生命体征变化，及时记录，床边多功能监护仪监护，每30min监测1次血压、脉搏、氧饱和度，正确记录引流量，及时观察切口敷料有无渗血、渗液，如患者早期出现烦躁、打哈欠、出汗、脉搏快速、尿量减少等血容量不足症状，或切口大量渗血、每小时引流液>100ml等情况及时汇报医生，警惕低血容量性休克发生。

（2）切口观察：观察切口敷料情况，若有渗血、渗液情况，应及时更换，保持敷料清洁干燥，以防感染。观察患肢的血液循环情况。妥善固定引流管，防止扭曲、折叠、脱落，保持负压引流瓶适当负压，以便及时引流出切口积血，密切观察引流液的颜色、量、性状，并做好记录。

（3）体位管理：患者返回病房后，取平卧位，双下肢抬高30°，外展中立位，皮牵引制动，防止患肢外旋内收，小腿处垫一软枕，有利于患肢肿胀消退。尽量减少大幅度搬动患者，防止内固定断裂、脱落。

（4）预防腹胀：由于术中腹膜牵拉、腹股沟皮神经损伤、骨折后长时间卧床等原因，患者术后均有一定程度腹胀。术后当天给予禁食，第2天开始进半流质饮食，少量多餐，避免胀气和不消化食物，注意观察肛门排气及肠鸣音、有无腹胀加重情况，协助左、右侧卧位，每 2h 更换 1 次，并予腹部顺时针按摩，每次 10min，2 次 /d，促进肠蠕动。

（5）并发症的观察与管理：①压疮：骨盆骨折患者由于害怕疼痛或担心骨折移位，大多不肯配合翻身。为了预防长时间卧床可能带来的各种并发症，可予卧气垫床，以适当减少翻身次数，翻身前需向患者做好充分解释，动作轻、柔、稳，指导深呼吸放松肌肉，采用健侧卧位与平卧位交替卧位，避免患侧卧位，防止骨折处受压，每 2 ～ 3h 更换 1 次。对于骨盆环不稳定患者，可以采用抬臀法，即在患者的髋部垫上 90cm × 45cm 浴巾，一致用力托起臀部，使身体略离床面后垫上 38cm × 48cm 凉液垫，每 2 ～ 3h 更换 1 次，按摩骶尾部皮肤，既可缓解局部皮肤受压，又避免了受压皮肤受温热潮湿的刺激。②便秘：鼓励患者多饮水，2 000 ～ 3 000ml/d，多食含粗纤维丰富的蔬菜、水果；经常按摩腹部，促进肠蠕动，必要时服用缓泻药，利于排便。术前日必须排除肠道内淤积的大便，以利手术操作，减轻术后腹胀。③神经损伤：术前损伤的原因多为脱位的骨折块挫伤，术后主要指医源性损伤。主要表现为不同程度足下垂，伸趾肌力下降，足背伸力减弱等。术后需注意观察患肢有无麻木及足背伸活动情况。一旦损伤可给予穿丁字鞋固定，患肢摆放中立位，防止外旋造成腓总神经受压迫。膝部给予垫软枕，使膝关节屈曲＞ 60°，避免对损伤神经的过度牵拉。早期指导患者做足背伸，跖屈功能锻炼，口服或肌内注射甲钴胺营养神经。④深静脉血栓形成：因骨盆骨折患者长时间卧床导致下肢静脉血流淤滞，创伤损伤血管壁，术中失血多可使血液呈高凝状态，使患者易发生下肢深静脉血栓。首发症状为患肢肿胀、疼痛。预防措施有：a. 抬高患肢 30°，以利于静脉血液回流。b. 每日须测量比较腿周长，观察患肢肿胀、疼痛程度、皮肤颜色、温度、感觉及肢端动脉搏动情况，术后早期指导患者做踝关节背伸和屈曲运动及股四头肌的静止性收缩锻炼，定时按摩小腿肌肉及足部。c. 使用充气式下肢静脉泵治疗，2 次 /d，每次 30min，以清除静脉血的淤滞。d. 下肢静脉血栓形成高风险患者术前 3d 及术后 7d 内可予低分子量肝素针 0.4ml 皮下注射，1 次 /d，并加强出凝血时间、凝血酶原时间监测。观察有无突然呼吸困难、胸痛、咳嗽等症状，警惕肺栓塞的发生。e. 静脉血栓形成早期，予积极改善微循环、溶栓、活血治疗，症状可好转。

（6）功能锻炼：①早期（术后第 1 周）：24h 开始指导患者进行股四头肌等长收缩锻炼、踝关节跖屈背伸锻炼，以促进患肢血液循环，减轻肌肉萎缩，预防深静脉血栓形成。②活动适应期（术后第 2 周）：利用牵引架进行床上髋、膝关节屈伸活动锻炼，也可采用下肢功能锻炼器（CPM）进行持续被动关节活动，以利骨折的修复。要根据术中情况及个体差异指导患者适量进行锻炼，及时认真听取患者主诉，掌握患者的心理动态变化，说明功能锻炼的重要性，保证按期进行。同时配合股四头肌的等长收缩锻炼及抬臀练习。③主动锻炼期（术后 6 周）：解释说明出院后继续逐步加强功能锻炼的重要性。患者 X 线复查，若骨折线模糊，嘱其继续加大功能锻炼的强度，进行屈髋、外展肌群的锻炼，并逐渐加大外展活动度。协助患者坐卧，进行双髋、关节屈曲、膝关节屈伸锻炼。④下床期（术后 8 ～ 10 周）：X 线复查示骨折线进一步模糊，可指导患者扶双拐行走，遵循避免负重—部分负重—全部负重循序渐进的原则。避免或减少发生骨关节炎和股骨头坏死等并发症。

4. 康复教育

（1）加强交通事故预防的宣传，参加户外活动应注意安全。

（2）加强对高空作业及井下作业人员的宣教，注意施工的安全性和规范性操作，减少危险的发生。

（3）在现场抢救及搬运患者时，应注意对局部的保护，给予妥善固定，以免加重创伤。

（4）向患者宣教医疗常识，解释自我护理的意义，消除过分依赖的心理，极大程度地调动患者的主观能动性，恢复自理能力。给予患者详细而具体的自理指导，如吃饭、洗脸、刷牙等。

（5）出院指导：①遵医嘱继续合理用药；定期复诊，不适随诊。②合理安排饮食，补足营养，提高体质，促进骨折愈合。③继续功能锻炼，预防肌肉萎缩和关节僵硬。未影响骨盆环完整的骨折早期可在床上做上肢伸展运动及下肢肌肉收缩活动；1 周后可进行半卧位及坐立练习，同时做髋关节、膝关节的伸屈运动；4 ～ 6 周后下床站立并缓慢行走，逐日加大活动量，然后再练习正常行走及下蹲。影响骨盆环完整的骨折伤后无并发症者卧硬板床，同时进行上肢锻炼；2 周后开始练习半卧位，并进行下肢肌肉收缩的锻炼，以保持肌力，预防关节僵硬；3 周后在床上进行髋关节、膝关节的锻炼，由被动锻炼逐渐过渡到主动锻炼；6 ～ 8 周后拆除牵引固定，扶拐行走；12 周后逐渐弃拐行走。④出院后 1 个月、3 个月复查，检查内固定有无移位及骨折愈合等情况。

## 第四节　膝关节半月板损伤的健康管理与康复教育

膝关节半月板损伤是指外伤、退变等原因造成半月板撕裂、破损。由于年龄、职业和运动情况的不同，半月板损伤的特点和类型也各有异。运动员、舞蹈演员、青年人发病率较高。

半月板是膝关节内股骨髁与胫骨平台之间内外侧两个半月形软骨，在关节内主要作用起吸收震荡、减轻震动、传递应力、促进滑液润滑、增加关节稳定性、连带传导作用和增加关节匹配作用及保护关节软骨。

## 一、病因

半月板损伤主要包括两种病理基础，即外伤性和退变性。外伤性损伤是由于载荷大于半月板承受力所致，往往由于关节处于部分屈曲位时遭受旋转性外力所致。退变性半月板撕裂被认为是生理载荷作用于退变之半月板所致。

## 二、临床表现

1. 症状　急性期膝关节肿痛，活动受限，发生膝交锁时不能自行解锁；慢性期有膝关节不稳，无力、“打软腿”以及关节交锁。在关节活动时有弹响，发生关节交锁时常能自行解锁，股四头肌萎缩。

2. 体征　关节间隙压痛：伤侧半月板所在关节间隙压痛明显。麦氏征（McMurry征）检查：将小腿外展、外旋或内收、内旋，再缓慢伸膝，损伤侧半月板可有弹响和痛感。

## 三、辅助检查

1. 体格检查　医生通过特殊的检查手法来确定半月板有没有问题。

2. X线检查　虽然X线片不能够显影半月板，因为半月板是软骨，但是通过X线片可以排查一些其他的疾病。

3. 磁共振检查　它能非常敏感地发现半月板等软组织的病变，通过上面有没有亮线的形成，半月板的三角形结构有没有消失来确定有无半月板损伤。

## 四、治疗要点

1. 非手术治疗　局部冷疗，长腿前后石膏托或膝关节固定器固定。

2. 手术治疗　非手术治疗无效后，应在膝关节镜下进行手术，且应尽量保留或修复半月板。常用手术方式有：①半月板部分切除术；②半月板缝合术；③盘状半月板成形术；④同种异体半月板移植术。

## 五、管理及康复教育

1. 心理管理　膝关节是人体最大最重要的关节之一，由于膝关节周围缺乏肌肉保护，使膝关节易受到伤痛的困扰，直接影响患者的生活和工作。对于手术能否解除疾病，恢复关节功能，患者多心存顾虑，所以在患者住院后，术前应及时评估患者心态，向患者介绍手术的方法、优点及半月板的结构和功能，同时给患者观看既往手术时拍摄的图片和录像资料，让患者了解手术的基本过程，以解除患者的心理压力，消除患者的顾虑、恐惧和不安情绪，增强治疗信心，积极配合手术治疗。

2. 手术前管理　①术前准备。按术前常规管理，检查患肢的皮肤情况，皮肤如有破损、疖肿、毛囊炎等均不能手术。对有糖尿病史的患者，应在做饮食指导并控制血糖后再手术。术前密切观察各项生命体征，女患者要注意是否在月经期。因为行经期妇女术后可能会导致切口出血增加或导致硬膜外或腰麻等麻醉后的椎管内出血。②指导股四头肌锻炼。术前应详细介绍练习股四头肌力量的方法、时间和次数，并教会患者，为患者术后功能恢复打下良好基础。

3. 手术后管理　按麻醉术后管理常规要求，检查麻醉穿刺处有无渗出，去枕平卧6h。术后密切观察麻醉反应，注意麻醉平面消失情况，发现异常及时通知医生处理。

（1）肢端血供观察：术后用大棉垫加压包扎膝部和大腿，患肢用软枕抬高20cm，促进静脉回流。严密观察患肢远端血供、皮肤色泽、温度、肿胀及运动感觉情况，发现异常及时报告医生处理。

（2）对症管理：术区行冰袋冷敷，冰袋置于膝关节两侧，2次/d，每次30min，因冷敷能够使局部微血管收缩，并使痛觉神经末梢的敏感性降低。疼痛剧烈者可遵医嘱给镇痛药。

（3）切口管理：保持切口敷料清洁干燥，如有渗血渗液，应在无菌操作下及时换药。如术后关节肿胀明显，可进行关节腔穿刺，换药后用弹性绷带包扎患膝，术后第3天可停用。严密观察患者体温情况，手术1～2d后如体温超过38.5℃，切口处有针刺样痛，及时告知主管医生处理。

（4）并发症的管理：①关节积液。因操作粗暴、止血不彻底或术后下床负重活动太早引起。一般加强股四头肌抗阻力等张收缩，避免伸屈膝活动，晚负重即可消退。如积液较多，可在严格无菌操作下抽出液体后用弹性绷带加压包扎。②关节积血。多见于外侧半月板切除术中损伤膝外下动脉所致，或因膝部包扎过紧、静脉回流受阻引起。未凝固的血可抽出，凝固的血块要切开清除，对损伤的血管结扎止血。③关节感染。一旦感染后果严重，其原因可为操作不当或体内有感染灶。处理的方法是早期在全身应用抗生素的同时，穿刺排脓，用含抗生素的溶液冲洗。晚期患者需切开排脓，冲洗干净后用抗生素溶液冲洗，停止关节活动，待感染消退后再开始活动。

4. 康复教育

（1）手术当天：待麻醉消失后开始全范围活动足趾、屈伸踝关节。并根据膝关节的功能状态按股四头肌等长收缩——直腿抬高——终末伸膝锻炼的顺序进行。练习时每个动作要缓慢停留 3 ～ 5s，直腿抬高不超过 45°为宜，研究证明若超过 45°，股四头肌则失去张力强度，成为锻炼屈髋肌的力量。

（2）术后第 2 天：负重训练。关节无明显肿胀疼痛，对半月板游离体部分切除的病例可在指导下下床活动及部分负重，行半月板部分或全切除术后 3 ～ 5d，扶拐下床逐渐负重活动，以患膝能耐受为宜。行半月板缝合术后患者，为减少缝合处的张力，术后用卡盘支具保护，制动 2 周及在卡盘支具保护下限制关节活动训练及部分负重训练，以促进半月板的愈合和塑形。术后 2 周内扶拐下床活动，患肢不负重，每次 5 ～ 10min，3 ～ 5 次 /d；6 周后患肢去拐部分负重，嘱患者负重时不能突然扭转膝关节，卡盘支具 8 周后去除。指导患者进行正确的拄拐下床活动、扶物蹲起练习、渐进抗阻训练及正常的行走训练等，待患肢完全负重时，方可开始下蹲，行膝关节内旋、外旋练习，以提高膝关节活动度，逐步恢复膝关节功能。

（3）出院指导：①合理安排作息时间，注意劳逸结合，避免过度劳累引起关节腔内积液。②多食高蛋白（如奶制品、豆制品、肉类等）、高钙（海产品、奶制品等）、高纤维素（芹菜、韭菜等）饮食，多食水果，多饮水，增强机体抵抗力。③出院 2 周到门诊复查，以后定期门诊复查至术后 2 个月。

## 第五节　颅骨骨折的健康管理与康复教育

### 一、概要

颅骨骨折指颅骨受暴力作用超过颅骨弹性限度时所致颅骨结构改变。在颅脑损伤中，坚硬的颅骨减轻了许多外力作用，对颅内结构起到一定的保护作用，但颅骨骨折可能会引起脑膜、脑、血管和神经损伤，可合并脑脊液漏、颅内血肿及颅内感染等。

颅骨分为颅盖和颅底两部分，颅盖及颅底均有左右对称的骨质增厚部分，形成颅腔的坚强支架。颅盖骨质坚实，由内、外骨板和板障构成；外板厚，内板较薄，内、外骨板表面均有骨膜覆盖，内骨膜也是硬脑膜外层，在颅骨的穹隆部，内骨膜与颅骨板结合不紧密，故颅顶部骨折时易形成硬脑膜外血肿。颅底骨面凹凸不平，厚薄不一，有两侧对称，大小不等的骨孔和裂隙，脑神经、血管由此出入颅腔。颅底被蝶骨嵴和岩骨嵴分为颅前窝、颅中窝和颅后窝。颅骨的气窦，如额窦、筛窦、蝶窦及乳突气房等，均贴近颅底，气窦内壁与颅脑膜紧贴，颅底骨折越过气窦时相邻硬脑膜常被撕裂，形成脑脊液漏，也可由此导致颅内感染。临床上按颅骨骨折按骨折部位分为颅盖骨折和颅底骨折。按骨折形态分为线性骨折和凹陷性骨折。按骨折是否与外界相通分为开放性骨折与闭合性骨折。

## 二、临床表现

1. 颅盖骨折

（1）线性骨折：发生率最高，局部压痛、肿胀。主要靠颅骨 X 线摄片确诊线性骨折本身无须特殊治疗。应警惕合并脑损伤或颅内出血，当骨折线通过脑膜血管沟或静脉窦所在部位时更应警惕。硬脑膜外血肿的发生，有的患者可伴部分局部骨膜下血肿。骨折线通过气窦者可导致颅内积气。

（2）凹陷性骨折：骨片向颅腔凹陷可造成局部脑压迫或造成局部的脑膜，血管和脑组织损伤。局部可扪及局限性下陷区。若凹陷骨折位于脑重要功能区浅面，还可出现偏瘫、失语、癫痫等神经系统定位体征。X 线摄片可显示骨折片陷入颅内的深度，CT 扫描有助了解骨折情况和有无合并脑损伤。

（3）粉碎骨折：受伤较重，常合并头皮挫伤和脑挫伤。

（4）生长性骨折：多见于 3 岁以下婴幼儿，以前有线形骨折，3 ～ 4 个月后骨折处头皮隆起，有搏动和波动感，穿刺可抽出蛋白含量较高的脑脊液，久之颅骨骨折线增宽乃至形成颅骨缺损。

2. 颅底骨折　多因强烈的间接暴力作用于颅底所致，常为线性骨折。颅底部的硬脑膜与颅骨贴附紧密，故颅底骨折时易撕裂硬脑膜，产生脑脊液外溢而成为开放性骨折。颅底骨折常因出现脑脊液漏而确诊。依骨折的不同部位可分为颅前窝、颅中窝和颅后窝骨折，临床表现各异。

（1）颅前窝骨折：发生鼻漏，眶周、球结膜下淤血斑形成“熊猫眼”征），损伤嗅神经、视神经，形成嗅觉和视物障碍。

（2）颅中窝骨折：发生鼻漏或耳漏，乳突区淤血斑（Baul 征），面神经、听神经损伤，导致听力和面神经功能障碍。

（3）颅后窝骨折：淤血在耳后及枕部　乳突部、咽后壁，损伤舌咽、迷走、副神经、舌下神经等，造成上述神经功能障碍。对脑脊液漏有疑问时，可收集流出液做葡萄糖定量检测来确定。

## 三、辅助检查

1. X 线检查　可发现骨折线长短、走行、骨折凹陷深度，是颅脑损伤最基本检查方法。

2. CT扫描　CT扫描可显示颅骨骨折，是目前脑损伤最理想的检查方法。

## 四、诊断

1. 头外伤史。

2. 线形骨折　头颅X线平片示单发或多发骨折线。

3. 凹陷骨折　头颅X线平片示骨碎片重叠，密度增高或骨片移位元，或局部陷入，婴儿颅骨凹陷常呈乒乓球样凹陷。

4. 粉碎骨折　头颅X线平片示多条交叉的骨折线。

5. 生长性骨折　伤后伤区肿胀不消退或3～4个月后骨折处头皮隆起，有搏动和波动感，再摄头部X线平片见：线形骨折裂增宽。

## 五、治疗

1. 颅盖骨折

（1）单纯线性骨折：无须特殊处理，仅需卧床休息，对症治疗，如止痛、镇静等，但需注意有继发性颅内血肿等并发症的可能。

（2）凹陷性骨折：若凹陷性骨折位于脑重要功能区表面，有脑受压症状或大面积骨折片下陷，深度超过1cm时或有脑受压征象疑有血肿者以及骨折位于运动区为预防癫痫发作，应视情况行手术整复或摘除碎骨片。

2. 颅底骨折　本身无须特殊治疗，重点在于观察有无脑损伤及处理脑脊液漏、脑神经损伤等合并症。出现脑脊液漏即属开放性损伤，应清洁局部，禁忌填塞，应使用TAT及抗生素预防感染，防止逆行颅内感染。一般采用以下方法：①鼻漏或耳漏外流，禁用棉花等填塞；耳漏时用乙醇消毒耳部，外耳放置消毒干棉球，浸湿后更换。②禁止冲洗鼻腔和外耳道，禁止用力擤鼻、咳嗽，以防逆行感染。③大多数脑脊液漏能在伤后2周左右自行停止，大部分漏在伤后1～2周自愈。若4周以上仍未停止漏，可行手术修补硬脑膜。若骨折片压迫视神经，应尽早在12h之内行手术减压。对于口鼻大出血者，应及时行气管插管或气管切开，置入带气囊导管，维持呼吸道通畅。

## 六、管理及康复教育

1. 严格消毒隔离，防止交叉感染　最好将患者安排在单人病室，同时限制、减少探视陪护人员，病室要早晚开窗通风，保持室内空气流通、清新，每日紫外线消毒两次，每次 30min。

2. 保证正确卧位，促进漏口早期闭合 有脑脊液外漏时，要维持特定的体位，其目的是借重力作用使脑组织移向颅底硬膜破损处，有助于使局部粘连而封闭漏口。患者要绝对卧床休息，前颅窝骨折且神志清醒者给予半卧位，昏迷者抬高床头 30°，患侧卧位；中、后颅窝骨折者卧于患侧。维持特定的体位至停止漏液后 3 日。绝大部分患者在伤后 1 周内漏口常能自行愈合。

3. 加强耳鼻、呼吸道管理，预防颅内感染 颅底骨折出现脑脊液漏时，属隐性开放性骨折，护理不当可引起颅内感染。要及时清除鼻前庭或外耳道内的血迹和污垢，防止液体引流受阻而逆流。于鼻孔处或外耳道口松松放置一消毒干棉球，浸湿后及时更换，并根据浸湿的棉球数估计漏液的多少。擤鼻涕、打喷嚏、用力咳嗽、屏气排便等动作均可增加颅内压，加重脑脊液外漏或引起气颅，所以颅底骨折患者要注意避免上述动作。禁止抠鼻、挖耳，严禁鼻腔吸痰或插胃管、耳鼻滴药、冲洗和填塞等。对于呼吸道分泌物多的患者，可让患者深呼吸、浅咳，配合雾化吸入、应用祛痰药物，使痰液稀释，易于咳出，必要时可经口吸痰。加强口腔护理，遵医嘱静脉应用抗生素控制呼吸道感染。

4. 饮食管理 颅骨骨折患者的饮食要营养丰富、易消化。不宜进食刺激性和坚硬、需用力咀嚼的食物，饮食要富含高蛋白和丰富的维生素，多吃蔬菜、水果等，以保持大便通畅，防止便秘。必要时应用开塞露或灌肠，以免用力大便增高颅内压。

5. 确定漏出液是否为脑脊液的方法 正常脑脊液为清水样，无色透亮。脑外伤时，血性脑脊液易与耳鼻道损伤所致的出血混淆。当不能确定漏出液是否为脑脊液时，可通过下列方法鉴别：

（1）将漏出液滴于白色吸水纸或纱布上，血迹外有宽的淡黄色晕圈，犹如月晕样。

（2）被脑脊液浸湿的手帕，没有被鼻涕或组织渗出液浸湿的干后变硬的现象。

（3）收集血性漏出液观察，血性脑脊液多不易凝固。

（4）脑脊液含糖量较高，可用尿糖试纸测定。

（5）部分颅底骨折患者，鼓膜仍完整时，脑脊液可经耳咽管流至咽部，患者可自觉有咸味或腥味液体咽下。

6. 观察有无脑损伤和颅内感染症状 要密切观察患者的意识、瞳孔、生命体征、肢体活动情况，注意患者有无高热、头痛、呕吐、颈项强直等情况；对病情做好记录。一般对于脑外伤患者，要警惕高颅压的症状和体征，而对于颅内低压的重视不够，值得注意的是，当大量的脑脊液外漏时，可导致颅内低压，患者表现为意识淡漠、头痛、头晕、视物模糊、尿量减少等症状。发生颅内低压时，应取平卧位，减少脑脊液流失，同时静脉补液。

7. 心理疏导　颅骨骨折患者一般表现为两种心理状态：出现脑脊液外漏、脑神经损伤等症状时，患者大都十分恐惧；而轻症患者对疾病缺乏足够的重视，表现为不以为然。在住院治疗期间，需长时间卧床，日常活动受到限制，治疗费用高，患者往往出现焦虑、烦躁情绪，要做好知识宣教和心理疏导，使患者了解颅骨骨折的相关知识，保持良好的心态，积极配合治疗。

8. 康复教育

（1）颅骨骨折患者要避免用力咳嗽、打喷嚏和擤鼻涕，勿挖耳、抠鼻或屏气排便，以免鼻窦或乳突气房内的空气被压入颅内，引起气脑或颅内感染。

（2）告诉患者和家属若出现剧烈头痛、频繁呕吐、发热、意识模糊应及时到医院就诊。

## 第六节　脑损伤的健康管理与康复教育

### 一、概要

根据脑组织是否与外界相通分开放性脑损伤和闭合性脑损伤。根据损伤机制及病理改变又分为原发性损伤和继发性损伤。原发性损伤是指伤后立即出现的病理性损害，继发损伤则是在伤后一段时间内逐渐出现的病理性损害。闭合性脑损伤的机制比较复杂，但主要是由于颅骨变形、脑组织受压和脑组织在颅腔内的直线运动或旋转运动，摩擦或撞击而发生损伤。临床上把颅脑损伤的致伤原因分为3种。

1. 直接损伤　直接损伤是暴力于头部，不但头颅在外力作用下产生相应性运动，而且脑组织受到压迫、牵拉、滑动及负压吸附等多种应力产生的损伤。①加速性损伤：运动的物体撞击静止头部，使头部呈加速运动时产生的脑损伤。②减速性损伤：运动的头部撞击静止物体，使头部运动突然停止时产生的脑损伤。③挤压伤：两个相反方向的暴力同时作用于头部，造成整个颅骨变形，颅内压急剧上升而产生的脑损伤。

2. 间接损伤　指暴力作用于身体其他部位，通过传导至头部引起脑损伤。①传递性损伤：患者高空坠落双足部着地，外力通过下肢、脊柱传至颅脑发生损伤。②挥鞭样损伤：外力作用于躯干，使其急骤运动，头部运动落后于躯干，使头部发生过伸或过屈如挥鞭样运动，而导致脑和脊髓损伤。

3. 旋转损伤　旋转损伤是外力作用方向没有通过头部轴心，使头颅沿其他轴线做旋转运动，颅底蝶骨嵴、大脑镰、小脑幕的锐利边缘等，在头颅做旋转运动时导致脑组织损伤。受力侧的脑损伤通常称为冲击伤，而将其对侧脑损伤称为对冲伤。

原发性脑损伤包括脑震荡、脑挫裂伤、脑干伤。继发性脑损伤包括颅内血肿、脑水肿、脑疝。

## 二、临床表现

1. 脑震荡　指受伤后出现暂时性神经功能障碍，无肉眼可见的神经病理改变，在显微镜下可见神经组织结构紊乱。主要有意识障碍，一般不超过30min。逆行性健忘：即患者由昏迷清醒后，对受伤的具体经过、伤前、近期的事物失去记忆。受伤当时患者表现为皮肤苍白、出冷汗、呼吸浅慢、血压下降、各生理反射迟钝或消失等，但随意识好转而迅速恢复：有头痛、头晕、呕吐、恶心、疲劳感、怕噪声等自觉症状。生命体征无明显改变。无神经系统阳性体征。腰穿脑压和脑脊液化验正常。CT或MRI检查无阳性发现。

2. 脑挫裂伤　脑挫裂伤为原发性脑组织实质性损伤，轻者仅有脑皮质或深部组织点状出血或静脉淤血；重者有脑组织挫裂、严重出血和神经细胞变性坏死。脑挫伤是指脑组织遭受破坏较轻，软脑膜尚完整；脑裂伤是指软脑膜、血管、脑组织同时有破裂，同时伴有外伤性蛛网膜下腔出血。因二者常同时并存，临床上不易区别，所以合称为脑挫裂伤。其病理表现为继发性脑组织改变，脑水肿和血肿的形成具有重要的临床意义。脑水肿是血管源性，伤后早期发生，一般3～7d发展到高峰，易发生颅压增高和脑疝。伤情较轻，脑水肿消退容易，但伤处可形成瘢痕、囊肿、或与硬脑膜粘连，则易于发生外伤性癫痫。如蛛网膜与软脑膜粘连，影响脑脊液的吸收，可造成外伤性脑积水。广泛的脑挫裂伤可在数周后形成外伤性脑萎缩。脑挫裂伤患者伤后表现取决于挫裂伤的部位、范围和程度。主要表现为如下：

（1）意识障碍：伤后立即出现，昏迷深浅、持续时间与损伤程度和范围密切相关。昏迷时间常超过30min，昏迷持续时间越长，伤情越重。

（2）局灶症状和体征：依损伤程度和部位不同而异，损伤在脑功能区时，患者立即出现相应症状和体征，如失语、瘫痪、锥体束征等。伤及脑干时除昏迷外可有瞳孔大小多变、眼球固定，甚至去脑强直和呼吸衰竭。有躁动、易怒、拒食、打人毁物、恐惧等精神症状。如发生在“哑区”的损伤，则无局灶症状和体征出现。

（3）脑膜刺激征：脑挫裂伤常造成颅内压增高、自主神经功能紊乱和蛛网膜下腔出血，刺激脑膜。患者出现剧烈头痛、呕吐、颈项强直等脑膜刺激症状。

（4）颅内压增高：由脑疝、脑水肿和颅内血肿所致，表现为颅内压增高三主征、意识障碍和瞳孔改变等。

（5）生命体征紊乱：重型脑挫裂伤可因脑组织出血、水肿，出现颅内压增高、脑疝等，表现为呼吸节律紊乱、心率及血压明显波动，中枢性高热等。

（6）CT 和 MRI 检查：明确脑挫裂伤部位、范围、脑水肿的程度和脑室受压的情况。脑脊液可见有红细胞等。

3. 原发性脑干损伤　单独损伤少见，常与弥散性脑损伤伴随。脑干是呼吸循环中枢所在部位，伤后早期会出现严重的呼吸循环功能障碍、生命体征调节紊乱，瞳孔不等、极度缩小、大小多变，眼球位置不正或同向凝视。由于网状上行激活系统受损，患者昏迷深而持久。上下行神经传导束都经过脑干，伤后会出现双侧锥体束征阳性，甚至出现去脑强直。第 3 对至第 12 对脑神经核团位于脑干，脑干伤后会引起所属脑神经的临床症状和体征。MRI 有助于明确诊断，并了解病灶的具体部位和范围。

4. 弥散性轴索损伤　是惯性力导致的弥散性脑损伤，由于脑的扭曲变形，使脑内产生剪切或牵拉作用，导致脑白质广泛性轴索损伤，病变多在大脑半球、胼胝体、小脑或脑干等。显微镜下轴突断裂。临床上伤后长时间昏迷，昏迷原因是轴索损害，皮质与皮质下中枢失去联系。累及脑干，则有瞳孔一侧或双侧散大，光反消失或同向凝视等。神志好转后可因继发脑水肿而再次昏迷。CT、MRI 可发现脑内点状或小片状出血灶。

5. 下丘脑损伤　常与弥散性脑损伤并存，临床表现是受伤早期意识和睡眠障碍，高热或低温、尿崩症、水与电解质紊乱、消化道出血与穿孔、急性肺水肿等。这些表现出现在伤后后期则为继发性脑损伤所致。

6. 颅内血肿　按血肿部位分为硬脑膜外、硬脑膜下和脑内血肿 3 型。按发病时间分为急性（3 日内出现症状）、亚急性（伤后 3 日至 3 周出现症状）和慢性（伤后 3 周以上才出现症状）3 型。

（1）硬脑膜外血肿：占颅内血肿的 1/3，出血源于脑膜中动脉及分支、静脉窦和板障血管，典型表现为意识障碍：有三种类型：①意识障碍经过“中间清醒期”：受伤后立即昏迷，然后清醒一段时间再度出现昏迷并逐渐加重。②意识障碍无“中间清醒期”：如原发性脑损伤较为严重或脑损伤后血肿形成迅速，“中间清醒期”也可不出现。原发性脑损伤与继发性脑损伤相继发生。③原发性脑损伤轻，伤后无原发性昏迷，至血肿形成后开始出现继发性昏迷，患者在昏迷前或中间清醒期常有头痛、呕吐等颅内高压症状，幕上血肿大多有典型的小脑幕切际疝表现。颅内压增高及脑疝：表现头痛、呕吐、视乳头水肿，患侧瞳孔先缩小后扩大，对光反射迟钝或消失。

生命体征紊乱：血压升高、心率缓慢、呼吸深慢、体温升高。合并脑疝时血压下降、心率快弱、呼吸快而不规则。局灶症状和体征病变：对侧肢体肌力减退、偏瘫、失语、局灶性癫痫等。头颅X线片是颅脑损伤最基本检查方法。硬膜外血肿患者颅骨平片常可发现骨折线跨越硬脑膜血管沟。CT可见颅内板与脑表面之间有密度不等的影像，有助于诊断。CT可发现病灶部位和出血量的多少，以及脑室受压情况，脑水肿程度等。

（2）硬脑膜下血肿：是颅内血肿最常见的类型，硬脑膜下腔多伴有脑挫裂伤，出血源于脑表面的皮质静脉、桥静脉或静脉窦破裂。根据发病时间分为急性硬脑膜下血肿和慢性硬脑膜下血肿。急性硬脑膜下血肿：典型表现为：①脑挫裂伤重。②意识障碍进行性加重，“中间清醒期”可不明显。③病情发展快，出现双侧瞳孔散大、对光反射消失，甚至去大脑强直。④颅内压增高症状明显。⑤腰椎穿刺见血性脑脊液。颅内压增高症状明显，脑疝出现迅速。慢性硬脑膜下血肿：少见。多见于老年人，病程长，多有外伤史，因致伤力小，出血缓慢，临床症状常不典型，主要表现慢性颅内高压症状，通常表现为头痛、呕吐。也可有间歇性神经定位症状和体征；也有智力下降、记忆力减退、精神失常等智力和精神症状。CT可见颅内板下有低密度的影像，有助于诊断。

（3）脑内血肿：多见于额颞部，多因为脑挫裂伤导致脑实质内血管破裂，常与硬脑膜下血肿同时存在，脑内血肿的临床症状和体征与脑挫裂伤和硬脑膜下血肿相近。CT显示脑挫裂伤附近有高密度影区并常伴有血肿周围的低密度水肿区。

7. 开放性颅脑损伤的表现

（1）非火器所致开放性脑损伤：创伤局部常有大量异物和碎骨片等，损伤发生在皮质区或靠近皮质区，局灶症状和体征明显，外伤性癫痫的发生率也高，CT可发现病灶的部位、范围、损伤的程度等。处理是及早清创并对症治疗。

（2）火器所致开放性脑损伤：除有非火器伤的特点外，还有弹道伤的特点，根据弹道方向，伤口位置及情况，出现的局部症状和体征，以及X线和CT的显示情况，可判断受伤部位和类型，再根据临床表现可判断有无脑疝、血肿、颅内感染等发生。

## 三、辅助检查

1. 就医检查　医生通常先对患者进行体格检查，初步了解疾病的概况；然后可能建议患者先做头部CT或MRI等检查，再根据个体情况选做脑脊液、脑电图、全脑血管造影等检查。

2. 体格检查

（1）脑震荡：神经系统检查多无明显阳性体征。

（2）脑挫裂伤：蛛网膜下腔出血，血液混杂在脑脊液内而引起脑膜刺激征，主要表现为颈项强硬和屈髋屈膝试验阳性。

（3）颅内血肿：偏瘫对侧的颅内有血肿时，查体可见肌张力增高、腱反射亢进、病理反射阳性。

（4）脑干损伤：由于脑干内的锥体束损伤，可出现肢体瘫痪，肌张力增高，腱反射亢进，浅反射消失，或出现一侧或双侧病理反射。受伤后全部反射消失，肌张力由增高而变为松弛，常为死亡前兆。

3. 实验室检查　脑脊液检查，轻型脑损伤病例脑脊液的压力，镜检及生化测定均为正常。较重的病例可有脑脊液压力增高和血细胞数增加，脑挫裂伤患者的脑脊液常为血性。

4. 影像学检查

（1）头颅X线片：能明确是否有颅骨骨折，骨折的部位及类型，气颅，有无颅内异物存留及有无钙化松果体的移位等，尤其对于金属贯通伤，能有助于确定金属异物在颅内的位置和初步解剖定位。

（2）头颅CT：是最常用的脑损伤诊断工具，其对颅内血肿、脑挫裂伤以及骨折都可以非常清晰地显示。根据头颅CT可以明确颅内血肿和脑挫裂伤的部位、量、特点；骨折的部位、是否有气颅，提示是否有颅底骨折等开放性脑损伤的存在。

（3）磁共振成像（MRI）：磁共振成像技术由于需占用较长时间，且在鉴别出血与水肿及脑肿胀等方面不及CT，脑损伤急性期不作常规诊断手段；但在病情稳定的情况下，磁共振对于脑损伤的严重程度和预后判断比CT更具有价值，尤其是对于慢性硬膜下血肿的诊断更加敏感。

（4）全脑血管造影：外伤性颈内动脉海绵窦瘘、外伤性动脉瘤或者外伤合并动脉瘤的患者，全脑血管造影有利于明确诊断，以便完善治疗方案至关重要。

（5）头颅超声探查：对指示脑中线结构的移位是有帮助的，但只能确定移位的方向，不能决定血肿的部位。术中超声对于血肿和侧脑室的定位具有一定价值。B型超声能透过儿童颅骨较薄处，对儿童的脑损伤具有实用价值。经颅多普勒超声对于脑血流的测定，对于继发性脑缺血、脑损伤病情的判断评估和治疗方案的制订具有一定的价值，很有应用前景。

（6）PET：可以用来观察脑损伤后局部和全脑的氧代谢，可用于继发性脑缺血的评估，但是由于费用昂贵，不合适推广。

5. 其他检查

（1）脑电图：用于判断急性脑损伤是否存在外伤性癫痫的高危因素，尤其是重型脑损伤急性期的诊断有参考价值。

（2）近红外光谱技术（NIRS）：可以应用于脑损伤后脑认知等高级功能和心理异常活动的研究，临床的应用目前尚未成熟。

**四、诊断**

1. 外伤史　要详细询问受伤的时间、地点、部位及程度。

2. 意识状况　意识的轻重可视为脑损伤的轻重，意识障碍出现的早晚和有无继续加重，可作为区别原发性和继发性脑损伤的重要依据。意识一般分为意识清楚、意识模糊、浅昏迷（半昏迷）、昏迷和深昏迷无关五个阶段或级别。意识模糊是最早和最轻的意识障碍，表现为对外界反应能力降低，语言与合作能力降低，但未完全丧失，可表现为淡漠、迟钝、嗜睡、语言错乱、定向障碍（不能辨别人物、地点、时间）、躁动、谵妄和遗尿等。重意识模糊与浅昏迷的鉴别是重意识模糊有呼之能应或呼之能睁眼这种低限度的合作。浅昏迷是对语言已完全无反应，对痛觉尚敏感的意识障碍阶段，如痛刺激（压迫眶上神经），患者能用手简单地防御、回避动作，或仅表现为皱眉。昏迷是指痛觉反应相当迟钝，随意动作已完全丧失的意识障碍阶段，可有鼾声、尿潴留等表现。瞳孔对光反射与角膜反射尚存在。深昏迷对痛觉反应完全丧失，双瞳孔散大，瞳孔对光反射与角膜反射均消失。可有生命体征紊乱。在实际工作中还应详细记录如意识模糊、嗜睡、轻唤能醒、仅能回答简单问题、无错乱等，以资比较，更好地掌握病情。

3. 瞳孔　瞳孔变化可因动眼神经、视神经和脑干等部位的损伤而引起，瞳孔的变化迟早、有无继续加剧、伴随意识障碍加剧等来鉴别损伤原因。最常关注的是小脑幕切迹疝瞳孔进行性扩大。

4. 神经系统体征　原发性脑损伤引起的偏瘫等局灶症状，受伤后已出现，不再加剧。而继发性脑损伤引起的局灶症状，则逐渐出现，若同时还有意识障碍进行性加剧，则应考虑小脑幕切迹疝。

5. 生命体征　生命体征为脑干受损征象，受伤早期出现的呼吸循环改变，多为原发性脑干损伤所致，伤后与意识障碍和瞳孔变化同时出现的进行性心率减慢和血压升高，为小脑幕切迹疝所致，而枕骨大孔疝则几乎不经过意识和瞳孔的变化，而直接造成呼吸停止。开放性脑损伤早期可有失血性休克，有血压和脉搏的变化，脑损伤可造成颅内高压，引起心电图的变化，如窦缓、期前收缩、室性心动过速和

T 波低平等。

6. CT 和 MRI 可发现病变的部位、数量、程度、范围等。颅内压测定可及时发现颅内高压，手术指征，判断预后。脑诱发电位可判断病情和预后。

7. 脑损伤的分级

（1）按伤情分级：①轻型（Ⅰ级）：主要指脑震荡、有或无颅骨骨折、昏迷在 20min 以内，有轻度头痛和头晕等自觉症状，神经系统和脑脊液检查无明显改变。②中型（Ⅱ级）：主要指轻度脑挫裂伤、颅内小血肿、有或无颅骨骨折、蛛网膜下腔出血，无脑受压征，昏迷在 6h 之内，有轻度的神经系统和生命体征阳性改变。③重型（Ⅲ型）：主要指广泛颅骨骨折、脑挫裂伤、脑干损伤和颅内血肿，昏迷在 6h 以上，意识障碍逐渐加重或出现再昏迷，有明显的神经系统症状和生命体征改变。

（2）按格拉斯哥昏迷评分法（Glasgow）：将意识障碍 6h 以上，13 ～ 15 分为轻度，8 ～ 12 分为中度，3 ～ 7 分为重度。

### 五、治疗

1. 脑震荡　可完全康复，无须特殊治疗，多数患者经过休息 2 周左右后可恢复正常工作。少数患者自觉症状持续时间稍长，可适当给予止痛、镇静等药物对症处理。对于超过半年，遗留所谓“脑震荡综合征”者，需加强心理治疗。

2. 局限性脑挫裂伤　给予止血、脱水、补液及一些对症处理。重度脑挫裂伤患者治疗原则如下。

（1）保持呼吸道通畅：在现场急救和转运过程中要注意呼吸道通畅，清除呼吸道分泌物，呕吐时将头转向一侧以免误吸，深昏迷要抬起下颌，将咽通气管放入口咽腔，以免舌根后坠阻碍呼吸。对于估计昏迷时程较长、伴有严重颌面伤及胸部伤患者，应及早行气管切开。对于呼吸功能不全者，应尽早行呼吸机维持呼吸。要无菌操作，避免呼吸道感染。

（2）防治脑水肿、降低颅内压：目前临床最常用的脱水利尿剂包括：甘露醇、呋塞米、人体清蛋白等。除脱水利尿剂外，亚低温冬眠、过度通气、控制性低血压、糖皮质激素、能量合剂等有不同程度降低颅内压作用；脑水肿、颅内高压患者应控制静脉输液量。常用的脱水方法有渗透性脱水与利尿性脱水两种。渗透性脱水剂如 20% 甘露醇、甘油果糖、人体白蛋白等，20% 甘露醇应用剂量每千克体重 1 ～ 2g，每 4 ～ 6h 静脉滴注，要求 250ml 甘露醇在 15 ～ 20min 滴完，10 ～ 20min 即有降压作用，可降低颅内压 50% ～ 70%，持续 5 ～ 8h。可根据情况每 6、8、12h 重复 1 次。利尿性脱水药对降低颅内压作用微弱，且易引起电解质紊乱，单独使用较少，常用药物有呋塞米（速尿），成人剂量为 10 ～ 20mg，每日 3 ～ 4 次，静脉应用或肌内注射。为了加强脱水效果，甘露醇和呋塞米可联合应用，方法是 20% 甘露醇 125 ～ 250ml，每 8 ～ 12h1 次，呋塞米用 20 ～ 60mg，静脉注射或肌内注射，每 8 ～ 12h 1 次，两者可同时或交替使用。或人体白蛋白和呋塞米联合应用。当遇急性颅内高压已有脑疝征象时，立即用 20% 甘露醇 250ml 静脉推注，同时用呋塞米 40mg 静脉注射。

（3）防治高热：对于中枢性高热患者，应该采用物理或药物降温，如冬眠合剂、全身冰毯机等。

（4）防治癫痫：对于严重脑挫裂伤和伤后癫痫患者，应服用抗癫痫药物。目前临床常用的抗癫痫药主要包括：苯妥英钠、丙戊酸钠、地西泮、巴比妥类药物等。

（5）激素：其防治脑水肿的作用不甚确定，用于重型脑损伤，用药宜早为宜，常用地塞米松，成人 5mg 肌内注射，每 6h 一次，或 20mg/d 静脉滴注。一般用药 3 天为宜。

（6）清创、减压：对开放性脑损伤应在 6h 内及早进行清创，在抗生素的应用下，72h 内也可进行清创。闭合性颅脑损伤主要是严重的脑挫裂伤和颅内血肿引起的颅内高压和脑疝，以及颅内血肿引起的局灶性脑损害。手术时须进行破碎脑组织清创和去骨板减压。

（7）催醒治疗：可给予胞二磷胆碱、氯脂醒等，以及能量合剂或高压氧舱等。

（8）全身支持疗法：主要包括加强营养，调节水、电解质、酸碱平衡，补充微量元素，输血和血浆等。预防并发症特别要重视预防和治疗呼吸道感染、消化道出血、泌尿系统感染、颅内感染以及压疮等。脑干伤的治疗原则和措施基本同重度脑挫裂伤。尤其要重视：①尽早行气管切开，保持呼吸道通畅。②防治消化道出血。③防治高热。④催醒治疗。

（9）休息与卧位：卧床休息，床头抬高 15° ～ 30°，有利于头部静脉回流，减轻脑水肿，降低颅内压。并维持到脑脊液漏停止后 5 ～ 7d。其目的是借助重力的作用，使脑组织移向颅底，贴附于硬脑膜漏孔处，使漏口粘连封闭。

3. 其他　对于较大的急性硬脑膜外血肿，引起占位效应者，应紧急开颅清除血肿。单纯硬脑膜外血肿若及时发现，及时处理，预后良好。对于较大的急性硬脑膜下血肿和脑内血肿，引起占位效应者，也应紧急开颅清除血肿。对于有临床症状和体征，出现占位效应的慢性硬脑膜下血肿，应该行颅骨钻孔引流术。既是一种检查方法，又是一种治疗措施。尤其适用于无其他检查设备，又怀疑颅内血肿引起脑疝的患者。钻孔部位应考虑到头部着力部位、受伤机制、临床表现及血肿好发部位等。

### 六、管理及康复教育

1. 心理疏导　患者由于突发意外损伤，对疾病的治疗、费用以及日后的工作和生活等顾虑较多，可通过与医生的交流，了解疾病的进展和治疗措施，做好心理准备，树立与疾病作斗争的信心。

2. 用药管理

（1）对合并脑损伤者禁用吗啡类药物。

（2）严格遵循医嘱用药，避免擅自停药或调整药物用量；一旦发生不适表现，要及时告知医生，以免延误病情。

3. 生活管理

（1）营造舒适、安静的休息环境。

（2）患者应保证充足的睡眠，避免过度劳累，恢复期间避免剧烈活动。

（3）注意患者个人卫生，保持皮肤清洁、干燥，以防感染。

（4）注意气候变化，及时添减衣物，避免受寒引发感冒。

4. 病情监测　密切监测血压、脉搏、呼吸、尿量和神志变化，注意有无休克、呕吐、抽搐等。

5. 康复教育

（1）饮食调理：科学合理的饮食可保证机体功能的正常运转，起到辅助控制病情，维持治疗效果，促进疾病康复的作用。

（2）饮食建议：提倡低盐、清淡、高蛋白、高维生素流质饮食。

（3）饮食禁忌：恢复期间，禁烟酒及辛辣刺激食物。

## 第七节　肋骨骨折的健康管理与康复教育

### 一、概要

肋骨骨折在胸部损伤中最常见，严重者可引起气胸或血胸，肋骨可发生单根和多根骨折，单根肋骨也可有一处或多处骨折。因第 1 ～ 3 肋粗短，且有锁骨、肩胛骨保护，不易发生骨折，第 8 ～ 10 肋骨形成肋弓借软骨与胸骨连接，第 11 ～ 12 肋前端为游离，弹性较大，均不易发生骨折，唯有第 4 ～ 7 肋骨长而薄且固定，最易发生骨折。老年人因骨质疏松、脆性大，较青少年易发生骨折。直接暴力撞击胸部，导致着力处的肋骨向内弯曲折断；间接暴力前后挤压胸部，使肋骨向外过度弯曲折断。骨折断端可刺破胸膜、肋间血管或胸腔内组织、器官，引起气胸或血胸。相邻多根多处肋骨骨折时，局部失去肋骨支持形成胸壁软化，临床称为连枷胸。这类患者产生反常呼吸，即吸气时软化的胸壁不能随胸廓扩张，反因胸膜腔负压增大而内陷，使该处肺受压，影响了空气进入和血液氧合；呼气时软化的胸壁不能随胸廓缩小，反因胸膜腔负压减小而外突，使该处肺膨胀重新吸入部分应排出的气体，造成体内缺氧和二氧化碳潴留。胸壁软化时由于两侧胸膜腔压力不平衡，导致呼吸时出现纵隔左右摆动，致使体内缺氧和二氧化碳潴留，静脉血液回流受阻，患者可发生严重的呼吸和循环功能障碍。

## 二、临床表现

1. 疼痛　肋骨骨折端刺激肋间神经引起疼痛，当深呼吸、咳嗽或改变体位时疼痛加剧。

2. 咯血　骨折端刺破肺组织时患者出现咯血。

3. 呼吸困难　根据损伤程度可有不同程度的呼吸困难。

4. 休克　严重损伤患者，肋间动静脉破坏较重，出血较多，加上紧张和疼痛，可有休克。

5. 骨折处胸壁肿胀、压痛、前后、左右挤压胸部时疼痛加重，称胸廓挤压试验阳性。

6. 骨折断端可触之骨擦感或骨摩擦音。

7. 连枷胸患者，可见胸壁塌陷和反常呼吸运动，并伴有明显的呼吸困难表现，口唇发绀、面色苍白、脉搏快等。

8. 患者骨折并发气胸时胸壁可触及皮下气肿，形成血气胸可有血气胸表现。

9. 胸部X线片可显示骨折线和骨折移位征象，气胸时，可显示胸膜腔积气、积液征象。血常规查看出血情况、B超、CT检查有无合并其他脏器损伤。

## 三、辅助检查

1. 就医检查　患者肋骨遭受外力损伤，出现疼痛、呼吸困难等症状时，应及时就医。医生一般会做体格检查评估病情，然后要求进行X线检查，进一步明确骨折位置及范围，必要时行CT检查，对于严重的肋骨骨折，还会行血气分析、血常规等评估患者病情。

2. 体格检查　患处触诊有明显压痛、可有骨擦感，双手挤压前后胸廓时，可引起骨折处疼痛。并发气胸者患侧胸部叩诊呈鼓音，呼吸音减弱。胸壁可出现皮下气肿时，触诊时可查到捻发感。

3. 实验室检查

（1）血气分析：多根多处的肋骨骨折，反常呼吸运动可导致体内缺氧和二氧化碳滞留，严重时可发生呼吸和循环衰竭，造成动脉血二氧化碳分压增高，氧分压的降低。

（2）血常规：合并感染时，外周血象中白细胞升高。合并有胸腔和内脏的大出血，可出现血红蛋白和血细胞比容下降，但须注意急性大出血机体未能及时反应，可仅发生心率、血压的改变，无血红蛋白和血细胞比容下降。

4. 影像学检查

（1）X 线检查：此检查可快速诊断骨折及确定骨折范围，但不能显示肋骨与肋软骨连接处的骨折和肋软骨骨折。

（2）CT 检查：可评价肋软骨骨折情况。

## 四、诊断

根据受伤病史、部位、临床表现、胸部 X 线检查可鉴别骨折部位、程度和范围，肋软骨不显示骨折线征象，可有血气胸表现，必要时行 CT，甚至强化检查。

## 五、治疗

1. 闭合性肋骨骨折

（1）单根单段肋骨骨折：胸廓固定、镇痛和防治并发症。应用镇痛药物或采用肋间神经药物封闭镇痛。固定胸廓可采用弹性多头胸带或宽胶布呈叠瓦状固定 2 ～ 3 周，同时鼓励患者深呼吸，咳嗽排痰，防止呼吸系统并发症的发生。口服镇痛类药物如曲马朵、布洛芬等，口服中成药如舒筋活血片、三七片等。也可用 1% 普鲁卡因行肋间神经阻滞，或封闭骨折处，以解除疼痛。

（2）多根多段肋骨骨折：多根多段肋骨骨折后，胸壁没有支撑作用而软化，应立即固定，制止反常呼吸运动，固定的方法有：①加压包扎固定法，适用于小范围胸壁软化。在胸壁软化部位放置厚层敷料垫，外缚胸带加压包扎。②牵引外固定法，适用于范围大的胸壁软化。用无菌巾钳夹住中央区游离段肋骨，连接牵引绳通过滑轮作重力牵引，牵引重量约 2 ～ 3 kg，固定时间 1 ～ 2 周。或将无菌巾钳固定在钢丝架上，使浮动胸壁复位消除反常呼吸运动。③手术内固定法，适用于骨折错位较大的患者，通过胸腔镜直视下导入钢丝固定，或手术切开内固定肋骨骨折。对病情危重的连枷胸患者，要保持呼吸道通畅，对咳嗽无力、咳痰困难或呼吸衰竭者，应即刻行气管插管或气管切开手术，以利于吸痰、给氧和进行人工呼吸机辅助治疗。

2. 开放性肋骨骨折　应力争12h内彻底清创，固定骨折断端，逐层缝合胸壁伤口。对多根多段肋骨骨折患者，行手术切开钢丝内固定骨折端。如患者胸膜腔已穿破，可施行闭式胸腔引流，手术后应用抗生素控制感染。

## 六、管理及康复教育

1. 生活管理

（1）乘坐交通工具时系好安全带，减少胸部损伤。

（2）避免参加剧烈运动，以免骨折再次移位。

（3）咳嗽排痰，避免呼吸道感染。

2. 复诊管理　患者应遵医嘱定期进行复诊，了解骨折恢复情况，X线为常规复诊常规检查项目。

3. 特殊管理　在医生指导下练习深呼吸、进行双臂外展的扩胸运动。

4. 康复教育

（1）饮食调理：饮食对本病无特殊影响，但科学合理的饮食可保证机体功能的正常运转，起到辅助控制病情，维持治疗效果，促进疾病康复的作用。①受伤初期清淡饮食。②2周后就可以补充各类营养物质。③要特别注意补充钙质和维生素D，增加蛋白摄入量，如虾、奶制品等，增强骨质。

（2）饮食禁忌避免酗酒。

（3）积极进行康复训练。

# 第五章　关节置换术的健康管理与康复教育

## 第一节　人工髋关节置换术的健康管理与康复教育

人工髋关节假体仿照人体髋关节的结构，将假体柄部插入股骨髓腔内，利用头部与关节臼或假体金属杯形成旋转，实现股骨的屈伸和运动。人工髋关节假体分为单极、单极全髋、双动半髋和全髋、可换头部双动半髋和全髋形式。

人工髋关节置换术的治疗效果经过30多年的临床实践，已经得到充分的肯定并已经发展成为一种可靠的治疗手段。人工关节置换术主要目的是缓解关节疼痛、矫正畸形、恢复和改善关节的运动功能。骨性关节炎是人工关节置换术的首选适应证，其他依次为骨无菌性坏死（如股骨头坏死等）、某些髋部骨折（如股骨颈骨折）、类风湿性关节炎、创伤性关节炎、良性和恶性骨肿瘤、强直性脊柱炎等。总之，只要有关节破坏的X线征象，伴有中度至重度持续性的关节疼痛和功能障碍，而且通过其他各种非手术治疗都不能得到缓解的疾病，都有进行人工关节置换术的指征。肥胖被认为是相对的禁忌证，局部或全身活动性感染和其他有可能增加围手术期严重并发症的情况，是人工关节置换术的禁忌证。

人工关节在国外始于20世纪40年代，中国在60年代以后逐步开展，人工髋关节和膝关节置换被认为是人工关节置换中效果非常肯定的治疗方法，其他人工关节如人工肘关节、人工肩关节、人工椎体、人工骨盆置换都不同限度地开展。人工髋关节置换是指用生物相容性和机械性能良好的金属材料制成的一种类似人体骨关节的假体，利用手术方法将人工关节置换被疾病或损伤所破坏的关节面，其目的是切除病灶，清除疼痛，恢复关节的活动与原有的功能。人工关节置换具有关节活动较好，可早期下地活动，减少老年患者长期卧床的并发症等优点。

### 一、病因

类风湿关节炎、痛风性关节炎等慢性疾病造成关节的肿胀、发热（炎症反应）。炎症反复发作，逐渐损害关节软骨，造成疼痛，甚至不能行走。

股骨头与髋臼关节软骨长年累月地磨损，关节软骨破损、破裂甚至剥脱（骨关节炎）。骨与骨相互摩擦时，关节面变得更加粗糙和凸凹不平，并进一步造成髋臼窝的磨损。

跌倒和严重创伤是股骨颈骨折的主要原因。如果骨折不愈合，或愈合后股骨头缺血性坏死，关节也会慢慢磨损。

严重的创伤、长期饮酒、使用激素等因素使股骨头血液供应减少，继而发生股骨头缺血性坏死，慢慢出现缺损。

## 二、临床表现

1. 老年移位明显的股骨颈骨折。
2. 股骨颈骨折有移位的头下型或经颈型，年龄＞55岁者。
3. 原发性或继发性骨关节炎。
4. 类风湿关节炎。
5. 强直性脊柱炎引起的髋关节强直。
6. 成人股骨头无菌性坏死。
7. 创伤性骨关节炎。

## 三、治疗

1. 非手术治疗　患者可以尝试服用阿司匹林或布洛芬等以减轻炎症疼痛等。也可是使用拐杖和助步器辅助行走。髋关节内注射激素类药物可以减轻髋关节的疼痛与炎症反应。对于肥胖患者来讲，有效控制体重有助于减轻髋关节的压力与疼痛。

2. 外科手术治疗。

## 四、管理及康复教育

### （一）心理疏导

患者生活质量明显下降，容易产生沮丧、自卑、绝望心理；再加上对疾病知识的缺乏，对手术治疗的顾虑，容易出现焦虑、恐惧感。要根据患者的年龄、职业、文化程度针对性地做好患者的精神安慰和心理疏导，讲解关节置换的有关知识，介绍同种病例康复期的患者来现身说法，以增加患者对手术的认识和信心。同时倡导尊重和关爱护理，寻求社会支持系统的帮助，对于患者来说，家庭和社会的关心无疑是一剂良药。要充分利用和发挥家庭及社会支持系统的功能，鼓励家属多陪伴患者，减少孤独感，争取社会、家人支持，做好家属的思想工作，使患者有充分的思想准备，密切配合，顺利度过围术期，尽早康复。

### （二）手术前管理

1. 术前常规护理　按医嘱准备并清洁皮肤；术前晚灌肠；术前麻醉用药避免患

侧肌内注射。根据医嘱术前半小时使用抗生素 1 次。

2. 身体状况的准备 患有糖尿病、心脏病、高血压等患者经系统的内科治疗，达到病情稳定；类风湿关节炎的患者，血沉和 C 反应蛋白检测指标较好；停用非甾体药物，如阿司匹林、布洛芬（芬必得）、双氯芬酸（扶他林、戴芬）、英太青等，以防止出血或对肾功能的影响；全身隐匿性感染病灶，如龋齿、中耳炎、鼻窦炎等经治疗已控制。

3. 指导功能锻炼 ①指导下肢肌锻炼：包括等长收缩训练、等张收缩训练。②关节活动度训练：患肢屈膝屈髋时，髋关节＜ 90°，避免内收外旋。

4. 术前适应性训练 患者体位、深呼吸、有效咳痰、床上大小便练习，有助于避免术后髋关节脱位、坠积性肺炎、尿潴留、便秘等发生。

5. 指导正确使用拐杖或助行器。

6. 饮食指导 给予患者高蛋白、高热量、高维生素、易消化的饮食，以增强机体抵抗力，耐受手术。

（三）手术后管理

给予心电监护，密切观察患者的体温、血压、脉搏、呼吸、血氧饱和度，注意患者意识状况。

1. 体液管理 保持输液管道的通畅，合理安排补液速度和顺序、合理使用抗生素；必要时监测中心静脉压，按医嘱记录 24h 尿量。

2. 切口引流管的管理 术后密切观察切口敷料的渗血情况和引流液的色、性状、量。保持引流管的通畅，防止扭曲、折叠和堵塞；术后 24 ～ 48h 或以后，当 24h 引流量＜ 50ml 即给予拔管。注意观察腹股沟、髋部和大腿外侧有无肿胀，防止引流液积聚在创腔。

3. 体位管理 术后平卧 6h，在双腿间放置一个三角形垫，防止髋部内收及外旋，患肢保持外展 15° ～ 30° 中立位，膝部垫一薄软枕，避免向患侧翻身，以防止关节假体脱位。

4. 患肢肢端血液循环的观察 密切注意观察患肢感觉、活动和肢端皮温、肤色的情况，出现异常及时通知医生处理。

5. 疼痛管理 术后 72h 内因手术创伤所致的疼痛会严重影响患者休息和康复。评估患者疼痛的性质、时间、程度，观察患者面部表情、活动、睡眠，听取患者的主诉，分散患者注意力，适当应用镇痛药或术后使用镇痛泵。

6. 并发症管理

（1）脱位：注意观察双下肢是否等长、肢体有无内旋或外旋、局部有无疼痛和异物突出感，如有上述异常情况说明可能发生脱位，应及时报告医生，及时给予复位。搬运患者及使用便盆时注意，应将骨盆整个托起，切忌屈髋动作。指导患者翻身、取物、下床的动作应遵循一个原则——避免内收屈髋。

（2）深静脉血栓形成：为最常见的并发症，发生率为42%～57%，故术后应积极预防深静脉血栓的形成，应注意观察肢体有无肿胀情况，肢端皮肤颜色、温度及有无异常感觉、有无被动牵拉足趾痛，有无胸闷、呼吸困难，发现以上情况应警惕下肢深静脉血栓形成或继发肺栓塞。可在术后使用弹性绷带、弹力袜、下肢静脉泵、足底泵或皮下注射低分子量肝素加以预防。

（3）肺部感染：肺部并发症在老年患者围术期很常见，包括肺不张、肺水肿和肺炎，表现为一定程度的肺功能不全，如呼吸急促、发热、咳嗽和心动过速，而且年龄越高发生肺部并发症的危险性越高。术后6h可适当摇高床头（伴有心肺疾病的患者可采取半卧位或坐位）；鼓励并指导患者咳嗽咳痰，不易咳出分泌物时，应采取叩背、雾化吸入等方法协助排痰，保持呼吸通畅。

（4）血管和神经损伤：原因有手术的直接损伤、肢体延长时的牵拉伤、骨水泥的灼热伤和血肿的压迫伤等。术后要密切观察患者的肢体感觉、活动情况及切口引流管的引流量，一旦发现异常应及时通知医生给予营养神经药物和对症处理，必要时给予手术探查。

（5）感染：感染是髋关节置换术后最严重的并发症，发生率为0.5%～1%。根据患者首发症状出现的时间和感染的临床原因分为3期。Ⅰ期感染发生于术后急性期，包括典型的暴发性切口感染、深部血肿感染及表浅感染扩散形成的深部感染。Ⅱ期感染为深部迟发性感染，病情发展缓慢，手术后6～8个月症状逐渐明显。Ⅲ期感染为晚期感染，发生在术后2年以上，一般认为是血源性感染。术后要密切观察切口有无红、肿、热、痛等局部感染症状，保持切口敷料的清洁干燥，避免被大小便污染。如术后体温持续升高，3d后切口疼痛加剧，实验室检查提示血白细胞、中性粒细胞升高，胸部X线正常时，要考虑切口感染。预防术后感染要严格手术操作和手术室环境，围术期正规使用抗生素，尽量避免或缩短插导尿管时间；出院时要告知患者，要防止髋关节的远期感染，及时治疗牙周炎，扁桃体炎、呼吸道感染、泌尿生殖系和皮肤感染。术后感染的治疗措施包括：抗生素治疗、髋部切开引流、清创和改良关节切除成形术、一期或分期全髋关节翻修术。

（四）康复教育

1. 功能锻炼 主要以肌力、关节活动度和步态训练为主，分三个阶段进行。

（1）第一阶段（术后1～2d）：踝关节主动背伸、跖屈运动；股四头肌、腘绳肌训练；臀肌收缩运动；髌骨推移运动。

（2）第二阶段（术后3～5d）：屈髋、屈膝运动，屈髋＜90°；髋关节伸直练习；髋部外展练习；抬臀运动；直腿抬高运动。

（3）第三阶段（术后6天至3个月）：①从卧位到坐位的训练。②坐位到站位训练。③站位到行走训练。④上、下楼梯拐杖行走法：上楼梯时健肢先上，拐杖和患肢留在原阶；下楼梯时患肢和拐杖先下，健肢跟下，但不宜登高（屈髋＞90°）。

2. 出院指导

（1）休息：以平卧或半卧为主，3个月内避免患侧卧位，向健侧卧位时，用外展垫或两个普通枕头分隔双下肢；屈髋不宜＞90°，遵循“三不”原则：即不要交叉双腿，不要坐矮椅或沙发，不要屈膝而坐。

（2）功能活动指导：术后第1～2个月使用助行器或双拐，第3个月使用单拐，3个月后弃拐或使用手杖，负重的力量逐渐递增，从开始的20～30kg（不超过自身体重的50%）直到可以完全负重。

（3）日常活动指导：坐位时不要前倾，不要弯腰拾东西，不要穿需要系带的鞋；如厕用坐式而不用蹲式；避免增加关节负荷的运动，如爬梯、跑步、跳跃等。

（4）饮食指导：嘱患者加强营养，多进含蛋白质、维生素、钙、铁丰富的食物，增加自身抵抗力，但要控制体重的增加，以减少关节的负重。

（5）复查：术后3个月内，每月复诊1次；此后6个月内，每3个月复诊1次，半年以后每6个月复诊1次。在做其他手术前（包括牙科治疗）均应告诉医生曾接受了关节置换术，以便预防用抗生素。有下列情况应及时就诊：患肢出现胀痛，肢体位置异常或感觉髋关节脱臼，局部切口出现红肿、热、痛。

## 第二节　人工膝关节置换术的健康管理与康复教育

膝关节是下肢重要的负重关节，其结构和功能是人体关节中最复杂者。膝关节退行性骨关节病是老年人的常见疾病，据报道，50岁以上存在症状的膝关节骨关节病男性发病率35%，女性高达74%。严重膝关节骨关节病需要进行人工膝关节置换术的患者越来越多。膝关节置换术可解除膝关节疼痛，改善膝关节功能，纠正膝关节畸形和获得长期稳定。

### 一、病因

类风湿关节炎、痛风性关节炎等慢性疾病造成关节的肿胀、发热（炎症反应）。

炎症反复发作，逐渐损害关节软骨，造成疼痛，甚至不能行走。

股骨头与髋臼关节软骨长年累月地磨损，关节软骨破损、破裂甚至剥脱（骨关节炎）。骨与骨相互摩擦时，关节面变得更加粗糙和凸凹不平，并进一步造成髋臼窝的磨损。

跌倒和严重创伤是主要原因。如果骨折不愈合，或愈合后股骨头缺血性坏死，关节也会慢慢磨损。

严重的创伤、长期饮酒、使用激素等因素使股骨头血液供应减少，继而发生股骨头缺血性坏死，慢慢出现缺损。

## 二、适应证

适用于各种原因引起膝关节病变致顽固性疼痛，经各种保守治疗无效的患者。

1. 绝对手术指征

（1）55岁以上膝关节骨性关节炎。

（2）类风湿关节炎。

（3）创伤性关节炎。

（4）骨缺血坏死或肿瘤等病变所致的严重疼痛和/或功能障碍。

2. 相对手术指征

（1）膝关节不稳。

（2）僵硬或畸形。

具体条件：①膝关节面有破坏的明确X线或CT影像改变。②关节功能明显受限，影响生活。③有中度到重度持续性疼痛，长期保守治疗得不到有效改善。④患者有迫切的需要及有长期康复的心理准备。

## 三、治疗

1. 非手术治疗　患者可以尝试服用阿司匹林或者布洛芬等以减轻炎症疼痛等。也可是使用拐杖和助步器辅助行走。髋关节内注射激素类药物可以减轻髋关节的疼痛与炎症反应。对于肥胖患者来讲，有效控制体重有助于减轻髋关节的压力与疼痛。

2. 外科手术治疗。

## 四、管理及康复教育

### （一）心理疏导

大多数患者为老年人，由于对疾病知识的缺乏，担心手术的安全，容易出现焦虑、恐惧感。要耐心讲解有关疾病和专科知识，介绍同种病例康复期的患者来现身说法，以增加患者对手术的认识和信心。寻求社会支持系统的帮助，鼓励家属多陪伴患者；了解患者的精神状态，以往手术后精神反应情况，向患者提供有关手术及康复训练的资料，使患者了解手术的意义，自愿接受人工膝关节置换术。最大限度地消除患者的紧张情绪。

（二）手术前管理

1. 术前常规管理　按医嘱准备并清洁皮肤；根据医嘱术前 1d 使用吲哚美辛等消炎镇痛药，术前半小时使用抗生素 1 次；术前 1d 或术后使用抗凝药物。

2. 评估与准备　根据 X 线摄片了解膝关节病变情况及下肢力线；术前模板测量；估计应选的假体的大小；下肢血管超声检查，了解手术肢体有无血管病变；停用阿司匹林等非甾体消炎药，如曾服用过激素，了解用药时间及剂量；治疗体内的慢性感染、皮肤病，如龋齿、鼻窦炎、手足癣等；糖尿病、心脏病、高血压等经系统的内科治疗已控制。

3. 指导功能锻炼　讲解并示范术后功能锻炼的方法，包括膝关节屈伸锻炼、股四头肌肌力训练、直腿抬高运动及拐杖或助行器的使用方法。

4. 补充营养　给予患者高蛋白、高热量、高维生素、易消化的饮食，以增强机体抵抗力，耐受手术。

（三）手术后管理

1. 生命体征的观察　给予床边心电监护，监测血压、脉搏、呼吸、经皮血氧饱和度。24h 内应密切观察患者意识、面色、生命体征、尿量的变化，并详细记录，若有异常及时对症处理。

2. 切口引流管的护理　密切观察切口敷料的渗血情况和引流液的色、性状、量。一般手术当天采用非负压引流，减少出血量。术后 1d 改为负压引流 24 ～ 48h，当引流量＜ 50ml/24h 即予拔管。在引流过程中要保持引流管的通畅，防止扭曲、折叠和堵塞，每 30min 挤压记录 1 次，如发现引流液流速过快（＞ 100ml/h）时，应通知手术医生，必要时给予夹管 30min 后放开，减少切口出血。

3. 体位护理　患肢膝后垫软枕予抬高，保持中立位，避免小腿腓肠肌和腓总神经过度受压，造成小腿腓肠肌静脉丛血栓的形成和腓总神经的损伤。

4. 患肢肢端血液循环的观察　密切注意观察患肢感觉和肢端皮温、肤色、足背动脉搏动及足背伸，患肢肿胀情况及有无异常感觉，有无被动牵拉足趾痛。一旦出现异常及时通知医生处理。

5. 疼痛护理　膝关节置换术后疼痛的处理比髋关节置换术后要求高，良好的疼痛处理不仅使患者感到舒适，而且有助于术后患肢功能的康复。评估患者疼痛的性质、时间、程度，观察患者面部表情、活动、睡眠，听取患者的主诉，分散患者注意力，适当应用镇痛药或术后使用镇痛泵。

6. 并发症的护理

（1）神经损伤：主要为腓总神经损伤，发生率为1%～5%，多见于严重的膝外翻或屈膝挛缩畸形的矫形过程中。症状多出现在术后1～3d，表现为胫前肌和长伸肌功能障碍，术后要密切观察患肢肢端感觉和活动情况，一旦出现腓总神经损伤症状，应通知医生及时处理，拆除加压外敷料或外固定石膏托，保持膝关节屈曲20°～30°，以减少对神经的压迫和牵拉；使用踝足支架，保持踝关节中立位，防止足下垂；经常进行踝关节被动功能锻炼，防止继发性马蹄内翻足；按医嘱正确使用营养神经药物；持续3个月以上无神经功能恢复者，可行腓总神经探查术。

（2）深静脉血栓形成：为最常见的并发症，如无预防措施发生率为41%～85%，应密切注意观察肢体有无肿胀情况，肢端皮肤颜色、温度及有无异常感觉、有无被动牵拉足趾痛，有无胸闷、呼吸困难，发现以上情况应警惕下肢深静脉血栓形成或继发肺栓塞。可使用弹性绷带、弹力袜、下肢静脉泵、足底泵或皮下注射低分子量肝素加以预防。

（3）感染：感染是膝关节置换术后具有灾难性的并发症，发生率为1%～2%。根据累及范围分为浅层感染（未累及关节囊内）和深部感染（累及关节囊内）；根据起病及病程，分为早期感染和迟发性感染。在护理上术后要保持切口敷料的清洁干燥和引流管的通畅，一旦污染及时更换，密切观察切口有无红、肿、热、痛等局部感染症状；抬高患肢，指导早期行患肢肌肉的静力收缩运动，以促进患肢血液循环，有利于消肿和切口的愈合；如术后体温持续升高，3d后切口疼痛加剧，实验室检查提示血白细胞数、中性粒细胞数升高，胸部X线正常时，要考虑切口感染。预防术后感染要严格手术操作和手术室环境，围术期正规使用抗生素，尽量避免或缩短留置导尿管时间；出院时要告知患者，要防止膝关节的远期感染，及时治疗牙周炎，扁桃体炎、呼吸道感染、泌尿生殖系和皮肤感染。术后感染的治疗措施包括：单纯抗生素治疗、切开清创引流、关节切除成形术、一期或二期行假体再置换术。

（四）康复教育

1. 功能锻炼　全膝关节术后功能锻炼主要以肌力、关节活动度和步态训练为主。

（1）第一阶段：股四头肌、腘绳肌的等长收缩训练；踝关节的背伸、跖屈运动。

（2）第二阶段：①直腿抬高锻炼。②膝关节持续被动运动（CPM）于引流管拔除后进行，每次1h，2次/d；根据患者对疼痛的耐受程度每天递增5°～10°，尽量在1周内使膝关节的屈曲角度达到90°或以上。③膝关节主动屈伸运动。

（3）第三阶段：术后6d至2周，进行步态训练。开始扶助行器或拐杖行走，行走时健肢在前先行，患肢跟上，再移动助行器向前。

2. 出院指导

（1）功能锻炼指导：出院后进一步加强下肢平衡功能、本体感觉、肌力的训练，改善日常生活的自理能力。继续做好股四头肌、腘绳肌的肌力训练，如坐位、仰卧位时的伸腿、直腿抬高，俯卧位时的屈膝训练；同时加强膝关节屈伸活动的主动或抗阻力训练，如手拉扶手下蹲、踏车、上下楼梯等。进一步加强患肢的负重训练，负重力量逐渐递增，直到可以完全负重。

（2）自我保护：①不可蹲跪及过度扭曲膝关节；②避免剧烈运动；③选择比较适合的运动，如步行等；④有需要时（如长途步行等），应使用助行器，减少受伤机会；⑤避免负荷过重，加速关节软骨磨损，应注意控制体重和负托重物；⑥运动应避免做“下蹲站立”动作，或在半蹲姿势做“膝部旋转”；⑦建议患者最好终身使用手杖，特别在外出时，最大限度地延长膝关节的使用寿命。

（3）饮食指导：嘱患者加强营养，多进含蛋白质、维生素、钙、铁丰富的食物，预防骨质疏松，增加自身抵抗力，保持合适的体重。

（4）复查：6个月内，每月复诊1次。下列情况应及时就诊：患肢出现胀痛，局部切口出现红肿、热、痛。要及时治疗全身性隐匿病灶，如呼吸道感染、泌尿系感染、扁桃体炎、牙痛等，防止膝关节远期感染。

# 第六章　骨感染性疾病患者的健康管理与康复教育

## 第一节　急性化脓性骨髓炎的健康管理与康复教育

急性化脓性骨髓炎是因化脓性细菌所引起骨质、骨膜和骨髓的感染性炎症。好发年龄于儿童、青少年，男女比例为4∶1。好发部位为股骨、胫腓骨、肱骨及桡骨，约占80%。致病菌多数是金黄色葡萄球菌，溶血性链球菌次之，大肠菌、肺炎链球菌等也可引起。如果治疗不及时、不彻底，则会转变为慢性骨髓炎，影响肢体功能，将严重影响健康甚至危及生命。骨髓炎常发生于长骨干骺端，下肢发病率高，以胫骨两端、股骨下端常见；桡骨、肱骨、脊柱、髂骨也可能发生。

### 一、病因

1. 血源性　化脓性细菌通过血液循环在某个骨质部位发生病变，即为血源性骨髓炎，如扁桃体炎、中耳炎、疖、痈等是常见的感染病灶。

2. 外伤性　由火器伤或外伤引起的开放性骨折，伤口污染，未经及时彻底清创发生的感染，为外伤性骨髓炎。骨与关节手术时，无菌操作不严，也可引起化脓性感染。

3. 骨骼附近软组织感染　扩散脓性指头炎，若不及时治疗，可以引起指骨骨髓炎。

### 二、病理生理

急性骨髓炎早期以骨质吸收、破坏为主，晚期以新生骨形成为主。早期时，若脓液穿入骨膜下，再穿破皮肤，则骨质破坏较少；脓肿常沿中央管在髓腔内蔓延，其张力较大，若脓液穿过骨皮质进入骨膜下间隙而形成骨膜下脓肿，以后大片骨膜剥离，使该部位骨皮质失去营养骨膜的血供，引起骨坏死。骨膜剥离，骨膜深层的成骨细胞受炎症刺激而生成大量新骨，包于死骨之外，形成包壳，代替病骨，起支持作用，包壳上有许多孔洞，通向伤口形成窦道；伤口长期不愈时，即发展为慢性骨髓炎。

### 三、临床表现

1. 全身症状

（1）急性血源性骨髓炎：全身症状严重，前驱症状有全身倦怠，继以全身酸痛，食欲缺乏，畏寒，严重者可有寒战，多有弛张性高热达 39 ～ 41℃、烦躁不安、脉搏快弱，甚至有谵妄、昏迷等败血症现象，亦可出现脑膜刺激症状。患者往往有贫血、脱水和酸中毒。

（2）外伤后引起的急性骨髓炎：除非有严重并发症或大量软组织损伤及感染等，一般全身症状较轻，感染多较局限而少发生败血症，但应注意并发厌氧菌感染的危险。

2. 局部症状

（1）血源性骨髓炎：早期有局部剧烈疼痛和跳痛，肢体不敢活动，肌肉有保护性痉挛。患部肿胀及压痛明显。病灶接近关节时，则关节肿胀，但压痛不明显。当脓肿穿破骨质、骨膜至皮下时，可有波动，穿破皮肤后，形成窦道，难以愈合。

（2）外伤性骨髓炎：根据局部损伤程度，感染范围而有不同表现。如感染经过血液循环波及心肺时，也可引起心包炎、心肌炎及肺脓肿等并发症。

## 四、辅助检查

1. 实验室检查　白细胞计数明显升高（20 ～ 30）$\times 10^9$/L、中性粒细胞＞ 70%、血沉快、血清 C 反应蛋白增高。其中 C 反应蛋白试验灵敏度高，可作为观察病情的发生与好转的有效指标。血培养可为阳性，最好在高热寒战时抽血检查阳性率高。若有骨膜下脓肿，可穿刺抽脓，进行脓液培养及药物敏感试验。

2. X 线检查　早期无明显骨质改变，发病 3 周左右可有骨质脱钙、破坏，少量骨膜增生，以及软组织肿胀阴影等表现。数周后可见死骨和骨壳形成。有时出现病理骨折。

3. 超声检查　发病 4d 左右可显示骨膜抬高及少量积液。10d 后可显示骨质破坏。

4. CT 检查　发病 7d 左右出现骨密度不均，10d 左右显示骨膜反应。

5. MRI 检查　对骨和软组织的炎症高度敏感性超过 X 线片、CT 和核素。

## 五、诊断

1. 病史　有无创伤史及身体其他部位感染如疖肿、扁桃体炎及上呼吸道感染等，有无急性全身症状如畏寒、高热、脉速等。

2. 体格检查　有无全身中毒症状，患部有无皮肤发红、肿胀、压痛、关节功能受限等。

3. 分层穿刺及 X 线检查　如抽穿刺液做细菌学检查、血液细菌培养及抗生素敏感度测定。同时进行 X 线检查。

## 六、鉴别诊断

本病应与急性风湿热、类风湿关节炎、急性软组织感染及急性化脓性关节炎等疾病相鉴别。

## 七、治疗

治疗原则是早期诊断、及时治疗，积极控制并防止炎症扩散，局部制动、全身辅助支持治疗。

1. 抗生素的应用　应采用及时、足量、有效、联合用药的原则。一般选用广谱抗生素、静脉给药，根据血液培养和细菌对抗生素的敏感程度，以及临床疗效调整抗生素。

2. 支持疗法和对症治疗　应给予能量补充，可多次少量输血，输液纠正水、盐、电解质、酸碱紊乱。注意休息，增加营养，根据需要应用镇静、镇痛及解热药物。

3. 手术治疗　切开引流是常用的有效的治疗方法。手术宜早，如用大剂量抗生素 2 ～ 3d，体温不下降，中毒症状不减轻，反而有加剧趋势者，应争取早期手术。手术先排除软组织和骨膜下脓肿，然后在骨质上钻孔，或用骨凿开窗，引流骨髓腔脓液，用生理盐水冲洗髓腔，可在骨髓腔内滴入抗生素。根据病灶及髓腔大小，选用内径为 3 ～ 4mm 的硅胶管 2 ～ 3 根放置切口内，硅胶管周围剪有侧孔，一根作为冲洗管，另外 2 根作为引流管。

4. 局部制动　可用石膏，夹板或牵引使患肢制动，防止感染扩散，利于炎症吸收和减轻疼痛。

## 八、管理及康复教育

### （一）术前管理

1. 心理疏导　急性化脓性关节炎起病急骤，因寒战，持续高热，烦躁不安或嗜睡，关节红肿、剧痛、积液，患者非常痛苦，又因该疾病最常见于儿童和青少年，对疾病知识的缺乏，此时的患者与家属对疾病有不同的心理反应。要理解患儿家属的心情，尽量满足家属及患儿的要求。对患儿多加鼓励，不要训斥，保护儿童的自尊心，利用其好学心理进行诱导，来现身说法，以增加对疾病及手术的认识和信心，取得在治疗上的配合；要善于观察儿童的身心变化，及时发现问题及时处理，采取有效措施，防止事故发生。

2. 术前管理　根据患者的年龄、全身伴随症状情况，评估患者对手术的耐受情况，术前做好各项常规检查，包括血、便，肝、肾功能，血电解质，空腹血糖，出凝血时间，红细胞沉降率、C 反应蛋白、心电图、X 线胸片、X 线定位检查，以及根据内科病史所需要的特殊检查。

3. 药物管理　术前或术中常规取关节液培养加药物敏感试验，因化脓性膝关节炎大多数为金黄色葡萄球菌感染，故在未得到培养结果前主要采用对金黄色葡萄球菌敏感的抗生素。细菌培养阳性者根据药敏结果采用敏感抗生素治疗。

4. 疼痛的管理　根据医嘱合理使用镇痛药，缓解疼痛，解除其痛苦。局部制动，保护患肢，搬动时动作轻、稳，减少刺激。

5. 高热的管理　严密监测体温变化，每日测体温 6 次。若体温＞39℃时，应给予物理降温或药物降温；降温过程中观察患者有无大汗、血压下降、脉搏细速、虚脱等现象，鼓励患者多饮水，每日水的摄入量达 2 500 ～ 3 000ml 为宜，以补充高热消耗的大量水分，也可促进毒物和代谢产物的排出。

6. 营养支持　给予高蛋白质和高热量饮食，注意食物的色、香、味，鼓励少食多餐，必要时输新鲜血或人血白蛋白，增加抵抗力。

7. 口腔管理　因患者静脉用药时间长，一方面大剂量抗生素治疗，另一方面静脉输入高价营养液体，以增强机体抵抗力，维持体液平衡，故应密切注意药物的不良反应。警惕双重感染发生，如真菌性口腔炎，做好口腔护理，每日 2 次，预防口腔感染，促进食欲。

（二）术后管理

1. 病情观察

（1）术后按硬膜外麻醉后护理，去枕平卧 6h，24h 内给予床边心电监护，严密观察生命体征的变化，并注意患者的意识状态，做好记录。

（2）注意观察切口有无渗血，局部有无红、肿、热、痛，及时换药，保持伤口敷料干燥。

（3）密切观察患肢有无苍白、发绀、肿胀的现象，局部有无疼痛、感觉减退或麻木等，同时注意局部邻近关节是否出现红、肿、热、痛等炎症现象。

2. 石膏固定管理

（1）石膏未干前应用手掌平托石膏固定肢体，不可用手抓、捏、压，可将患肢置于通风处待干，或用烤灯促使石膏干燥。

（2）保持石膏的清洁干燥，对严重污染的石膏及时更换，保持固定效果，防止关节畸形和病理性骨折。

（3）密切观察固定肢体远端的血液循环，防止肢体缺血性坏死。

3. 患肢体位的管理

（1）术后平卧，用软枕抬高患肢 20°，以利于静脉血液和淋巴回流，减轻肿胀。

患肢膝后垫一软枕，保持屈曲 10°～30°，注意观察患肢血供及感觉情况。

（2）局部固定后，保持患肢功能位，如下肢骨髓炎，须绝对卧床休息，避免下床行走，以防止畸形或病理性骨折。同时指导进行股四头肌等长收缩训练，防止肌肉萎缩。

4. 切口的持续管理

（1）常规骨膜钻孔、开窗引流术后，行生理盐水 1 500～2 000ml 加入庆大霉素 24 万～32 万 U 持续切口滴注冲洗和引流，置于低位的引流管接负压引流器引流，并保持其通畅，避免冲洗引流管扭曲、受压。

（2）观察局部冲洗引流液的量、颜色、性状并做好出入量记录。

（3）观察切口敷料渗液情况，敷料是否清洁、干燥，若有渗液或潮湿，患者主诉切口胀痛等，应立即通知医生，及时检查处理。患肢可用小支架罩上，以免被服、衣物压迫切口。

（4）妥善固定引流管，搬动患者、抬患肢、翻身时，应注意引流管和冲洗管，防止管道受压、弯曲、打折或脱出。

（5）及时更换引流器，在更换引流器时，应严格执行无菌操作规程，防止引流液逆流。

（6）加强巡视观察，尤其是患者夜间熟睡后，易将引流管扭曲而致冲洗管受阻，此时可协助患者变换体位或轻轻旋转引流管，保持冲洗管通畅。为患者翻身时，角度不可过大，以 45°为宜，后背垫一软枕，患肢取 10°～30°屈曲位，避免引流管牵拉移位，造成冲洗引流不畅。

（7）拔管指征：冲洗时间视病情而定，一般为 5～7d，若患者全身症状消失，血象及体温稳定于正常范围，局部肿胀明显消退，关节疼痛缓解，连续 24h 引流液清澈透明，即可考虑拔管。拔管前 1d 停止注入冲洗液，但需继续负压吸引。次日如患者无明显发热、疼痛、肿胀现象，可以拔管，拔管后切口处需换药至切口愈合。

5. 并发症的护理

（1）休克：观察生命体征的变化，如果患者体温骤升至 39℃或者骤降至 36℃以下，出现寒战、面色苍白、轻度烦躁不安、脉搏细速，或皮温湿冷、末梢循环差，尿量减少明显或少尿等情况应立即通知医生做好抗休克准备。建立静脉通路，恢复有效循环血量，纠正酸碱平衡失调，合理应用血管活性药物，改善组织灌注，低流量吸氧，床边心电监护，监测中心静脉压，采血气分析，留置导尿，观察并记录尿量，积极抗感染治疗。

（2）关节功能障碍：化脓性关节炎是临床上易致关节功能障碍的疾病之一，而术后患肢局部需要固定，要注意保持其功能位，以防止畸形。在石膏固定期间，要鼓励患者加强肌肉的等长收缩，防止肌肉萎缩和关节僵硬。

（3）压疮：在石膏固定期间，患者出现局部持续性疼痛，不要轻易用镇痛药，必要时应开窗检查，否则会导致皮肤溃疡坏死。术后用镇痛泵的患者因痛觉不灵敏，易导致压疮，故术后应加强观察石膏边缘及骨隆突处皮肤，注意观察有无局部皮肤红肿、摩擦伤等。若石膏内有异味，提示石膏内有压疮，并已形成溃疡，皮肤坏死，应立即报告医生进行处理。

（4）病理性骨折：在骨髓炎急性期由于骨质吸收，以及手术钻孔开窗引流，易发生病理性骨折。因此，肢体要给予妥善固定，搬动要轻柔，避免暴力，早期限制活动和负重。儿童生性好动，又缺乏自我保护能力，也是造成骨折的因素，需做好相应宣教。

（三）康复教育

1. 功能锻炼

（1）踝关节跖屈运动训练：逐渐屈伸足踝部，术后患者在麻醉清醒后即可练习，每日 5 ～ 6 次，每次 10 ～ 20min。拔管后即可指导患者踝关节主动屈伸活动及股四头肌等长收缩锻炼，每天 3 次，每次 15 ～ 20min。

（2）踝旋转运动训练：活动踝部先向顺时针旋转，每天 5 ～ 6 次，每次 10 ～ 20min。拔管 7d 后，做膝关节屈伸活动，每天 3 次，每次 10 ～ 15min，根据情况逐渐增加活动次数及时间。

（3）下肢肌肉运动训练：①收缩臀部。双下肢伸直分开，用力收紧臀部肌肉，开始维持 1s，以后增加到 5s，然后放松，可反复进行。②外展动作。把下肢滑向外侧，越远越好，再收回。③收缩大腿前方肌肉。双下肢伸直，收缩大腿肌肉，每次 5 ～ 10s。每日 3 ～ 5 次，每次 10 ～ 15min。

（4）直腿抬高运动训练：绷紧大腿肌肉，直到下肢在床上完全伸直，然后从床上将下肢抬高 5 ～ 10cm，维持 5 ～ 10s，每日 3 ～ 6 次，每次 10 ～ 20min。

2. 出院指导

（1）加强营养，增强机体抵抗力：向患者及家属讲解多饮水和饮食营养的重要性，给予高蛋白质和高热量饮食，增加抵抗力和应激力。注意食物的色、香、味，鼓励少食多餐，鼓励患者多饮水，每日水的摄入量达 2 500 ～ 3 000ml 为宜，以补充高热消耗的大量水分，也可促进毒物和代谢产物的排出。

（2）保持皮肤清洁：勤擦洗、勤换衣，保持床铺的清洁干燥。向患者及家属强调皮肤护理的重要性，有切口者，应开窗换药，保持固定部位皮肤清洁，防止化脓性皮炎。有窦道者，保持瘘口周围皮肤清洁。

（3）注意休息，适量劳动，注意劳逸结合。配合红外线治疗，出院后继续功能锻炼，直至关节恢复正常功能。带石膏托固定者，维持功能位置、观察末端血供，做到动静结合。

（4）遵照医嘱，继续按时服药；化脓性骨髓炎早期治疗需要应用大量抗生素，通常需要使用 4 ～ 6 周。向患者及家属讲解其重要意义，以免因担心费用而拒绝使用有效药物。继续进行功能锻炼。

（5）定期到医院门诊复查，如有局部红、肿等感染现象应立即就诊。

## 第二节　慢性骨髓炎的健康管理与康复教育

慢性骨髓炎（chronic osteomyelitis）大多数是由于急性骨髓炎治疗不当或不及时、不彻底而使病情反复发作，最终遗留下死骨、无效腔及窦道的结果；如致病菌毒力较低，也可起病开始即为亚急性或慢性，并无明显急性期症状。在 20 世纪 60 ～ 70 年代由急性血源性骨髓炎演变成慢性者，约占慢性骨髓炎的 1/3。近年来急性血源性骨髓炎在早期多能得到及时有效的治疗，使慢性骨髓炎的发病率明显降低。另一方面，骨的贯通性火器伤和开放性骨折后发生的骨髓炎，金属物置入骨内如人工关节置换术等引起的骨内感染，则较多见。其他诱因有糖尿病、长期服用激素、免疫缺陷及营养不良等。

### 一、病因

急性骨髓炎若病情持续发展，即转为慢性期。由于死骨形成，而且不能吸收，成为异物及带菌的病灶，引起周围炎性反应及新骨的增生，形成包壳，使骨质增厚粗糙。窦道形成可经久不愈，如果引流不畅，将会出现全身症状。慢性骨髓炎的致病菌常为多种细菌的混合感染，但金黄色葡萄球菌仍是主要的病原体，革兰阴性杆菌约有 50%。由尾骶部压疮引起者多为葡萄球菌、大肠埃希菌、铜绿假单胞菌及奇异变形杆菌等多种细菌引起的混合感染。在人工关节置换或其他异物残留引起的慢性骨髓炎者，其致病菌多为阴性凝固酶葡萄球菌，近年来真菌引起者也有报道。

### 二、分类

1. 慢性硬化性骨髓炎　是慢性骨髓炎的一种表现形式，表现为骨质增厚和扩张，致骨质沉淀、硬化，无坏死及脓性渗出液，肉芽组织也很少，现认为病原体为厌氧的短棒菌苗属。本病多见于儿童和青少年，多发生在长骨干骺端，以胫骨、腓骨和尺骨为好发部位，症状较为隐匿，病变部位有酸胀痛及触痛。X 线显示骨质硬化，骨皮质增厚，髓腔变窄或消失，骨密度增加，可伴有小的空泡区。以抗菌药物进行全身治疗，行病灶清除及切开引流手术治疗，必要时行截肢术。

2. 慢性局限性骨脓肿　多见于儿童和青少年，胫骨上端和下端、股骨、肱骨和桡骨下端为好发部位，偶见于椎体等扁平骨。病变可能由低毒力的病原菌所致，或因身体对病菌抵抗力强而使化脓性骨髓炎局限于骨髓的一部分。X线显示长骨干骺端或骨干皮质呈圆形或椭圆形低密度骨质破坏区，边缘较整齐，周围密度增高为骨质硬化反应，硬化带与正常骨质间无明确分界。手术处理清除脓液，彻底刮除腔壁肉芽组织，缝合伤口，滴注引流，合理使用有效抗生素治疗。

3. 创伤后骨髓炎　是一种开放性骨折术后或骨折切复内固定或其他骨关节术后出现的骨组织感染。病变在骨折端附近，急性期感染以骨髓腔内感染最严重，表现为高热、寒战等毒血症症状，与急性血源性骨髓炎相似。另一种是骨折附近的皮肤肌肉坏死感染，使失去血供的骨折端暴露在空气中干燥坏死，病程转为慢性，常伴有感染性骨不连或骨缺损，病程迁延不愈，治疗较为棘手。急性期立即开窗引流、分次清创。慢性期骨外露在骨密质上钻洞使肉芽组织覆盖骨面或去除死骨；骨缺损者在伤后6个月未复发，才可行植骨手术；伴有皮肤缺损者进行植皮术；开放性骨折有大段骨坏死者，取出坏死骨必须在短期内行外固定术，防止肢体短缩，并在合适时间内行植骨术。

## 三、临床表现

慢性骨髓炎者通常在静止期症状较轻，有反复发作病史；患肢增粗、变形，儿童发病者，是由于骨骺破坏而影响骨骼生长发育，使患肢出现缩短或内、外翻畸形，并有不同程度的肌肉萎缩和功能障碍；患部皮肤薄且色泽暗，易破损引起经久不愈的溃疡或窦道，窦道口会流出臭味脓液；如果急性发作时，局部出现红、肿、热、痛现象，同时全身出现消瘦、贫血等慢性中毒症状。

## 四、辅助检查

1. 送脓液涂片检查、细菌培养及药物敏感试验。

2. X线检查　X线片表现为骨质不规则增厚和硬化。有残留的骨吸收区或空洞，其中可有大小不等的死骨；有时看不到骨髓腔。小骨腔和小死骨在硬化骨中有的不能显影，所以实际存在的数目往往比照片上所显示的多。为了明确死骨或骨腔与窦道的关系，可用碘油或12.5%碘化钠溶液做窦道造影。

3. 皮肤疑有恶变者，应行病理检查。

## 五、诊断

根据既往有急性骨髓炎或开放性骨折病史，局部病灶检查及X线片检查提示有脓腔或小型死骨等，可以诊断。CT检查可以显示脓腔与小型死骨。需与结核性骨髓炎、骨样瘤、骨干肉瘤、成骨细胞瘤相鉴别。

## 六、治疗

慢性化脓性骨髓炎的治疗原则：是应尽可能彻底清除病灶，摘除死骨，消灭无效腔，改善局部的血液循环，促进创面的愈合。

1. 手术适应证

（1）骨髓炎处于静止期，局部肿痛不明显，窦道有少量脓液流出。

（2）脓肿形成，骨髓内脓肿。

（3）瘘孔形成。

（4）死骨、畸形。

（5）骨不愈合及假关节。

（6）异物如钢板、髓内钉等存留。

2. 手术禁忌证

（1）在慢性骨髓炎急性发作时仅可行切开引流术而不宜做骨的其他手术。

（2）包壳未充分形成前，过早摘除大块死骨容易发生病理性骨折，此外还可导致骨质缺损。

（3）开放性骨折合并感染，在骨折未愈合前不宜摘除死骨，否则造成骨质缺损。

3. 手术方法

（1）病灶清除术：彻底去除窦道、瘢痕组织、死骨、异物，刮除无效腔中的肉芽组织，切除不健康的骨质及空腔边缘。但应注意不可去除过多骨质，以免发生骨折。

（2）彻底清除病灶，滴注引流：彻底清除病灶后置入冲洗引流管，持续冲洗引流。由于伤口的充分冲洗引流，感染容易控制，创面多能一期愈合，随着骨腔凝血机化、骨化而修复骨缺损。

（3）消灭无效腔的手术：股骨、胫骨慢性化脓性骨髓炎，在病灶清除术后如无效腔很大，可用带蒂大网膜或肌瓣充填无效腔。肌瓣不宜太大，避免蒂部扭转及受压。

（4）病骨切除：有些部位的慢性骨髓炎如肋骨、腓骨中上段、髂骨和股骨大粗隆等，因对功能影响不大，可手术切除病骨。

（5）截肢：病程较长的慢性骨髓炎骨质受累广泛，患肢功能完全丧失、失用；

或周围皮肤恶变；或严重感染不能控制，甚至危及患者生命时，经慎重考虑后，可考虑截肢。

（6）庆大霉素：聚甲基丙烯甲酯链珠：病灶清除后以其填充于骨缺损的局部，通过局部高浓度抗生素的逐步释放治疗骨髓炎，疗效满意，5～7d后逐步抽出，对缺损较大者可于感染控制后二期植骨时取出。

## 七、管理及康复教育

### （一）术前管理

1. 心理疏导　患者因病程长，行动不便、社交活动少，使其对手术效果期望悲观，对手术效果抱有疑虑，对生活学习和工作的能力担忧。要理解患者的心情，尽量满足患者的要求。对患者要多加鼓励，做好心理诱导，现身说法，以增加对疾病及手术的认识和信心。

2. 术前管理　根据患者的年龄、全身伴随症状情况，评估患者对手术的耐受情况，术前做好各项常规检查，包括血、便，肝、肾功能，血电解质，空腹血糖，出凝血时间，血沉、C反应蛋白、心电图、胸片，X线摄片定位检查，以及根据内科病史所需要的特殊检查，如有心血管疾病者进一步检查心脏功能。

3. 药物管理　手术前应先取窦道溢液做细菌培养和药敏试验，通常在手术前2d即开始应用抗生素，使手术部位有足够的抗生素浓度。

4. 皮肤准备　做好切口周围的皮肤清洁、消毒，加强对切口换药，控制创面炎症。如果要进行自体髂骨植骨、皮瓣移植，要求供区无瘢痕、无皮肤病。

5. 饮食管理　慢性骨髓炎为长期消耗性疾病，体质虚弱，应多吃高蛋白、高维生素、高热量、易消化食物。必要时给予静脉高营养输入，输新鲜血、人血白蛋白、氨基酸等营养物质，增强机体抵抗力。

### （二）术后管理

1. 生命体征的观察　术后按硬膜外麻醉后护理，予去枕平卧6h，给予床边心电监护，严密观察生命体征的变化。及时复查血常规、电解质，根据病情给予补液、补充热量；血红蛋白、清蛋白低时，根据医嘱输血、血浆及人血白蛋白，增强患者的抵抗力。根据血培养及切口分泌物的细菌培养结果，遵医嘱联合、足量合理使用抗生素，现配现用，按时给药，保证抗生素的效用。观察患者用药效果、体温变化及局部疼痛、红肿等情况。

2. 体位管理　患肢抬高30°～45°略高于心脏水平，敷料包扎不宜过紧，预防和减轻水肿。取舒适的卧位，并每隔2h翻身1次，避免患肢受压。

3. 移植皮瓣的观察与管理　病灶清除术后，伤口因软组织缺失，难以闭合，目前常用局部随意皮瓣、带血管的皮瓣、游离皮肤肌肉瓣和复合组织瓣等方法治疗。观察皮瓣色泽、温度、肿胀、毛细血管充盈度的反应。皮瓣苍白、局部温度下降、毛细血管充盈度时间延长，应考虑动脉供血不足；如有发绀、水疱、肿胀现象，应考虑静脉回流障碍，需报告医生及时处理。遵医嘱合理使用镇痛药，缓解疼痛防止血管痉挛。皮瓣修复后需局部制动，保护患肢，搬动时动作易轻、稳，减少刺激。桥式交叉皮瓣术后，双下肢严格制动 6 周，密切注意皮瓣蒂部，避免牵拉受压及扭曲。

4. 切口的持续管理。

5. 并发症的管理

（1）切口出血、皮瓣坏死：观察皮瓣下有无出血，皮瓣有无明显肿胀，如切口周围活动性出血，负压引流液过多，轻者可引起血肿，压迫皮瓣造成皮瓣血液循环危象。重者因失血过多而导致休克，故密切观察病情，一旦发现问题立即通知医生及时处理，并做好手术探查准备。

（2）肌肉萎缩、关节僵硬：当肢体石膏固定而不能进行活动时，应抬高患肢，指导练习肌肉等长收缩运动，次数由少到多，强度由弱到强，每次以患者感觉肌肉轻微酸痛为度，循序渐进，不可用力过猛，防止病理性骨折。按摩患肢，未固定的关节应进行主动活动，做引体向上、抬臀、深呼吸活动，促进血液循环，减少并发症的发生。

（3）压疮：详见本章第一节急性化脓性骨髓炎并发症护理。

（4）病理性骨折：详见本章第一节急性化脓性骨髓炎并发症护理。

（三）康复教育

1. 功能锻炼

（1）踝关节跖屈运动训练：逐渐屈伸足踝部，术后患者在麻醉清醒后即可练习，每日 5 ～ 6 次，每次 10 ～ 20min。拔管后即可指导患者踝关节主动屈伸活动及股四头肌等长收缩锻炼，每天 3 次，每次 15 ～ 20min。

（2）踝旋转运动训练：活动踝部先向顺时针旋转，每天 5 ～ 6 次，每次 10 ～ 20min。拔管 7d 后，做膝关节屈伸活动，每天 3 次，每次 10 ～ 15min，根据情况逐渐增加活动次数及时间。

（3）下肢肌肉运动训练：①收缩臀部。双下肢伸直分开，用力收紧臀部肌肉，开始维持 1s，以后增加到 5s，然后放松，可反复进行。②外展动作。把下肢滑向外侧，越远越好，再收回。③收缩大腿前方肌肉。双下肢伸直，收缩大腿肌肉，每次 5 ～ 10s。每日 3 ～ 5 次，每次 10 ～ 15min。

（4）直腿抬高运动训练：绷紧大腿肌肉，直到下肢在床上完全伸直，然后从床上将下肢抬高 5 ～ 10cm，维持 5 ～ 10s，每日 3 ～ 6 次，每次 10 ～ 20min。

2. 向患者宣传疾病相关知识，勇于面对现实，保持心情舒畅。慢性骨髓炎较顽固，可反复急性发作，迁延不愈，治疗时间较长。患者及家属对此应有充分的思想准备，以便坚持系统而完整的治疗，消除悲观、绝望的情绪，树立战胜疾病信心，积极配合治疗。

3. 增强机体抵抗力，加强营养的补充，应进食优质蛋白，如鸡蛋、牛奶、瘦肉及动物血、肝、肾等，增加机体抵抗力。同时要求患者每日多饮水，多食新鲜蔬菜、水果，防止便秘。

4. 出院指导。①出院带药者：向患者交代服药方法，嘱其按时服药，并观察药物反应，避免双重感染，注意过敏及毒性反应。②休息和活动：嘱患者不能过早进行剧烈运动，避免意外损伤，防止病理性骨折。卧床时做引体向上、深呼吸等运动，改善血液循环，改善心、肺功能，减少并发症。③保持患肢皮肤清洁，防止感染。加强营养，增强机体抵抗力。④定期复查，如有不适及时就医。

## 第三节　脊柱结核的健康管理与康复教育

脊柱结核发生率较高，约占整个骨、关节结核的 50%，多见于青少年。脊柱结核中的绝大多数（99%）是椎体结核。在整个脊柱中腰段的患病率最高，胸段其次，胸腰段位居第 3 位。性别方面无显著差异。

### 一、病因

1. 全身因素　结核分枝杆菌绝大多数来源于肺部病灶，随血行到骨与关节组织后长期潜伏，伺机发作。已感染过结核病或已接种过卡介苗的人，抵抗结核的能力较强。过于劳累、营养不良、患有其他慢性疾病时抵抗力弱，遗传、某些激素可降低免疫力而易患结核。

2. 局部因素　慢性劳损和轻微外伤，可降低局部抵抗力而诱发结核。如椎体结核高发的原因可能与椎体解剖生理有关：椎体负重大易损伤、椎体内以骨松质为主、椎体上很少有肌肉附着、椎体滋养动脉多为终末动脉。

### 二、分类

脊柱椎体结核分为两型：中心型和边缘型。儿童以中心型多见，椎体常呈楔形而椎间隙正常。边缘型以成人多见，常累及邻近椎体，使椎间隙变窄或消失。椎旁脓肿多见于胸椎，骶椎次之，颈椎及腰椎少见，截瘫是脊柱结核的严重并发症。

## 三、临床表现

起病缓慢，病程长，故发现较晚。少数患者在查体时偶然被发现。只有少数患者起病急剧，全身和局部症状明显。临床表现与年龄、健康状况、局部感染、病期及脓肿、窦道、神经受累与否有关。

1. 全身症状 一般结核症状不易被发现，早期可有全身不适、脉快、食欲缺乏、消瘦、贫血、午后低热、盗汗乏力等全身中毒症状。

2. 局部症状

（1）疼痛：腰背部钝痛，休息时则轻，劳累后加重，咳嗽、打喷嚏或持物时加重。体格检查时局部有压痛及叩击痛。

（2）强迫姿势：如腰椎结核患者从地上拾物时出现拾物试验阳性，即拾物时尽量屈膝屈髋，避免弯腰。颈椎结核患者头前倾、颈缩短，呈斜颈畸形等。

（3）脊柱活动受限：胸椎因活动幅度小，受限影响较小。颈椎和腰椎如有病变，活动受限明显。

（4）脊柱后凸畸形：胸椎及胸腰椎患者后凸畸形明显，颈椎和腰椎后凸畸形不明显。

（5）寒性脓肿和窦道：腰椎患者可有椎旁脓肿、腰大肌脓肿。颈椎患者可出现咽后壁脓肿等。

（6）截瘫：脊髓受压患者出现肢体感觉活动减弱或消失。

3. X线表现

（1）生理弧度改变：颈、腰椎生理前凸减少、消失。胸椎后凸在病灶部位增加，少数侧弯。

（2）椎体形状改变：椎体变窄，边缘不齐，密度不匀，可见死骨形成。

（3）椎间隙改变：椎间隙变窄或消失。

（4）椎体周围软组织改变：颈椎可见椎前软组织阴影增大，气管被推向前方或一侧。胸椎可见不同类型的椎旁脓肿阴影。腰大肌影隆起说明有腰大肌脓肿。

## 四、辅助检查

1. 实验室检查

（1）红细胞沉降率：结核活动期对诊断有帮助，但不具特异性。

（2）结核菌素试验：5 岁以上大部分为阳性，对诊断帮助不大，出现强阳性应重视。5 岁以下有帮助，因为阴性转为阳性表明感染时间不长。

（3）结核菌培养：留取痰液或抽取脓肿脓液，阳性率 50% ～ 60%，确诊率不高。

2. 病理检查　可确诊方法：①粗针头吸取；②小切口活检；③手术取标本。

3. 影像检查　X 线能确定病变部位和程度；CT 更具优越性，能确切定位、定性；MRI 对于椎旁脓肿的显示比前两者为好。

## 五、诊断

1. 脊柱非特异性感染　脊柱非特异性感染多由金黄色葡萄球菌、链球菌经血源感染或局部感染蔓延而来，单纯的腰大肌脓肿大多来源于肠道感染性病变。多起病较急，有高热等严重中毒症状，疼痛剧烈。典型 X 线可见骨质增生硬化，形成骨桥及椎体融合，很少发生楔形变和后凸畸形。

2. 脊柱肿瘤　脊柱肿瘤一般只累及一个椎体，相邻椎间隙宽度保持正常，破坏常在椎弓根。老年患者的脊柱肿瘤绝大多数为转移瘤，应注意寻找原发肿瘤线索。

3. 强直性脊柱炎　强直性脊柱炎常出现脊柱运动受限，血沉增快，累及多数椎体，同时伴有骶髂关节病变。X 线片可见韧带骨化，呈“竹节样”改变，椎体无破坏，无软组织增宽影。

## 六、治疗

1. 治疗原则　全身支持、化学治疗、局部制动及外科干预；化学治疗是结核治愈的根本措施，外科治疗为辅。

2. 非手术治疗

（1）一般治疗：休息、加强营养。

（2）抗结核药物：早期、联用、适量、规律、全程原则。临床上常用且疗效较好的药物是：异烟肼、利福平、乙胺丁醇、链霉素、卡那霉素等。一般联合应用 3 ～ 4 种药物，可减少耐药菌株。现在临床上将吡嗪酰胺与其他抗结核药物联合使用，因为吡嗪酰胺对细胞内结核分枝杆菌有效，而且每天不超过 0.6 ～ 1.0g，对肝不良反应小。

（3）各种固定支架：根据脊柱稳定性恢复的情况决定佩戴时间，一般可戴 6 ～ 12 个月。

（4）牵引治疗：对于颈椎结核的患者可予枕颌带牵引和颅骨牵引。以防止脱位、病理性骨折和后突畸形。

3. 手术治疗　若非手术治疗不能控制病情发展，死骨明显形成，脓肿较大，经久不愈的窦道，或合并截瘫等，应在积极的术前准备下行手术治疗。

（1）手术目的：是清除病灶内不可逆病变，改善血供，提高局部药物浓度和组织修复力；解除脊髓压力；重建脊柱稳定性，预防畸形进展；缩短疗效。

（2）常见的手术方式有：单纯病灶清除术；病灶清除并植骨融合术；病灶清除、植骨融合并内固定术。

4. 并发症的治疗

（1）脓肿的治疗：如脓肿过大，宜先用穿刺法吸出脓汁，注入链霉素，以免脓肿破溃和发生继发性感染以及窦道形成。在适当时机应尽早进行病灶清除术和脓肿切除或刮除。

（2）截瘫的治疗：脊椎结核合并截瘫的约有10%，应预防为主，主要措施是结核活动期不要负重，加强卧床休息和抗结核药物治疗等。如已发生截瘫，应尽早期手术治疗，如脊柱前路植骨融合术、脊柱后路植骨融合术、脊柱病灶清除等，是治疗本病及防止截瘫的常用方法，大多可以取得良好的恢复。

## 七、管理及康复教育

### （一）术前管理

1. 心理疏导　结核病患者的病程较漫长，尤其是青少年，是正在学习和工作的年龄，因病情所致，表现乏力，活动受限，或肢体畸形甚至残疾，使其有不同程度的焦虑、悲观，对生活或前途失去信心。因此，向其介绍疾病相关知识，治疗手段、目的和效果，使患者摆脱消极情绪，积极配合治疗。同时保持病房整洁、安静、舒适、空气流通、阳光充足，多与患者沟通交流，减轻患者的心理负担。

2. 必要的检查　术前应仔细体检并进行肺部X线、痰涂片抗酸菌染色、结核抗体等多项检查以鉴别是否存在活动性肺结核或其他部位的结核病灶。对病期长，窦道分泌物多的患者，应检查肝、肾功能。需严密监测血常规，了解贫血程度。定时复查血沉（ESR），只有待ESR＜25mm/h或呈持续明显下降即可接受手术。脊柱结核并发截瘫者应做CT及MRI检查，了解病变情况，以便进行手术设计。

3. 饮食管理　结核是一种消耗性疾病，贫血是结核患者最常见的并发症，贫血得不到及时纠正，会给手术带来安全隐患。所以术前给予高蛋白、高热量、富含维生素、易消化的饮食，以增强抵抗力。若某些患者出现顽固性贫血，或者贫血较重，短时间内无法恢复到满意水平，可采用输注白蛋白和红细胞悬液的方法进行纠正，必要时少量多次输新鲜血。

4. 预防病理性骨折　入院后强调卧床休息的必要性，脊柱结核患者不能下地活动，以免发生病理性骨折导致瘫痪或瘫痪加重。应立即卧床休息，并进行床上排便训练，以免术后由于不习惯而造成排便困难。预防术后肠胀气，术前肠道准备极为重要，术前1d禁食易产气的食物，如豆类、乳类，术前1d肥皂水500ml低压灌肠。

5. 用药管理　术前应用抗结核药物至少2周，有窦道合并感染者应用广谱抗生素至少1周。主要是防止病变的扩散，抑制结核分枝杆菌使处于稳定期。结核药物具有一定的不良反应，如异烟肼，可出现多发性神经炎和精神症状；利福平，有肝损害、胃肠道反应（晨空腹服用）、皮肤反应（瘙痒、皮疹）、流感样反应（发热、头痛、肌肉无力），如与异烟肼合用可加重肝损；乙胺丁醇，可引起1%患者可逆的视觉减退或丧失，初期表现是色觉障碍；链霉素，不良反应为耳蜗器官受累，造成听神经损害，一旦发生很难恢复，还可损害肾功能。所以服药期间要严密观察不良反应，做到及时发现，及时处理。

6. 呼吸功能训练　患者因为手术后安置胸腔引流管、疼痛、体位不适，所以不敢咳嗽、深呼吸，加上患者免疫力较差，易并发肺炎、肺不张、胸腔积液等。术前教会患者掌握正确的深呼吸方法，便于术后尽早进行锻炼，促使肺复张，减少并发症。主要方法是：患者平卧床上，用手平放在患者胸壁，然后逐渐离开胸壁，患者用鼻深吸气努力抬高胸壁，然后用口呼吸。

（二）术后管理

1. 一般管理　妥善安置好患者，固定好各种引流管，术后床边心电监护，监测血压、心率、心律、呼吸和血氧饱和度，特别注意血氧饱和度变化。术后予吸氧，氧流量2～4L/min，浓度35%，以使氧饱和度达到95%～99%，直至拔除引流管。术后24h内加强巡视，并做好护理记录。由于手术出血量多，易发生血容量不足，而低血容量往往会影响脊髓功能的恢复。因此监测生命体征是护理重点：严密注意患者面色改变、有无恶心、哈欠、头晕等血容量不足早期征象。注意创面有无渗血、出血及引流的量，记录尿量，评估输入量与出量是否平衡。

2. 脊髓神经功能观察　因为术中器械、内固定及植骨块等均有可能使脊髓功能损伤。术后应严密观察患者双下肢活动感觉及肌力情况，用手触摸脚趾检查下肢活动、感觉，并与术前进行比较。术后24h每2h详细记录1次，如出现局部、单侧或双下肢麻木，疼痛加重，活动或感觉减弱甚至消失，应及时报告医生。以便早期查找原因，早期处理。必要时，再次手术探查。

3. 切口引流管的观察　各引流管固定的位置要正确、牢固，不可扭曲，避免切口受压引起疼痛加重。严密观察切口渗血及引流液的量、颜色。定时从引流管近端向远端挤压，促进切口渗液尽快排出，确保有效引流。准确记录引流液的量、颜色、性状。保持切口敷料的清洁干燥，如有血液外渗应及时更换，避免感染。如引流液较清澈或为淡红色液体，需高度怀疑脑脊液漏。此时要立即夹管或改负压引流为普通引流，去枕平卧，通知当班医生处理。切口引流术后48h引流量＜50ml，且颜色为淡血性，局部无肿胀，可考虑拔管。

放置胸腔闭式引流管的患者，给予持续低压吸引，压力维持在6.67kPa（50mmHg）左右，如引流量＞100ml/h，且颜色为鲜红色血性液引出，连续3h，应考虑有活动性出血，立即停止低压吸引并报告医生。在更换胸腔闭式引流瓶和搬运患者时，务必双重夹管，以防空气进入胸膜腔。定时记录引流液性状、颜色及量，注意呼吸、呼吸音及有无皮下气肿情况。一般引流时间为48～72h。当胸片提示无气胸、且引流量＜50ml/d时，可夹闭胸腔引流管。夹管24h内观察患者有无胸闷、呼吸困难、切口漏气、渗血、皮下气肿等，如无上述症状可拔管。

4. 呼吸道管理　术后常规雾化吸入，促进排痰；每小时指导有效咳嗽1～2次，咳嗽前为患者拍背做深呼吸5～6次，咳嗽时用手随患者呼吸按压其两侧胸廓，尽量减轻胸壁震动和切口疼痛。咳嗽时不要过于剧烈、频繁，以免增大切口张力引起疼痛和影响切口愈合。患者由于切口疼痛不敢咳嗽、咳痰前可用镇痛药。另外，每2h指导患者按术前呼吸训练方法做深呼吸10～15次，以促进肺复张。

5. 体位管理　因结核患者大多消瘦，抵抗力差，不及时翻身易引起压疮。一般术后平卧6h，同时还可有压迫止血的作用。6h后开始轴式翻身，防止脊柱上下部分反向扭曲，翻身时身下垫软枕，保持45°倾斜角。手术当天一般给予健侧卧位与仰卧位交替。避免开胸侧卧位，以免折叠引流管、加重疼痛及影响肺部通气。要求每2h翻身1次。术后第二天给予45°半侧卧，每2h交替轴向翻身。颈椎手术后翻身时应保持头与躯干一直线，如内固定坚固，术后第3天可摇高床头鼓励患者早期活动。病灶清除和椎间融合患者术后制动时间为颈椎3个月，胸、腰椎5～6个月，当植骨均已融合，可起床活动不需用任何支具。

6. 胃肠道的管理　患者需经侧前方腹膜外途径手术，此术式对胃肠道干扰大，明显影响了肠蠕动。术后患者常有腹胀，因此，术后要求患者禁食，直到肠功能恢复正常，肛门排气后可逐渐进流质、半流、普食，需要3～5d恢复正常普食，早期进食要少量多餐。且不要过早进含糖高的食物和豆类食品，以免加重腹胀。食物温度不可过热，避免辛辣、刺激以免引起呛咳。鼓励多食高蛋白、高热量、高维生素、富含纤维素的食物。如鱼、蛋、禽、奶、肉、新鲜蔬菜、水果等充足的能量供给，以补充机体消耗，改善患者全身营养状况、促进康复。对一些食欲缺乏的患者，必要时可提供静脉营养支持。

7. 乳糜漏　上胸椎手术易损伤胸导管，如发生有损伤要及时缝扎。一旦发现引流物为浑浊白色，每日引流量> 200ml，应视为乳糜漏，需立即禁食，静脉维持水电解质平衡，一般能自愈。经 1 ～ 2 周治疗仍不愈者，可考虑开胸手术结扎胸导管。

8. 纵隔和肺部感染　减少手术创伤，充分引流，做好呼吸道护理可减少此类并发症的发生。

（三）康复教育

1. 功能锻炼方法　术后当天切口疼痛、麻醉作用，患者感疲乏无力，鼓励其静养休息。术后第 2 天指导患者做主动膝关节伸屈运动，股四头肌等长收缩运动及踝关节趾屈背伸动作，预防肌肉萎缩和关节僵直。术后第 3 天，切口引流管拔除后做直腿抬高练习，角度由能离开床面开始，逐渐增加，注意抬腿后维持高度数秒再放下，两腿交替进行，逐渐增加次数。1 周后做对抗性直腿抬高运动，外加阻抗力，增加运动强度及难度，以不疲劳和疼痛为度。1 个月后加强腰背肌锻炼，做双下肢直腿抬高或五点支撑法，每天上、下午各 1 次。

2. 术后复查时间　在出院时告知患者分别于 3 个月、6 个月、1 年到治疗医院或本地医院复查，以了解疾病的转归。

3. 休息与饮食　出院后适当休息，防止过度劳累，好转期患者可从事轻体力工作，做到劳逸结合。注意饮食营养，进食高蛋白、高热量、高维生素、粗纤维、丰富果胶成分的饮食，以增强抵抗力。预防感冒或各种感染，因感冒或感染时机体抵抗力下降，疾病容易复发。

4. 坚持药物治疗　因为脊柱结核病灶进展较慢、血液供应较差，影响药物的渗入，因而用药时间较长，一般抗结核治疗 12 ～ 18 个月。观察药物毒性反应，定期到医院检查血常规、血沉、肝功能、听力等，并向医师汇报主观症状。

5. 了解痊愈标准，避免过早中断治疗。治愈标准为：

（1）全身情况良好，体温正常，食欲好，红细胞沉降率正常。

（2）局部无明显症状，无脓肿或窦道。

（3）X 线片示脓肿消失或钙化，无死骨或已被吸收、替代，骨质疏松好转，病灶边缘骨轮廓清晰或关节已融合。符合上述 3 项者表示病变已停止。起床活动 1 年或工作半年后仍能保持上述 3 项指标者，表示已基本治愈。若术后经过一段时间的活动后，一般情况变差，症状复发，红细胞沉降率增快，表示疾病未治愈或静止后又趋于活动，仍应继续全身治疗。

# 第七章　腰腿痛和颈肩痛的健康管理与康复教育

## 第一节　腰椎间盘突出的健康管理与康复教育

腰椎间盘突出是指因腰椎间盘变性、破裂后髓核突向后方或突至椎板内，致使相邻组织遭受刺激或压迫而出现的一系列临床症状。腰椎间盘突出症为腰腿痛常见原因之一，突出部位以腰 4 ～ 5 和腰 5 至骶 1 为主，大部分患者经非手术治疗可获痊愈，只有不超过 10% 的患者需手术治疗。

### 一、病因

（一）一般原因

1. 腰椎间盘的退行性改变是基本因素髓核的退变主要表现为含水量的降低，并可因失水引起椎节失稳、松动等小范围的病理改变；纤维环的退变主要表现为坚韧程度的降低。

2. 损伤　长期反复的外力造成轻微损害，加重了退变的程度。

3. 椎间盘自身解剖因素的弱点椎间盘在成年之后逐渐缺乏血液循环，修复能力差。在上述因素作用的基础上，某种可导致椎间盘所承受压力突然升高的诱发因素，即可能使弹性较差的髓核穿过已变得不太坚韧的纤维环，造成髓核突出。

4. 遗传因素　腰椎间盘突出症有家族性发病的报道。

5. 腰骶先天异常　包括腰椎骶化、骶椎腰化、半椎体畸形、小关节畸形和关节突不对称等。上述因素可使下腰椎承受的应力发生改变，从而构成椎间盘内压升高和易发生退变和损伤。

6. 诱发因素　在椎间盘退行性变的基础上，某种可诱发椎间隙压力突然升高的因素可致髓核突出。常见的诱发因素有增加腹压、腰姿不正、突然负重、妊娠、受寒和受潮等。

（二）诱发因素

1. 退行性变　是基本因素。随年龄增长，纤维环和髓核含水量逐渐减少，使髓核张力下降，椎间盘变薄。同时，透明质酸及角化硫酸盐减少，低分子量糖蛋白增加，原纤维变性及胶原纤维沉积增加，髓核失去弹性，椎间盘结构松弛、软骨板囊性变。MRI 证实，15 岁青少年已可发生椎间盘退行性变。

2. 损伤　积累伤是椎间盘变性的主要原因，也是椎间盘突出的诱因。积累损伤中，反复弯腰、扭转动作最易引起椎间盘损伤，故本症与某些职业、工种有密切关系。

3. 遗传因素　有色人种发病率低；小于 20 岁的青少年患者中约 32% 有阳性家族史。

4. 妊娠常见的诱发因素

（1）腹压增高，如剧烈咳嗽、便秘时用力排便等。

（2）姿势不当，当腰部处于屈曲位时，如突然加以旋转则易诱发髓核突出。

（3）突然负重，在未有充分准备时，突然使腰部负荷增加，易引起髓核突出。

（4）腰部外伤，急性外伤时可波及纤维环、软骨板等结构，而促使已退变的髓核突出。

（5）职业因素，如汽车驾驶员长期处于坐位和颠簸状态，易诱发椎间盘突出。

（6）身高与体重。

（7）环境因素，如受凉、湿冷。

## 二、分型

从病理变化及 CT、MRI 表现，结合治疗方法可作以下分型。

1. 膨隆型　纤维环部分破裂，而表层尚完整，此时髓核因压力而向椎管内局限性隆起，但表面光滑。这一类型经保守治疗大多可缓解或治愈。

2. 突出型　纤维环完全破裂，髓核突向椎管，仅有后纵韧带或一层纤维膜覆盖，表面高低不平或呈菜花状，常需手术治疗。

3. 脱垂游离型　破裂突出的椎间盘组织或碎块脱入椎管内或完全游离。此型不单可引起神经根症状，还容易导致马尾神经症状，非手术治疗往往无效。

4. Schmorl 结节　髓核经上下终板软骨的裂隙进入椎体松质骨内，一般仅有腰痛，无神经根症状，多不需要手术治疗。

## 三、临床表现

1. 腰痛　绝大部分患者有此症状，主要是由于变性的髓核进入椎体内或后纵韧带处，引起化学性和机械性神经根炎，以持续性腰背部钝痛为多见，有些也表现为腰背部痉挛性剧痛。

2. 坐骨神经痛　主要是因为突出的椎间盘对脊神经根造成化学性和机械性刺激，表现为腰部至大腿及小腿后侧的放射性疼痛或麻木感。肢体麻木多与下肢放射痛伴发。

3. 脊柱活动受限。

4. 肢体冷感　少数患者自觉肢体发冷、发凉。

5. 间歇性跛行　主要是因为髓核突出的情况下可继发椎管狭窄，当行走时椎管内受阻的椎静脉丛扩张，加重对神经根的压迫所致。

6. 肌肉麻痹　多因根性受损使所支配的肌肉出现程度不同的麻痹症。

7. 马尾神经症状　主要表现为会阴部麻木和刺痛感，排便和排尿困难。

8. 体格检查　可发现腰椎生理曲度改变，腰背部压痛和叩痛，直腿抬高试验阳性。

## 四、辅助检查

尽管可通过病史和物理检查作出腰椎间盘突出的诊断，但仍需要进行影像学检查以排除其他病变，如肿瘤或感染等。

1. X线检查　一般需要常规拍腰椎正侧位X线片，疑有腰椎弓峡部不连者，还需拍腰椎左、右斜位片。在腰椎X线平片上，部分腰椎间盘突出患者可无异常变化，部分患者可有一些非特异性变化。因此，不能依靠X线平片作为诊断腰椎间盘突出症的依据，但可以借助X线片排除一些脊椎骨性疾患，如结核、肿瘤、脊柱滑脱等。

2. CT扫描　高分辨率的CT检查图像，可清楚地显示椎间盘突出的部位、大小、形态和神经根、硬膜囊受压移位的形象，同时可显示椎板及黄韧带肥厚、小关节增生肥大、椎管及侧隐窝狭窄等情况。CT对椎间盘突出诊断准确率为80%～90%。CT检查对患者的照射剂量小，可列为基本无害的诊断手段。

3. MRI检查　目前，腰椎间盘突出最有效的检查手段是MRI。

4. 其他检查　脊髓造影、B超、肌电图等。

## 五、诊断

1. 腰椎结核　患者有腰痛，少数右神经根激惹症状，也可合并截瘫。结核患者多有全身症状，如午后低热、夜间盗汗、消瘦疲倦、贫血、血沉加快等全身症状。若出现坐骨神经痛，其发病缓慢而持续。脊柱可出现后凸畸形，下腹部可摸到包块。X线片显示椎体骨质破坏、死骨形成、椎间隙变窄、椎旁脓肿等。

2. 腰椎肿瘤　椎体及附件多为转移性肿瘤。这些肿瘤均可压迫神经组织引起症状。症状出现处多无外伤史，呈进行性加重，神经损害严重程度与肿瘤大小有关，休息不能缓解症状。累及骨性结果的肿瘤在X线片和CT片上多可显示病变，非骨性组织的肿瘤应首选MRI检查。

3. 劳损　腰肌劳损、腰骶劳损或骶髂劳损者有时与腰椎间盘突出相混淆。患者可有一侧腰痛、臀痛及股外侧疼痛或不适，脊柱侧弯和活动受限以及直腿抬高受限等表现，多为脊神经后支受累。放射痛的症状和体征多不累及小腿和足，无肌力、感觉和反射改变。压痛部位多在椎旁肌或骶髂部，不在棘突间旁侧，且无放射性疼痛。鉴别诊断可能需要做 CT 扫描。

4. 腰椎管狭窄　间歇性跛行是该病最突出的症状，行走一段距离后，下肢出现酸痛、麻木、无力，蹲下休息后才能继续行走，骑自行车和卧床多无症状。检查可无任何异常体征。少数患者可有根性神经损伤表现。严重的中央型椎管狭窄可出现大小便功能障碍。应注意腰椎间盘突出症往往与腰椎管狭窄症同时存在，发生率高达 40% 以上。主要由临床判断，CT 对诊断有帮助。

5. 腰椎骨质疏松　该病多为老年或体弱患者，主要症状是腰痛，有时表现为臀部和髋部疼痛，少数有股前部或股外侧疼痛，一般不超过膝部。检查时直腿抬高试验疼痛可放射至股部和臀部，达不到小腿和足部。X 线检查可发现椎体楔形变或呈扁平椎，骨质疏松征象。

6. 骶髂部和髋部疾病　包括髂骨致密性骨炎、强直性脊柱炎、骶髂关节结核、肿瘤、髋关节结核、股骨头坏死、髋关节骨关节炎等，主要表现为臀部痛或髋痛，有时有下腰痛和股前部疼痛及膝部疼痛。检查直腿抬高时，抬高受限，有时伴有放射痛，同时检查屈髋屈膝试验和“4”字试验，多为阳性。一定要拍骨盆平片和骶髂部或髋部 CT 扫描，多可鉴别。

7. 腹腔和盆腔病变　腹膜后病变如泌尿系结石、转移肿瘤，盆腔女性性器官、直肠等病变，均可引起腰部、下腰部和骶尾部疼痛，有时会向会阴部和肛周放射。检查时必须检查腹部体征，鉴别困难时可请专科医师会诊。

## 六、治疗

### （一）非手术治疗

腰腿痛的非手术治疗方法多种多样，从简单的卧床休息至使用昂贵的牵引设备，所有这些治疗都报道了令人兴奋的治愈率，遗憾的是大多未经科学地论证。（坎贝尔）其目的是使椎间盘突出部分和受到刺激的神经根的炎性水肿加速消退，从而减轻或解除对神经根的刺激或压迫。非手术治疗主要适用于：一是年轻、初次发作、病程较短者；二是休息后症状可自行缓解者；三是 X 线检查无椎管狭窄者。

1. 卧床休息

（1）急性腰痛最简单的治疗方法是休息。卧床休息 2 天比长期卧床休息的效果更好。屈膝屈髋侧卧位并将一枕头垫于两腿之间，能明显解除椎间盘和神经根的压力。

（2）绝对卧床休息，强调大小便均不应下床或坐起，卧床3周后带腰围起床活动，3个月内不作弯腰持物动作。

2. 药物治疗

（1）可选用肌肉松弛、止痛、镇静药物，也可应用舒筋活血的中药制剂。

（2）用于治疗腰腿综合征的药物多种多样，其疗效也各不相同。在门诊患者的治疗中，当前倾向于不用强麻醉药和肌肉松弛药，特别是对于慢性腰腿痛患者，因为药物治疗常常引起成瘾和加重抑郁。短期口服激素与口服抗炎药一样可有帮助。建议用非甾体类药，可减轻疼痛和炎症反应（如双氯芬酸钠缓释胶囊、塞来昔布胶囊），肌肉松弛药物（如盐酸乙哌立松片），其他如复方辣椒碱乳膏、扶他林等。

3. 牵引

（1）采用骨盆牵引，牵引重量根据个体差异在7～15kg之间，抬高床足做反牵引，共2周。脊椎滑脱、活动型肝炎、孕妇、高血压和心脏病患者禁用。

（2）间断牵引，每日2次，每次1～2h。

4. 物理治疗　应慎重应用，练习的内容要适合患者的症状，而不是强迫患者进行一系列一成不变的活动。任何能加重疼痛的练习均应终止，下肢练习能增加肌力和缓解背部紧张，但也可能加重下肢的关节炎症状，这些治疗的真正益处在于改善患者的姿势和身体的机械功能状况，而不是增加肌力。

5. 推拿和按摩　具体方法繁多，国内这方面从业人员甚多，水平参差不齐，故疗效差异较大。应注意的是，暴力推拿按摩往往弊多无利。

6. 激素硬膜外注射　腰椎的激素硬膜外注射显然有一定的临床趋势。

（1）当患者有神经根损伤伴椎间盘突出或侧方椎管骨性狭窄时，一次成功的经椎管间孔注射治疗可使下肢放射痛的症状得到缓解，即使是暂时性的；但是这种患者通过手术治疗神经根疼痛效果良好。

（2）对穿刺治疗无效的患者及有根性疼痛至少超过12个月的患者，手术疗效较差。

（3）急性腰腿痛患者（少于3个月）对硬膜外皮质激素注射的反应良好。除非是有明确的再损伤导致急性椎间盘或神经根的损伤，否则手术后的患者对硬膜外激素注射治疗的反应较差。

（4）经椎板间入路：2ml倍他米松磷酸酯钠（6mg/ml）缓慢注入。

（5）经椎间孔入路：1ml0.75%利多卡因和1ml倍他米松磷酸酯钠（6mg/ml），共2ml液体缓慢注入。

（6）经尾部入路注射：3ml 1%利多卡因，3ml倍他米松磷酸酯钠（6mg/ml）及

4ml 无菌生理盐水，共 10ml 液体缓慢注入。

（7）常用长效皮质类固醇制剂加 2% 利多卡因行硬膜外注射，每 7 ～ 10 天 1 次，3 次为一疗程。间隔 2 ～ 4 周后可再用一疗程，如无效则无须再用此法。如无根据不宜任意加入其他药物共同注射，以免产生不良反应。

（二）手术治疗

当非手术治疗失败，就应考虑手术治疗。术前医师必须保证诊断正确，而且患者必须确认疼痛的程度和神经损害的情况已经需要进行手术。外科医师和患者都应该知道手术的目的不是治愈，而是解除症状。手术既不能终止导致椎间盘突出的病变过程，也不能使腰部恢复到以前的状态。术后仍需要保持良好的姿势和身体机械力学状态，不做包括弯腰、扭腰和脊柱屈曲位提重物等动作。如希望延长疼痛缓解期，患者生活方式需要做某些永久性的调整。

最适宜手术的患者是腿痛或疼痛主要集中于一侧的患者，其疼痛放散至膝关节以下，症状持续 6 周以上，经休息、抗炎治疗或硬膜外激素治疗缓解；非手术治疗至少 6 ～ 8 周后，症状又复发至最初的严重程度。

只有在马尾综合征并伴有明显神经功能损害，特别是大小便功能障碍时，必须进行手术摘除椎间盘，且需要急诊手术。其他情况下，椎间盘摘除术应是择期手术。

无论选择何种方式治疗椎间盘突出，患者都应该知道手术的目的是解除腿痛症状，而主要表现为腰痛的患者术后主要的痛苦可能不能解除。

手术原则：以最小的创伤，彻底切除一切致压物，较少地破坏脊柱的稳定结构，患者最短时间达到康复。

手术方式的选择：由小到大逐级升级。其顺序：开窗→扩大开窗→半椎板切除→全椎板切除。

微创外科是当今外科发展方向，随着社会活动的快节奏和高效率的发展，腰椎间盘突出患者突出更高的要求，即要求最小创伤，在最短时间内解除病痛，达到康复。随着高科技的发展，腰椎间盘的微创手术使这一愿望变成现实。

1. 介入治疗　介入的方法（间接减压的方法）包括射频间盘切除术、经皮激光椎间盘减压术、冷凝气化、臭氧（$O_3$）治疗和各种融核酶的方法，各种介入方法的组合（例如，臭氧加融核酶等）。

（1）髓核化学溶解法：本法是将胶原蛋白酶注入椎间盘内或硬脊膜与突出的髓核之间，利用这种酶选择性溶解髓核和纤维环，而基本不损害神经根的特点，使椎间盘内压力降低或突出髓核缩小达到缓解症状的目的。由于这种酶是一种生物制剂，故有产生过敏反应可能、或局部刺激出血、粘连再次影响神经根的功能，值得重视。

（2）臭氧、融核酶等方法，能够达到冷凝汽化等达不到的部位，但是容易造成椎间盘大面积退变，晚期椎间隙狭窄等。虽然是经皮微创手术但是有椎间隙感染病例。

（3）髓核激光气化术：原理和适应证同经皮髓核切吸术。

2. 经内镜治疗　经内镜治疗（直接减压的方法）包括经皮腰椎间盘切除术、椎间盘镜下椎间盘切除术等。

（1）经皮髓核切吸术（椎间盘切除术）：是通过椎间盘镜或特殊器械在 X 线监视下进入椎间隙，将部分髓核绞碎吸出，从而减轻了椎间盘内压力达到缓解症状的目的。主要适用于膨出或轻度突出型的患者，且不合并侧隐窝狭窄者。对椎间盘有游离碎块、髓核钙化和严重椎管狭窄等不宜应用。

（2）显微镜下椎间盘手术：①提高了医生手术操作的精确性，降低由于手术操作意外所致的并发症的发生。如：出血过多，神经根损伤，硬膜破裂及遗漏间盘碎块。②门诊手术。③不从事体力劳动的患者，术后 1 ～ 2 周恢复工作。体力工作者需要术后休息更长一些时间。

（3）脊柱内镜椎间盘切除手术：与以往的经皮椎间盘镜有本质的不同。它来源于关节镜的原理，将传统的开放椎间盘摘除技术缩小到内镜下完成。能将手术野清晰地显示在监视器上，配合专用的手术器械，切口小，出血少，正常组织破坏较小，能直视硬膜囊和神经根的受压情况，可以获得神经根彻底减压。①适应证：诊断明确、经非手术治疗无效的腰椎间盘突出症，包括极外侧型、椎间孔型、旁中央型和中央型。②禁忌证：椎管内感染、脊柱肿瘤等。由于有学习曲线的问题，初期的适应证较窄，随着技术的逐步提高，禁忌证逐渐缩小。移位的游离型椎间盘突出、合并畸形、间隙明显狭窄、椎管狭窄、小关节增生明显者也可以成为适应证。③一般术后 3 天下床，5 天出院，3 周后恢复工作。

优点：

1）创伤小：局部麻醉，皮肤切开 0.7cm，不插气管插管、尿管。

2）安全：后外侧入路，与后方入路椎间盘镜和传统手术入路不同，不经过椎管、不骚扰神经根和硬膜囊，不涉及椎管内静脉丛出血的问题。患者是局部麻醉，可以配合医生的手术过程，极大地避免手术的医源性损伤。加上有内镜微型摄像系统的全程跟踪，椎间盘清晰可见，降低了意外损伤。

3）快捷：恢复快，术后即刻腰腿痛的症状治疗即可缓解，即可下床行走。当天可以出院。

4）治愈后复发率低：椎间盘镜微创治疗的髓核摘除干净彻底，创伤小，降低了伤口出血、术后粘连等问题。

随着手术技术的提高，单纯脊柱内镜下手术可以占到各种椎间盘突出症患者的60%。其余的40%的患者，随着技术的提高，手术的比例也在变化中。

3. 开放性椎间盘手术

（1）单纯开窗腰椎间盘摘除术适合单纯间盘突出，包括膨出型、破裂型及脱出游离型。

（2）多节段开窗侧隐窝减压术适合老年人多节段椎间盘突出合并严重椎管狭窄，包括轻度椎间盘突出（常为多节段）、黄韧带肥厚、小关节增生肥大内聚、腰椎滑脱、侧突畸形。

（3）全椎板切除回植椎管成形术适合老年性全椎管狭窄症。

4. 椎间盘突出手术后的返修手术　诊断椎间盘再次突出比首次诊断椎间盘突出的难度大得多。椎间盘再次突出的临床表现可能与首次突出相同，但通常轴性疼痛在症状中所占比例更大。大多数再次突出发生在手术之后的相对早期——大约术后6个月内。

适应证：主要为椎间盘手术后同间隙同侧或对侧、相邻间隙复发，以及首次手术定位错误或减压不彻底，包括游离移位髓核、椎体后缘骨刺、侧隐窝狭窄、神经根管狭窄等，术后疼痛未缓解。返修的方法包括：单纯椎间盘镜下椎间盘切除术的方法、椎间盘镜下椎间盘切除术下的融合方法、小切口的单纯椎间盘摘除手术、小切口下的单侧入路椎管减压椎间融合手术、全椎板切除椎管减压椎间融合手术（PLIF）、外侧入路椎管间接减压融合手术。

5. 椎间盘切除和融合　Mixter和Barr首先提出在切除椎间盘的同时应作腰椎融合术，在此后前20年，此种方法盛行一时，最近，Frymoyer等和其他学者比较了单纯椎间盘切除和结合融合两种方法的结果。他们认为在治疗单纯的椎间盘突出时，附加融合手术几乎没有任何好处。这些研究确切地显示，脊柱融合的确增加了并发症的发生率，延缓了康复。腰椎融合术的指征应区别于因坐骨神经痛而切除椎间盘的指征。

6. 椎间盘突出手术疗效　有关开放性腰椎间盘突出症的手术治疗已有一些前瞻性研究和大量回顾性综述，由于患者的选择、治疗方法、评价方法和随访时间与结论的不同，治疗结果相差很大，疗效良好者占46%～97%，并发症发生率从无到超过10%，再次手术率从4%到超过20%。

## 七、管理及康复教育

### （一）术前管理

1. 心理疏导　腰椎间盘突出症患者大多病程长，反复发作、痛苦大，给生活及工作带来极大不便，心理负担重，故深入病房与患者交流谈心，了解患者所思所虑，给予正确疏导解除患者各种疑虑。针对自身疾病转归不了解的患者，护理人员应根据患者的年龄、性别、文化背景、职业、性格特点，耐心向患者介绍疾病的病因、解剖知识、临床症状、体征，使患者对自己和疾病有一概括的了解，且能正确描述自己的症状，掌握本病的基本知识，能配合治疗及护理。对担心手术不成功及预后的患者，要向患者介绍主管医生技术水平及可靠性，简明扼要介绍手术过程、注意事项及体位的要求，介绍本病区同种疾病成功患者现身说法，增强患者对手术信心，使患者身心处于最佳状态接受手术。

2. 术前管理　本病患者年龄一般较大，故术前应认真协助患者做好各项检查，了解患者全身情况，是否有心脏病、高血压、糖尿病等严重全身疾病，如有异常给予相应的治疗，使各项指标接近正常，减少术后并发症的发生。

3. 体位准备　术前 3 ～ 5d，指导患者在床上练习大小便，防止术后卧床期间因体位改变而发生尿潴留或便秘。

4. 皮肤准备　术前 3d 嘱患者洗澡清洁全身，活动不便的患者认真擦洗手术部位，术前 1d 备皮、消毒，注意勿损伤皮肤。

（二）术后管理

1. 病情观察　术后监测体温、脉搏、血压、呼吸及面色等情况，持续心电监护，每 1h 记录 1 次，发现异常立即报告医生。观察患者双下肢运动、感觉情况及大小便有无异常，及时询问患者腰腿痛和麻木的改善情况。如发现患者体温升高同时伴有腰部剧烈疼痛是椎间隙感染的征兆，应及时给予处理。

2. 切口引流管的管理　观察切口敷料外观有无渗血及脱落或移位、切口有无红肿、缝线周围情况。术后一般需在硬膜外放置负压引流管，观察并准确记录引出液的色、性状、量。保持引流通畅，防止引流管扭曲、受压、滑出。引流量第 1 天应 < 400ml，第 3 天应 < 50ml 即可拔除引流管，一般术后 48 ～ 72h 拔管。若引流量大、色淡，且患者出现恶心、呕吐、头痛等症状，应警惕脑脊液漏，及时报告医生。有资料报道腰椎间盘突出症术后并发脑脊液漏的发生率为 2.65%。

3. 体位管理　术后仰卧硬板床 4 ～ 6h，以减轻切口疼痛和术后出血，以后则以手术方法不同可以侧卧或俯卧位。翻身按摩受压部位，必要时加铺气垫床，避免压疮发生，翻身时保持脊柱平直勿屈曲、扭转，避免拖、拉、推等动作。

4. 饮食管理　术后给予清淡易消化富有营养的食物，如蔬菜、水果、米粥、汤类。术后早期常有胃肠功能紊乱，禁食辛辣油腻易产气的豆类食品及含糖较高食物，待大便通畅后可逐步增加肉类及营养丰富的食物。

5. 尿潴留及便秘的管理　了解患者产生尿潴留的原因，给予必要的解释和心理安慰，给患者创造良好排便环境，让患者听流水声及用温水冲洗会阴部，必要时用穴位按摩排尿或导尿解除尿潴留。指导患者掌握床上排便方法，术后3d禁食辛辣及含糖较高的食物，多食富含粗纤维蔬菜、水果。便秘时顺结肠走向按摩腹部，每晨空腹饮淡盐水1杯，必要时用缓泻药解除便秘。

6. 并发症的管理

（1）脑脊液漏：由多种原因引起，如锐利的骨刺、手术时硬脊膜损伤。表现为恶心、呕吐和头痛等，切口负压引流量大，色淡。予去枕平卧，伤口局部用1kg沙袋压迫，同时减轻引流球负压。遵医嘱静脉输注林格液。必要时探查切口，行裂口缝合或修补硬脊膜。

（2）椎间隙感染：是椎节深部的感染，多见于椎间盘造影、髓核化学溶解或经皮椎间盘切除术后，表现为背部疼痛和肌肉痉挛，并伴有体温升高，MRI是可靠的检查手段。一般采用抗生素治疗。

（三）康复教育

1. 功能锻炼的目的和原则　向患者说明术后功能锻炼对恢复腰背肌的功能及防止神经根粘连的重要性。因为虽然手术摘除了突出的髓核，解除了对神经根的压迫和粘连，但受压后（尤其是病程较长者）所出现的神经根症状以及腰腿部功能恢复，仍需一个较长的过程。手术不可避免的引起不同程度的神经根粘连，进行功能锻炼对防止神经根粘连，增加疗效起着重要作用，科学合理的功能锻炼，可促进损伤组织的修复，使肌肉恢复平衡状态，改善肌肉萎缩，肌力下降等病理现象，有利于纠正不良姿势。功能锻炼的原则：先少量活动，以后逐渐增加运动量，以锻炼后身体无明显不适为度、持之以恒。

2. 直腿抬高锻炼　术后2～3d，指导患者做双下肢直腿抬高锻炼，每次抬高应超过40°，持续30秒至1min，2～3次/d，每次15～30min，高度逐渐增加，以能耐受为限。

3. 腰背肌功能锻炼　尽早锻炼腰背肌的功能，缩短康复过程。腰背肌功能锻炼时应严格掌握锻炼时间及强度，遵循循序渐进，持之以恒的原则，一般开窗减压，半椎板切除术患者术后1周，全椎板切除术3～4周，植骨融合术后6～8周开始，具体锻炼方法为：五点支撑法，患者先仰卧位，屈肘伸肩，然后屈膝伸髋，同时收缩背伸肌，以双脚双肘及头部为支点，使腰部离开床面，每日坚持锻炼数十次。1～2周后改为三点支撑法，患者双肘屈曲贴胸，以双脚及头枕为三支点，使整个身体离开床面，每日坚持数十次，最少持续4～6周。飞燕法，先俯卧位，颈部向后伸，稍用力抬起胸部离开床面，两上肢向背后伸，两膝伸直，再从床上抬起双腿，以腹部为支撑点，身体上下两头翘起，每天 3 ～ 4 次，每次 20 ～ 30min。功能锻炼应坚持 6 个月以上。

## 第二节　颈椎病的健康管理与康复教育

颈椎病是指颈椎间盘组织退行性变及其继发病理改变累及其周围组织结构所致脊髓、神经根、血管损害而出现各种症状和体征。颈椎位于头颅和活动度较小的胸椎之间，活动度大，以颈 5 ～ 6 和颈 6 ～ 7 间的椎间盘活动度最大，容易受到慢性损伤，产生退行性变。颈椎病是一种常见病，好发于中老年人，男性多于女性。

### 一、病因

1. 颈椎的退变　这是颈椎病发病的主要原因，其中包括如下几个方面：

（1）椎间盘变性：是颈椎病发生与发展的主要因素，椎间盘变性后由于其形态的改变而失去正常的功能，影响或破坏颈椎骨性结构的内在平衡，并直接涉及椎骨本身的力学结构。

（2）韧带：椎间盘间隙的出现与血肿形成：变性的椎间盘突向韧带下方引起韧带和骨膜与椎体周边骨皮质间分离，形成了韧带　椎间盘间隙，因同时伴有局部微血管的撕裂与出血而形成韧带椎间盘间隙血肿，此血肿可直接刺激后纵韧带上窦椎神经而引起症状。

（3）椎体边缘骨刺形成：血肿的机化和钙盐沉积，形成突向椎管或椎体前缘的骨刺。

（4）颈椎其他部位的退变：小关节变性，黄韧带增生肥厚，前纵韧带和后纵韧带增生和骨化。

（5）椎管矢状径及容积减小：由于髓核后突、韧带内陷和小关节增生松动引起。

2. 发育性颈椎椎管狭窄　发育性颈椎椎管狭窄是颈椎病的发病基础。

3. 慢性劳损　慢性劳损是颈椎骨关节退变的最主要因素，其中包括：不良的睡眠体位；不良的工作姿势；不适当的体育锻炼。

4. 头颈部外伤颈椎病约有 50% 的病例的发病与外伤有关。

5. 咽喉部炎症诱发颈椎病的症状出现或加重病情。

6. 颈椎的先天性畸形常见的有先天性椎体融合；颈 1 发育不全或伴有颅底凹陷症；颈椎韧带钙化；棘突畸形。

## 二、分型

目前的分型标准是根据患者的症状或症候群特点分为以下5型。有些患者同时有2种或多种类型的症状出现，称为复合型颈椎病。

1. 神经根型颈椎病　本型较多见，因单侧或双侧脊神经根受刺激或受压所引起，主要表现为和颈神经根相一致的感觉、运动及反射改变。

2. 脊髓型颈椎病　本型较前型少见，但症状严重。因为其主要压迫或刺激脊髓及伴行血管而出现脊髓神经的感觉、运动、反射及排便功能障碍。

3. 椎动脉型颈椎病　本型较脊髓型颈椎病略为多见。是因为各种机械性与动力性因素致椎动脉受到刺激和压迫，导致血管狭窄、折曲而造成以椎基动脉供血不足为主要症状的症候群。

4. 食管压迫型　本型又称吞咽困难型颈椎病，临床上较少见。主要由于椎间盘退变继发前纵韧带及骨膜下撕裂、出血、机化、钙化及骨刺形成所致。主要表现为吞咽障碍。

5. 交感神经型　颈椎间盘退行性改变，刺激、压迫颈部交感神经纤维，引起一系列反射性症状。

## 三、临床表现

1. 神经根型　受累椎节的脊神经根分布区的根性痛及麻木和根性肌力障碍，颈椎棘突或棘突间压痛或叩痛阳性，压颈试验和上肢牵拉试验阳性。

2. 脊髓型　表现手足无力及麻木，下肢发紧行走不稳易跌倒，足踏棉花感，手部不能做精细动作，持物易跌落，下肢、胸部及腹部有束带感，重者大小便不能排空，尿潴留、尿失禁，甚至瘫痪。屈颈试验阳性，生理反射异常，如膝放射及跟腱放射亢进，出现病理反射，如Hoffmann征及Babinski征阳性。

3. 椎动脉型椎　基动脉供血不足症状，表现为偏头痛，耳鸣、听力减退及耳聋，眩晕，记忆力减退，视物模糊及复视，发音不清及嘶哑。自主神经症状。精神症状。

4. 食管压迫型　早期吞服硬质食物有困难感及食后胸骨的烧灼刺痛感，逐渐影响吞服软食和流质。X线片显示椎体前缘有骨刺形成。

5. 交感神经型　颈枕痛或偏头痛、头晕、目眩、视物模糊、咽喉不适或有异物感、耳鸣、听力下降，可出现共济失调症。部分患者有心前区疼痛而误诊为冠心病等。

## 四、辅助检查

1. 体格检查　如前屈旋颈试验，嘱患者颈部前屈，让其做左右旋转动作，若颈椎有疼痛出现，表明颈椎有退行性变，另外压顶试验、臂丛牵拉试验、上肢后伸试验也可用于检查颈部有无退行性变及神经压迫症状。

2. 影像学检查　X 线片可显示有无关节脱位、椎间隙狭窄，还可观察颈椎的生理曲度等等；CT 检查可判断后纵韧带骨化、椎管狭窄、骨质破坏，横断层图像可以清晰地见到硬膜鞘内外的软组织和蛛网膜下腔，能正确地诊断椎间盘突出症、神经纤维瘤、脊髓或延髓的空洞症，对于颈椎病的诊断及鉴别诊断具有一定的价值。

3. 肌电图检查　可提示神经根受压和变形，可明确颈椎病有无神经损伤。

## 五、治疗

1. 非手术治疗

（1）适应证：神经根型颈椎病、颈型颈椎病、早期脊髓型颈椎病、手术治疗后的恢复期治疗、实验性治疗。

（2）治疗方法：颈椎牵引；颈椎制动，包括石膏围领及颈围；轻手法按摩；避免有害的工作体位，如长时间低头者；保持良好的睡眠休息体位，睡眠中保持正确的睡姿和睡枕的合适高度；理疗、封闭疗法、针灸及药物外敷。

2. 手术治疗

（1）适应证：①经非手术治疗症状未改善或症状进一步加重者；②颈椎髓核突出及脱出者；③以椎体后缘骨质增生为主的颈椎病；④颈椎不稳症；⑤吞咽困难型颈椎病；⑥后纵韧带骨化症。

（2）手术方法：依据颈椎病病理和临床情况决定行颈椎前路或颈椎后路手术。手术包括对脊髓、神经构成压迫的组织、骨赘、椎间盘和韧带切除或椎管扩大成形，使脊髓和神经得到充分减压，根据病情通过植骨或内固定行颈椎融合术，达到颈椎的稳定性。

## 六、管理及康复教育

（一）术前管理

1. 心理疏导　颈椎病由于病程长或伴有进行性的肢体活动功能障碍，而且手术部位高，易发生高位截瘫或死亡，患者存在高度精神和情绪不安，对术后机体康复持怀疑态度等，产生各种各样情绪反应，术前恐惧心理和不同程度的焦虑，直接影响手术效果，易引起并发症。因此，应对患者的情绪表示理解，关心和鼓励患者，向患者和家属做耐心的解释工作，介绍疾病的相关知识、治疗方案及手术的必要性，手术目的及优点，了解目前的医疗护理情况和技术水平，列举以往手术效果显著的案例，消除患者的顾虑，使患者产生安全感，让患者愉快地、充满信心地接受手术。还应重视通过社会支持系统的影响，尤其是亲人的关怀和鼓励，这对心理的康复是必不可少的。

2. 体位训练　拟行颈椎后路手术患者，术中患者需俯卧在手术台的支架上，以两肩、上胸及两髂部为支撑点，胸腹部悬空以减轻腹压，减少术中椎管内出血，并有利于呼吸。因为手术中俯卧位时间较长，患者在手术中难以耐受，常感吸气困难，因此术前训练尤为重要。首先应反复强调体位训练的重要性，提高患者对其意义的认识。在指导患者体位训练时，首先要向主管医生了解患者的基本情况，以免盲目进行训练，瘫痪的患者不宜进行此训练，避免加重脊髓损伤而危及生命。方法：将被褥与枕头垫起放置于床的中间，患者俯卧其上，头颈前倾，双上肢自然后伸，同时可将小腿下方垫枕，保持膝关节适当屈曲以缓解肌肉紧张及痉挛抽搐。开始时每次 10 ～ 30min，2 ～ 3 次 /d，逐渐增加至每次 2 ～ 4h，初练时感呼吸困难，3 ～ 5d 即能适应。颈前路手术患者指导患者去枕仰卧，肩部垫枕，使颈稍后伸并制动。同时指导术后卧位训练，仰卧时枕既不能过高也不能悬空颈部，沙袋固定颈两侧，侧卧时枕与肩宽同高，使颈部与躯干保持一直线不向任何方向偏移，教会患者翻身方法并使其理解其重要性。

术前要训练患者床上大小便及卧床进食：指导术前练习仰卧位进食，避免术后呛咳。并应于手术前督促下进行床上排便的适应性训练，以防术后因平卧位不习惯而致尿潴留、便秘，以减少术后因不适应卧床排便而进行插管，增加患者的痛苦及造成尿路感染的机会。

3. 气管、食管推移训练　颈椎前路手术是经内脏鞘（包括甲状腺、气管和食管）与血管神经鞘间隙抵达椎体前方，术中须将内脏鞘牵向对侧，方可显露椎体前方。显露椎体时，必须将气管长时间拉向非手术侧，对气管刺激大，尤其是颈部粗而短的患者，往往造成患者呼吸困难、咳嗽、反复吞咽困难，影响手术进行，术后患者咽痛、痰多、呼吸不畅。系统而正确的气管推移训练可显著降低血压、心率、呼吸及吞咽次数在手术中的波动幅度，从而减少了手术的风险。但这种操作易刺激气管引起反射性干咳等症状，因此，必须向患者及家属反复交代其重要性，如牵拉不合乎要求，不仅术中损伤大和出血多，而且可因无法牵开气管或食管而发生损伤，甚至破裂。方法：患者取仰卧位，枕头垫于肩下，头后伸，嘱患者用自己的 2 ～ 4 指在皮外插入切口侧的内脏鞘与血管神经鞘间隙处，持续地向非手术侧推移，尽量把气管及食管推移过中线。开始用力尽量缓和，训练中出现不适，如局部疼痛、恶心呕吐、头晕等，可休息 10 ～ 15min 后再继续，直至患者能适应。训练时间：术前 3 ～ 5d 开始，第 1 天，3 次 /d，每次 15 ～ 20min，每次间隔 2 ～ 3h，以后每天逐渐加量，增加至 4 次 /d，每次 20 ～ 30min，直至符合手术的要求为止，训练时注意不要过于用劲，以免造成咽喉水肿、疼痛。

4. 呼吸功能训练　脊髓型颈椎病患者老年人居多，由于颈髓受压呼吸肌功能降低，加上有些患者长期吸烟或患慢性阻塞性肺疾病等，伴有不同程度的肺功能低下，表现为潮气量减少，肺的通气质量下降，肺活量降低，血氧分压在正常低限等，同时易引起肺部感染。因此，术前指导患者练习深呼吸，通过导管向盛有水的玻璃瓶内吹气或吹气球等肺功能训练，以增加肺的通气功能，增加肺活量。鼓励患者咳嗽咳痰，可用超声雾化吸入，以稀释痰液，利于痰液咳出，减少气管及肺内分泌物。

5. 安全管理　颈椎病患者存在肌力下降致四肢无力时应防烫伤和跌倒，不要自行倒开水，以防持物不稳而致烫伤；嘱患者穿平跟软底鞋，并保持地面干燥，走廊、浴室、厕所等日常生活场所置有扶手，以防步态不稳而摔倒；椎动脉型颈椎病患者，应避免头部过快转动或屈伸，以防猝倒。颈部制动，卧床期间头颈部两侧各放置一个沙袋固定，外出检查或下床活动予颈托或颈围固定，以限制颈椎过度活动，防止术前病情加重。

6. 术前肢体运动感觉情况评估　包括四肢肌力、肌张力、各种反射、感觉异常平面、括约肌的功能及其他症状，以备术后提供对比。

7. 术前一般护理　颈椎病术前应进行充分的术前准备，配合做好各种辅助检查，了解患者的心、肺、肝、肾、血液等系统的功能状态，正确估计手术的耐受力，对于存在心、肺、肝、肾功能不良的患者，应给予相应的有效治疗，以改善患者的手术耐受力。术前常规备血，术野备皮，需植骨者，注意供骨部位的皮肤准备。尤应加强呼吸道的管理，吸烟者术前戒烟，避免受凉，呼吸道感染者应采取措施加以控制。术前晚对精神紧张难以入眠者应适当用镇静药物可缓解紧张情绪以保证睡眠。患者送手术室后，床边备好氧气、负压吸引器、心电监护仪等。

（二）术后管理

1. 生命体征监测　术后严密观察生命体征，患者术后回病房时向麻醉师或手术医生了解患者术中情况，同时连接心电监护仪，每小时监测血压、脉搏、呼吸、血氧饱和度变化，注意呼吸频率、深度的改变，脉搏的节律、速率的改变，血压的波动及脉压的变化。保持呼吸道通畅，给予低流量给氧。同时应注意观察患者的神志、面色、口唇颜色、尿量的变化。

2. 脊髓神经功能的观察　由于手术的牵拉及周围血肿的压迫均可造成脊髓及神经的损伤，患者可出现声嘶，四肢感觉运动障碍，大、小便功能障碍，与术前进行比较，损伤是可逆的，渐进的，故及时发现处理至关重要。

3. 切口和引流管的护理　密切观察切口局部渗血、渗液情况，特别观察颈深部血肿，多见手术后当日，尤其在术后 12h 内应特别注意，并准确记录。如短时间内出血量多或少，并伴有生命体征改变或有颈部增粗、切口周围皮肤张力增高、发音改变、胸闷、气短、呼吸困难、口唇发绀等症状时，应立即通知医生处理。紧急情况下，协助医生在床边立即拆除缝线，取出积血，以缓解症状。观察切口有无感染迹象，监测体温、粒细胞的变化，做好口腔护理防止口腔感染。保持切口敷料干燥，进食时勿污染敷料，对切口污染敷料要及时更换。伤口常规放置引流管，接负压引流瓶，注意保持其引流管通畅及有效负压，在引流过程中防止引流管扭曲、松动、受压、漏气及脱出，确保通畅，每日更换引流袋，并严格无菌操作，防止逆行感染。注意观察引流液量、色、性状等变化并记录，以判断有无进行性出血，如 24h 出血超过 200ml，检查是否有活动性出血，以防伤口内积血致局部肿胀、压力增高而压迫气管，乃至窒息。若引流量多且呈淡红色，考虑有脑脊液漏发生，应及时报告医生处理。

4. 体位管理　由于颈椎手术的解剖特殊性，在接手术患者时应特别注意保持颈部适当的体位，稍有不慎，即可发生意外，尤其是上颈椎减压术后以及内固定不确实者。术后返回病房时应保护颈部，术后 3 人同时将患者移至床上，动作要协调，一人固定头部，保持头、颈、胸在同一水平面，在搬运患者返回病床过程中应保持头颈部的自然中立位，切忌扭转、过屈或过伸，勿使颈部旋转，且轻搬轻放，减少搬动对内固定的影响，取仰卧位，枕部垫水垫，并以沙袋固定于颈部两侧制动。术后 6h 可进行轴位翻身，翻身时保持头、颈及躯干呈一直线，防止颈部旋转，注意观察患者有无面色、口唇发绀，心悸、胸闷、四肢发麻等表现，如果发现此种情况则立即将患者置于平卧位，并测量血压、脉搏、呼吸，或报告医生进行处理。

根据手术方式决定卧床时限，颈椎内固定手术，只要固定妥当，术后第 2 天拔除引流管，在颈围固定下可采取半坐位并逐渐下床活动。上颈椎手术，如单纯植骨融合术，则卧床 3 个月，卧床期间，翻身时保持头颅与躯干一直线，不能扭曲颈部，以免术后植骨块移位而影响手术效果或者在佩戴颈胸前后固定支具。下颈椎前路减压植骨术，未给予内固定或内固定不牢固时，必须卧床，且尽可能减少颈部活动。

5. 饮食管理　由于术中对咽、喉、食管、气管的牵拉刺激，常致喉头水肿、吞咽困难，进食时极易发生误吸及疼痛感。术后6h后以半流质饮食为主，温度不宜过高，吞咽速度不宜过快。

6. 并发症的管理

（1）预防窒息：引起窒息的原因有：由于颈前路手术切口靠近气管，手术时将气管、食管牵向对侧，术中牵拉损伤较重，长时间受牵拉及麻醉插管会造成气管水肿及喉头水肿，呼吸道分泌物增加，痰液堆积；同时术中对颈段脊髓刺激也可造成脊髓和脊神经水肿，引起呼吸肌麻痹；术后切口出血压迫、切口及气管反应性水肿；移植骨块松动、移动、脱落压迫气管及其他并发症等原因皆可造成气管受压，引起呼吸困难窒息，甚至死亡。因此，床边常规准备气管切开包、负压吸引器、开口器、拉舌器；术后严密观察患者的呼吸频率、节律和深度以及监测血氧饱和度，以早期发现组织缺氧。呼吸困难是前路手术后最危急的并发症，一般多发生在术后1～2d，尤其在24h内，当患者出现呼吸费力，张口呼吸、应答迟缓、发绀等症状时，应立刻通知医生，必须马上行气管切开或切口开放引流。

（2）神经损伤：是手术的主要并发症，喉返神经损伤的表现是声音嘶哑，憋气和伤侧声带运动麻痹，喉上神经损伤表现为患者吃流质及饮水时易发生呛咳，吃干食物尚好。术后当日因术中对喉部的机械刺激和仰卧体位的不适应也有部分患者表现出轻度声音嘶哑、呛咳、呼吸困难等症状，但一般在术后1～2d明显好转或消失，应与神经损伤症状相鉴别。一旦发生应指导患者的饮食，配合治疗。

（3）植骨块的脱落、移位：多发生在手术初期，术后5～7d，可能颈椎旋转时，椎体与植骨块间产生界面间的剪切力使骨块移动、脱出。所以术后体位护理关键在于防止颈椎过度屈伸，禁止旋转，以减少椎间前方剪切力。患者平卧时保持颈中立位至过伸位，过伸位10°左右，沙袋固定颈两侧，侧卧时枕与肩宽同高，在搬动或翻身时，保持头、颈和躯干在同一平面，维持颈部的相对稳定。

（4）食管瘘：属罕见的严重并发症，据学者统计发生率0.04%～0.25%，应引起重视。凡颈椎前路术后颈部切口肿胀、疼痛、发热、咽痛均应引起重视。口服亚甲蓝、瘘管造影、食管钡剂、颈椎X线片、食管镜等可确诊。发现食管损伤立即手术缝合伤口引流，禁饮食，用胃管鼻饲，营养支持，充分引流，控制感染。

（三）康复教育

1. 功能锻炼 肢体能活动的患者均要求做主动运动，以增强肢体肌肉力量，对肢体不能活动者，应协助并指导其家属做好各关节的被动活动，以防肌肉萎缩和关节僵硬。功能锻炼根据脊髓受损的程度、运动感觉功能情况，以及患者的年龄、体质，进行功能康复评估，确定功能锻炼目标。

术后第1天，开始进行患者的肩肘腕、手指、下肢的髋膝踝和足趾的主被动功能锻炼，目的是促进神经和肌肉的恢复，增加血液循环，防止静脉血栓形成。术后3～5d可戴颈围下床活动，进行四肢肌力训练、坐位和站立位平稳训练、步行功能训练、膀胱功能和大便功能训练以及日常生活活动能力等训练。活动顺序是：平卧时先戴好颈围、床上坐起、床边站立、有人协助离床、自己行走。要循序渐进练习，保持头颈部中立位，避免突然转动头部。术后8～12周时，行颈、肩部轻手法按摩和颈部肌肉的等长收缩训练，逐步加强颈部的肌力。脊髓型颈椎病脊髓受压损害后，致手指并拢及握拳障碍。因此，主要应锻炼手的捏与握的功能。方法有拇指对指练习，手握拳然后用力伸指，手指练习外展内收，用手指夹纸，揉转石球或核桃，捏橡皮球或拧毛巾。

2. 日常生活指导　改善长期低头工作条件，枕头的高度以头部压下后与自己的拳头高度相等或略低；重视颈部外伤的治疗，即使是颈椎一般的损伤、挫伤，落枕也不能忍痛任之，应给予及时治疗，防止发展成颈椎病。保持颈椎自然状态，女性在家务劳动中，勿长时间弯腰、屈背、低头操作，休息时如看电视，也应避免头颈过伸、过屈或倾斜。勿用颈部扛、抬重物，直接压力最易发生颈椎骨质增生。乘车时抓好扶手，系好安全带，以防紧急刹车扭伤颈部。积极预防和治疗咽喉炎或上呼吸道感染，因为上述疾病也是颈椎病发病的诱因之一。

3. 出院指导　患者出院后颈围固定3～6个月，松紧适宜，颈围解除也需要一段时间的适应，如先在夜间睡眠时或锻炼时取下，然后间断使用颈围，直到解除。遵医嘱服用神经营养药。坚持四肢功能锻炼。饮食应富含钙质、高营养。定期复查，复查时间为术后第1个月、第3个月、第6个月、第12个月。

# 第八章　骨肿瘤的健康管理与康复教育

## 第一节　骨巨细胞瘤的健康管理与康复教育

骨巨细胞瘤是一种原发性潜在恶性骨肿瘤，好发年龄为青壮年，70% ～ 80% 的病例发生于 20 ～ 40 岁。好发部位依次是股骨远端、胫骨近端、桡骨远端、胫骨远端、肱骨近端、股骨近端及腓骨近端，极少病例发生于长骨骨干。骨巨细胞瘤也可见于骶骨骨盆、椎体及跗骨。骨巨细胞瘤经手术刮除后易局部复发，复发率为 40% ～ 60%。

### 一、病理生理

Campanacci 等结合影像学表现和组织学基质细胞异型性进行分级，分为 Ⅰ 级（静止，非活跃）、Ⅱ 级（活跃，此级最多），Ⅲ 级（侵袭性，此级在复发的骨巨细胞瘤更多见）。

### 二、临床表现

主要症状为疼痛，早期多见，一般不剧烈。局部肿胀，皮肤温度升高，静脉显露。可触及肿块，肿块出现迟于疼痛症状。肿瘤浸润反应可造成关节功能障碍，发生于脊柱部位的骨巨细胞瘤，可引起椎体压缩骨折、脊髓损伤及截瘫。位于骶骨者可引起骶区疼痛、马鞍区麻木合并大小便障碍，肛门指检可扪及骶前肿物。

### 三、辅助检查

1. 影像学检查　显示中央或偏心性溶骨性破坏，并侵及干骺端。一般情况下，病变边界较清楚，呈膨胀性改变。骨膜反应一般不存在，骨巨细胞瘤没有钙化肿瘤基质，常可伴有病理性骨折。CT 检查对于明确肿瘤与关节软骨及关节腔的关系和肿瘤侵犯周围软组织的程度很有帮助。磁共振成像是骨巨细胞瘤最好的成像方法，它具有高质量的对比度和分辨力。

2. 病理学检查　肿瘤位于长骨的骨端及干骺端区域，肿瘤经常破坏关节软骨下骨质，但很少侵犯关节软骨。肿瘤通常由反应骨及纤维组织形成的包壳所包绕，与周围组织有较清楚的界限。骨巨细胞瘤组织富含细胞，由圆形、椭圆形或纺锤形的单核基质细胞和弥散分布的多核巨细胞组成。

## 四、诊断

1. 临床上有关节疼痛，肿瘤接近关节腔时，出现肿胀、疼痛和功能障碍。

2. X 线检查　表现为病灶位于干骺端，呈偏心性、溶骨性、膨胀性骨破坏，边界清楚，有时呈皂泡样改变，多有明显包壳。

3. 病理检查　发现肿瘤由稠密的、大小一致的单核细胞群组成，大量多核巨细胞分布于各部，基质中有梭性成纤维细胞样和圆形组织细胞样细胞分布。

## 五、治疗

骨巨细胞瘤的治疗以手术切除为主，应用切刮术加灭活处理，植入自体或异体松质骨或骨水泥。本病复发率高，对于复发者，应作切除或节段截除术或假体植入术。属 G1-2T1-2M0 者，宜广泛或根治切除，本病对化疗无效。对手术困难者（如脊椎），可放疗，放疗后易发生肉瘤变。目前靶向药物可用于难治性骨巨细胞瘤，控制疾病进展和复发。

1. 肿瘤囊内切刮，残腔灭活、骨水泥填充术　仍是骨巨细胞瘤首选的外科治疗。

2. 肿瘤的边缘切除和广泛切除　对侵袭性强，生长快，瘤体大或经囊内切刮后多次复发的骨巨细胞瘤可进行肿瘤边缘切除及广泛切除。由于肿瘤常位于骨端，切除多包括骨的一端关节，因而关节功能重建非常重要。

（1）瘤骨骨壳灭活再植重建：采用将截下的带瘤骨段去除肿瘤组织后，残存的骨壳用 95% 乙醇浸泡 30min 灭活，骨水泥填充加固，灭活骨回植，钢板螺钉或髓内针固定。

（2）异体骨移植重建：取超低温骨库冻存的同种异体骨，快速复温后，截成所需骨段，移植重建于缺损部，常用的有 1/2 关节、1/4 关节，应用钢板螺钉或髓内针固定于宿主骨。灭活再植与异体骨移植共同存在的问题有感染、骨折、慢性排斥，远期关节软骨退变、迟缓愈合或不愈合等。

（3）人工假体置换重建：目前常用的假体材料通常是钛合金或钴铬钼合金。骨肿瘤常用的假体需根据病变的范围订制。术前需经影像学仔细测量，设计不同假体。

（4）自体骨移植重建：肿瘤节段性切除后也可应用自体骨重建，利于骨愈合，避免了异体骨或人工假体的并发症。

3. 放射治疗　骨巨细胞瘤在手术不易操作，或切除后对功能影响过大者（如椎体骨巨细胞瘤），可采用放射治疗，有一定疗效。少数患者放疗后可发生恶变。经手术或放疗的患者，应长期随诊，注意有无局部复发，恶性改变及肺部转移。

### 六、管理及康复教育

1. 心理疏导　了解疾病对患者和家庭带来的影响，向患者及家属介绍目前骨肿瘤的治疗方法和进展，鼓励患者积极配合治疗。介绍治疗成功患者与其交流，助其树立战胜疾病的信心。

2. 术前管理　按术前常规管理，缓解疼痛，避免贴敷膏药，避免按摩、挤压、热敷，预防病理性骨折，术前常规备皮、备血。

3. 术后管理

（1）观察生命体征：术后密切观察患者的意识、血压、脉搏、呼吸变化，及时观察引流液的量、颜色，切口有无出血，尿量及患者的面色、皮肤黏膜色泽，有无恶心、哈欠、头晕、出冷汗、脉搏细速等症状并及时记录。如每小时引流液大于150ml，应及时通知医生处理。

（2）保持正确的体位与活动：术后抬高患肢，预防肿胀。保持肢体功能位，预防关节畸形。①膝部术后，膝关节屈曲15°，距小腿关节屈曲90°。②髋部手术，髋关节外展中立或内旋，防止发生内收、外旋脱位。术后早期卧床休息，避免过度活动，以后可根据康复状况开始床上活动和床旁活动。

（3）观察患肢血供：观察患肢远端血运活动、肢体肿胀、疼痛、色泽、温度的改变。①上肢手术后观察桡动脉搏动；②下肢手术后观察足背动脉搏动。

（4）切口引流护理：切口引流管应妥善固定，防止折叠、扭曲、脱落。定时挤压引流管，保持有效负压。记录引流液的量和性状。引流液多时应及时报告医生处理。

（5）功能锻炼：麻醉清醒后即开始做肌肉的等长收缩，促进血液循环，防止关节粘连，预防深静脉血栓形成。

4. 康复教育

（1）坚持功能锻炼，定期复查患者出院后自觉坚持功能锻炼，定期复查，术后1年内每月复查1次X线摄片；术后1～2年每2个月复查1次，以后每3个月复查1次，了解肿瘤切除部位骨修复情况及早期发现有无局部肿瘤复发。

（2）预防骨折：避免早期负重及剧烈运动，注意在练习行走时不可跌倒，防止骨折。

## 第二节　骨肉瘤的健康管理与康复教育

骨肉瘤被定义为高度恶性的梭形细胞肉瘤并可产生骨样基质。骨肉瘤的发生率约为3/100万，随着对于这种疾病认识水平的提高，现在的治疗方案可以治愈约70%的肿瘤患者。骨肉瘤最好发于10～25岁的青少年，好发于长骨的干骺端，最常见的部位是股骨远端，胫骨近端和肱骨，扁骨较少累及。

## 一、病因

骨肉瘤的病因目前还不清楚，有研究显示可能与遗传学因素、病毒感染、放射线损伤相关。

## 二、病理生理

目前病理学上经典的骨肉瘤被定义为由高度恶性肉瘤样基质和恶性成骨细胞直接产生肿瘤性骨样组织或骨的一类肿瘤。肿瘤常出现中心钙化，周围为不成熟且缺乏矿化的骨组织，肿瘤细胞常出现间变，伴有异型细胞核和双着丝点。肿瘤可以有向成软骨细胞或成纤维细胞分化的区域，但只要存在小片区域的肿瘤骨样基质区域就可以诊断为骨肉瘤。

骨肉瘤是一个全身性疾病，大多数患者在就诊时已有微小转移灶的存在，肺转移最为常见，其次是骨，少见的部位包括其他一些内脏器官，如胸膜、心包、肾、肾上腺、淋巴结和脑，转移造成的死亡多为肺部病灶控制的失败，如肺内的广泛转移、气胸或腔静脉阻塞等。

## 三、临床表现

1. 症状　骨肉瘤患者的临床症状主要是疼痛和局部的软组织肿块。症状可以存在3个月或更长的时间。疼痛初为间歇性，后为持续性逐渐加重，尤为夜间明显，并且与活动无关。

2. 体征　早期患部感觉不适，数周、数月后可有肿胀和触到肿块，肿胀明显者局部发红发热，静脉明显或曲张。部分患者可有关节积液、关节活动受限和病理骨折。常常没有全身性的症状。

## 四、辅助检查

在成骨性骨肉瘤的病例，早期可发现血液中骨源性碱性磷酸酶增高，这与该肿瘤的成骨作用有关。病理诊断是治疗的依据。当考虑到骨肉瘤的诊断时，进行活体组织检查，尽快得到病理学检查的确认，对明确诊断和治疗有重要的意义。

（一）影像学检查

1. X 线检查　骨肉瘤 X 线表现为侵袭性，破坏性和渗透性病变，能产生骨或骨样组织。侵袭和破坏区的特征为 X 线透亮、分界不清楚，很快会破坏皮质骨、进入软组织，但较少会跨越骨骺板和骨骺、进入关节腔。在皮质骨穿透区，可见反应骨的 Codman 三角，而病变边缘一般无反应骨。病变的其他部位不完全矿化，有不定型的非应力定向的瘤性骨。当新生骨与长骨纵轴呈直角时，呈“日光放射线”状，这曾被认定是骨肉瘤的独特表现。后发现在其他一些恶性肿瘤也可有此表现，因此“日光放射线”并不是骨肉瘤的特有表现。

若 X 线的主要表现为不透过放射线的影像，这种病变称为成骨性；若以 X 线透亮为主，则称为溶骨性；若这两种 X 线现象均存在，则可称为混合性。其临床进程或预后，三者无差异。如果术前化疗效果比较满意，则患者疼痛减轻，但少见肿块显著减小。X 线表现为肿块减小或停止生长，病灶内原透亮区管化，增加软组织肿块，周围反应骨壳形成。

2. 放射性核素骨扫描　可显示活跃形成的矿化骨有很强的摄取能力，表明病变的骨代谢很强，并能很清楚地显示化疗前后病变的发展和变化。同时，可检查有无其他骨转移灶及跳跃病灶存在。

3. CT 扫描　可补充放射性核素扫描和血管造影的材料，提供更细致、准确的信息。CT 用于明确髓内和软组织肿块范围较 X 线敏感。CT 对骨肉瘤的瘤骨显示优于 X 线和 MRI。

肺部 CT 扫描是确认有无肺转移灶的最好方法。

4. 磁共振（MRI）检查　能够很好地显示肿瘤的髓内范围、跳跃灶、软组织肿块范围及是否侵及骨骺或关节，在 T1 加权像为低信号，在 T2 加权像的信号较 T1 时强，但比脂肪、液体信号弱。

（二）穿刺活检

闭合的穿刺活检和开放的切开活检是用于获得病理诊断的主要活检技术。当病变的临床和影像学表现都提示为比较典型的骨肉瘤时，最常用穿刺活检。如果有明显的软组织肿块，对其进行穿刺活检也可比较容易地获取病理标本。

穿刺活检有一定的局限性和缺点。穿刺点必须位于最终手术的切口线部位，以便于最终手术时能够切除针道。

切开活检可获得较多的组织，病理医师除了可做常规的病理检查外，还可根据情况进行一些其他的检查，如 DNA 流式细胞测量和细胞遗传学方面的检查。

## 五、诊断

骨肉瘤的诊断与大多数骨肿瘤疾病一样，需强调临床、影像学和病理三结合的诊断原则。骨肉瘤应与骨髓炎、尤文肉瘤和骨纤维肉瘤等疾病相鉴别。

## 六、治疗

骨肉瘤患者的治疗包括对于原发肿瘤局部广泛性的切除和全身的辅助化疗。系统性全身辅助化疗的应用使骨肉瘤患者的预后得到了很大的改善。

1. 手术治疗　手术方式有截肢术和保肢术，截肢术和保肢术的选择应以无瘤生存率和总体生存率相同为准则。一部分不宜保肢患者仍需要截肢术，大量研究证实术前化疗增加了保肢手术的可能性和安全性，现在，约 80% 的肢体骨肉瘤患者接受保肢手术。

（1）截肢术：股骨下端、胫骨上端的恶性肿瘤多行大腿部位的截肢。股骨中上端恶性骨肿瘤，应从髋关节部位截除肢体。股骨颈、髋臼、坐骨和耻骨部位的恶性肿瘤行半骨盆切除术。

（2）保肢术：采用瘤骨截除术加人工关节修复、瘤段截下灭活后再植等方法保留肢体。

2. 化学治疗　目前在临床治疗骨肉瘤的化疗药物包括三大主药：多柔比星（ADM）、顺铂（DDP）和大剂量氨甲蝶呤（MTX）。其他不良反应较小的药物如异环磷酰胺（IFOS）、长春新碱（VCR）也应用于联合化疗。在辅助化疗中，多种药物联合应用有利于克服肿瘤细胞的异质性，减少耐药性的产生，多种药物联合化疗效果更佳。

## 七、管理及康复教育

1. 心理疏导　患者一旦被确诊为骨肉瘤，往往产生忧郁、恐惧、悲观失望等负性情绪，认为被判了死刑，对治疗失去信心，而手术、化疗对患者又是一个极大的心理刺激。因此在治疗期间，应及时了解患者的心理状态，主动与其交谈，建立良好的护患关系，向患者介绍手术的目的、作用及效果，介绍一些手术成功的病例，消除患者的不良情绪，树立坚强的信念，以积极乐观的态度主动配合治疗。

2. 化疗管理

（1）化学治疗并发症的预防：①局部组织坏死。注射化学治疗药物时如不慎溢漏于皮下，可引起疼痛、肿胀及局部组织坏死，重者经久不愈，或形成硬结、肌腱挛缩，影响正常功能，有药液一经溢于皮下，当即采用生理盐水于溢漏处做皮下注射或用金黄散外敷。②栓塞性静脉炎：刺激性较强的药物常引起静脉炎或栓塞性静脉炎，因此应尽量稀释药物，减少对静脉的刺激，或采用静脉滴注或者用冲入法。

（2）化学治疗不良反应的护理：

1）胃肠道不良反应：有口腔炎、食欲缺乏、恶心呕吐、腹痛、腹泻、血性腹泻、便秘及肠梗阻等。常见的是恶心呕吐，防治方法是尽可能睡前给药，调整给药剂量及间隔时间。给药前先肌内注射甲氧氯普胺，可同时给予苯巴比妥、氯丙嗪（冬眠灵）、异丙嗪（非那根）等镇静药，用药后每 2h 肌内注射甲氧氯普胺 1 次，腹泻可给止泻药，严重者暂停化学治疗。

2）骨髓抑制：大剂量应用化学治疗药物会引起白细胞和血小板减少。预防措施是：严格掌握化学治疗适应证，化学治疗中应用升白细胞药物。一旦出现明显的骨髓抑制，可小量多次地输注新鲜血液。

3）皮肤反应：表现为荨麻疹红斑样水肿、皮肤瘙痒、色素沉着、皮肤角化、黄疸、干性脱落性皮炎、毛囊炎、大疱性皮疹红斑性皮疹及潮红综合征等，轻者无须处理，症状重者需给予脱敏剂及抗生素。

4）发热反应：多种化学治疗都可引起发热反应，应停止用药并对症处理，可用解热药、脱酶药、物理降温等。

5）脱发：是应用环磷酰胺、甲氨蝶呤、多柔比星（阿霉素）、长春新碱等药物常见的不良反应，停药后可再生长。为避免脱发，用药时可在患者发际处，用止血带绕头扎紧一圈，每 15min 放松 5min，如此交替进行，可以使化疗药进入头皮血管量减少到最低限度，因此对毛囊就没有损伤和抑制作用。

6）肝损害：用药后都会有轻重不一的肝损害，轻者出现黄疸、转氨酶升高、脂肪变，重者发生肝坏死等，预防的措施是在用药前后详细检查肝功能。如肝功能异常应进行护肝治疗，待肝功能正常时再进行化疗。

7）肺部的毒性反应：甲氨蝶呤、环磷酰胺、丙卡巴肼（甲基苄肼）都会损害肺部，表现为咳嗽、气促、发绀、胸膜炎及肺纤维化等。防治方法是注意用药剂量，不可超出用药限量。

8）心脏损害：多柔多星、环磷酰胺及羟基类药物，一次大剂量应用或者超过总量，均有毒性反应，表现为心动过速、心律失常、充血性心力衰竭及急性心肌梗死。

9）泌尿系统损害：环磷酰胺、甲氨蝶呤、喜树碱等药物对泌尿系统都有不良反应，表现为排尿困难、尿频、血尿、暂时性尿潴留、尿素氮升高、蛋白尿、低磷血症等。处理方法是多饮水和适当服用碱性药物，使尿碱化，必要时给利尿药。

10）凝血障碍：临床表现为突然大出血。其原因是化学治疗药物引起凝血因子、凝血酶原血小板下降，纤维蛋白溶解异常所致，可予对症处理。

11）对血清电解质的影响：如环磷酰胺可引起液体潴留，可应用利尿药物以缓解水肿症状；还可能出现高钙血症、高磷血症，可对症处理。

12）神经系统损害：长春新碱、氟尿嘧啶、甲氨蝶呤、羟基脲等药物都可引起轻重不同的神经系统损害。临床所见有末梢神经炎，第Ⅲ、Ⅴ、Ⅵ、Ⅶ对脑神经麻痹，关节痛、肌肉痛、下颌骨痛，肠麻痹、尿潴留、小脑共济失调、精神抑郁、头痛、耳鸣、截瘫、抽搐、嗜睡和昏迷症状。处理就是用缓解毒性的药物，预防关键在于恰当用药和及时停药。

13）免疫抑制作用：抑制免疫功能的药物有环磷酰胺、甲氨蝶呤、氟尿嘧啶、阿糖胞苷、放线菌素 D（更生霉素）等药。所以大手术后和放疗后的近期，有感染、恶病质等患者是不宜化疗。

14）不育：白消安（马利兰）、环磷酰胺、长春新碱等药物会引起停经。荷包牡丹碱（痛可宁）可引起精子缺乏。

15）致畸胎作用：主要发生在妊娠的前 3 个月，孕早期妇女应尽可能不进行化疗，以防发生畸胎。

16）致癌作用：长期应用化疗、大剂量化疗和放疗并用时，治疗数年后可发生第二个原发癌，应引起注意。

（3）化疗中的管理：①适当讲解化疗药物的作用、不良反应以及用药期间注意事项，做好家属的思想工作，使家人协助医护人员共同鼓励患者以增强对化疗的信心。②化疗期间：患者要注意休息，可在床上或床旁适当活动四肢，尽量少到户外活动，冬天应注意保暖，室温在 18℃ 左右为宜，适当通风换气。③做好保护性隔离，不宜到人群集中的公共场所活动。④做好个人清洁卫生：保持皮肤清洁，如瘙痒者可用炉甘石洗剂止痒，不应抓挠。保持口腔清洁，晨起、三餐前及睡前用生理盐水、复方硼砂（朵贝尔）溶液漱口，如有口腔溃疡，可涂治疗性药物以促进溃疡愈合。保持鼻腔清洁，不抠挖鼻孔以防出血；保持外阴清洁卫生、勤换内裤，以防泌尿系统感染。⑤注意支持疗法，加强营养，必要时可给予全静脉高营养疗法。⑥多饮水，每日饮水量约 3 000ml，可稀释尿液，促进毒素排出，防止肾受损，也可预防尿路感染。⑦饮食管理：应进食营养丰富、清淡可口、易消化的食物，少食多餐，注意调节好食物的色香味，以增进食欲。禁食刺激性及坚硬的食物，以防损害口腔及消化道黏膜。⑧给药前后 2h 不宜进餐，如有恶心、呕吐等反应严重者，可在给药前使用止吐药，如枢丹、昂丹司琼、甲氧氯普胺等。⑨观察病情变化，如注意有无鼻出血、腹痛、便血、血尿及皮肤瘀斑、发热等症状。注意化疗前后的血常规检查，以便及时调整化疗方案。

3. 术前管理 手术通常在术前化疗结束后 2 周进行。按术前常规管理，术前除皮试、配血外应严格备皮，严禁刮破皮肤，减少感染因素。进行实验室和影像学检查。对需要重建的病例术前 30min 常规给予预防性抗生素。

4. 术后管理

（1）一般管理：因肿瘤组织血供丰富，手术失血量多，术后应持续心电监护，密切观察神志、血压、脉搏、呼吸等生命体征变化，观察切口引流液的量、患者的面色、皮肤黏膜色泽和尿量，给予吸氧（4 ～ 6L/min）。待生命体征平稳以后改为每 1 小时监测 1 次血压、脉搏、呼吸。术后 2d 氧流量改为 1 ～ 2L/min。出现异常应及时告之医生给予处理。

（2）患肢血管神经功能观察：术后 48h 内应密切观察患肢末梢血供，每小时巡视观察肢体的温度、颜色和足趾的活动、感觉等情况。若患肢皮肤发绀，皮温、足背动脉搏动减弱或消失，应及时处理。

（3）切口和引流的管理：由于手术切口大，术后应充分引流，以免局部血液淤滞引起积血积液。观察引流液的量、色及切口敷料有无渗血、渗液，红肿、疼痛，防止切口敷料被大小便或汗液等污染，及时更换敷料，保持切口的干燥和清洁。

（4）体位管理：股骨下段肿瘤全膝关节置换：术后患肢抬高位，高于心脏水平，1 周后活动膝关节。胫骨上段肿瘤全膝关节置换：由于腓肠肌内侧头转移和髌腱重建，术后患肢垫 1 个软枕，抬高患肢 30°，患肢伸膝位放置 6 周，以保证髌韧带与肌瓣愈合。避免主动和被动屈曲膝关节，防止髌韧带止点撕脱和皮瓣牵拉，6 周后可活动膝关节。变换体位时，采取仰卧位和健侧卧位交替，防止皮瓣区受压影响血供。

（5）并发症的防治：①感染：是该手术的严重并发症。由于手术切除范围广泛，手术时间长，出血多，切口容易出现积液；患者术前或术后经过化疗，容易发生感染。观察伤口有无渗血、渗液及红肿，疼痛，局部伤口有无波动感；保持切口引流管通畅及有效负压，防止折叠、脱落，每小时挤压 1 次并记录；同时保持切口敷料清洁干燥，防止粪及尿液污染；换药及更换切口引流负压球时严格无菌操作；指导、鼓励患者做深呼吸、有效咳嗽，定时翻身、叩背及时清除呼吸道分泌物；监测体温变化，注意观察热型并及时记录；遵医嘱合理应用有效抗生素；指导患者进食高蛋白、高能量、富含维生素的饮食，以增强机体的抵抗力。②血肿及切口不愈合：由于肿瘤切除时创面渗血、术中止血不彻底、缝合不严密、血管结扎不牢固、血管损伤、手术采用低血压麻醉、术后引流不畅、或患者凝血功能不良等因素，导致切口出血引起血肿及切口不愈合。预防措施包括术中严格彻底止血，严密缝合各层组织；术后切口充分引流，局部用髋人字绷带加压包扎；观察伤口敷料渗血、渗液情况及引流液的量，局部皮肤是否紧绷、发亮并伴有疼痛，触诊是否有波动感，及时观察记录并报告医生；遵医嘱应用止血药，切口有渗血渗液通知医生及时换药，保持敷料清洁干燥；引流管一般放置时间＞72h，当引流液＜20ml/d后拔除引流管。③坐骨神经损伤：肿瘤分离和切除时易损伤坐骨神经，可分为完全性坐骨神经损伤和以腓总神经损伤为主的坐骨神经损伤。前者表现为患肢运动、感觉功能完全丧失；后者表现为患肢踝关节、足趾背伸功能障碍，小腿、足背皮肤感觉下降。术后密切观察患肢神经功能变化，注意小腿处皮肤有无疼痛、麻木，嘱咐患者活动踝关节及足趾，以观察踝关节的背伸、跖屈、伸趾功能并与术前比较，及时记录。发现异常及时通知医生处理。④深静脉血栓形成：下肢深静脉血栓形成（DVT）是下肢手术常见的并发症。由于术中牵拉股动静脉，大多数肿瘤患者血液呈高凝状态，术后卧床时间长，失去了部分肌泵的作用，使下肢静脉血流缓慢，静脉回流障碍。术后应密切观察患肢皮肤的颜色、温度、活动、感觉、肿胀、疼痛等情况并及时记录，注意抬高患肢30°。麻醉清醒后立即指导患肢行足背伸、跖屈和股四头肌等长收缩，也可应用CPM机温和地持续被动活动髋、膝关节，2次/d，每次1h。健侧下肢行直腿抬高运动和膝关节伸屈运动，上肢可自由活动，利用牵引床双手上拉抬臂。卧床期间保持大便通畅，以减少因用力排便，腹压增高而致下肢静脉回流受阻，患肢避免行静脉穿刺。同时观察患者有无突然呼吸困难、胸痛、咳嗽等症状，警惕肺栓塞的发生。

5. 康复教育

（1）出院患者的指导：严防过早负重导致病理性骨折，指导患者制订活动计划，逐步达到生活自立，提高生活质量，嘱咐患者术后1年内每个月复查1次患肢局部正侧位片和胸片，术后1～2年每2个月复查1次，以后每3个月复查1次，发现异常及时就诊，对需要继续放疗、化疗者，不要轻易中止疗程。

（2）肿瘤复发和转移嘱咐患者手术部位出现疼痛、肿胀等不适，应及时去医院就诊。向患者讲解术后定期复查的重要性和必要性，包括手术部位和肺部的影像学检查，以早期发现有无局部肿瘤复发和全身转移情况。

# 参 考 文 献

[1] 冯传汉，张铁良. 临床骨科学 [M]. 2 版. 北京：人民卫生出版社，2004.

[2] 任蔚虹，王惠琴. 临床骨科护理学 [M]. 北京：中国医药科技出版社，2007.

[3] 袁彩根，华海平，周晓维. 骨盆恶性肿瘤手术后并发症的观察及护理 [J]. 护理与康复，2007，6（11），737-738.

[4] 袁彩根，任英，张丹群. 腓肠肌肌瓣移植修复胫骨上段肿瘤切除后软组织缺损的术后护理 [J]. 中华护理杂志，2006，41（2）：119-120.

[5] 袁彩根，汪四花，汤泓. 47 例胸腰段脊椎转移性肿瘤患者的术后护理 [J]. 中华护理杂志，2005，40（4）：279-280.

[6] 曹伟新，李乐之. 外科护理学 [M]. 4 版. 北京：人民卫生出版社，2006.

[7] 陈雄生，贾连顺，曹师锋，等. 颈椎前路手术的并发症 [J]. 中华骨科杂志，2003，23（11）：644-649.

[8] 陈永强. 高级创伤护理 [J]. 中华护理杂志，2005，40（2）：149-151.

[9] 程小禾，柯翠芬. 股骨颈骨折人工髋关节置换患者的康复护理 [J]. 护士进修杂志，2008，23（10）：1804-1805.

[10] 贺爱兰，张明学. 实用专科护士丛书骨科分册 [M]. 长沙：湖南科学技术出版社，2004.

[11] 侯筱魁. 关节镜手术学 [M]. 上海：上海科学技术出版社，2003.

[12] 贾连顺，李家顺. 颈椎外科手术学 [M]. 上海：上海远东出版社，2001.

[13] 江观玉. 急诊护理学 [M]. 北京：人民卫生出版社，2004.

[14] 刘景发，尹庆水. 临床颈椎外科学 [M]. 北京：人民军医出版社，2005.

[15] 刘义兰，王桂兰. 骨科护理学 [M]. 北京：中国协和医科大学出版社，2005.

[16] 刘颖，张菁. 关节镜下半月板修复术后的康复护理 [J]. 护士进修杂志，2009，24（9）：1603-1604.

[17] 刘宇新. 半月板损伤行关节镜手术治疗的康复护理 [J]. 护理学杂志，2006，21（12）：72-73.

[18] 刘智鹏，张长青. 骨科疾病诊断与治疗 [M]. 北京：军事医学科学出版社，2006.

[19] 娄湘红，杨晓霞. 实用骨科护理学 [M]. 北京：科学出版社，2006.

[20] 罗凯燕，喻姣花. 骨科护理学 [M]. 北京：中国协和医科大学出版社，2004.

[21] 宁廷民. 半月板损伤的治疗 [J]. 中国矫形外科杂志，2008，16（7）：1084-1087.

[22] 童天华，卢世璧，等. 髋关节外科学 [M]. 郑州：郑州大学出版社，2005.

[23] 王文志，冯世庆. 膝关节半月板损伤的治疗进展 [J]. 中国矫形外科杂志，2006，14（6）：937-938.

[24] 吴孟超，吴在德. 黄家驷外科学 [M]. 北京：人民卫生出版社，2008.

[25] 吴立东，严世贵，杨泉森. 临床关节外科治疗学 [M]. 北京：科学技术文献出版社，2008.

[26] 夏秋欣，陈建裕. 多发伤的急救与护理 [J]. 中华急诊医学杂志，2001，10（2）：144.

[27] 姚建华，胥少汀，季新民. 颈椎前路减压并发脊髓损伤加重的原因分析 [J]. 中国脊柱脊髓杂志，1999，9（5）：274-275.

[28] 于长隆. 常见运动创伤的护理和康复 [M]. 北京：北京大学医学出版社，2007.

[29] 张红，张启英，王学丽，等. 膝关节镜治疗半月板损伤围手术期康复护理 [J]. 中国矫形外科杂志，2006，14（10）：1580-1581.

[30] 张英泽，潘进社. 临床创伤骨科学 [J]. 石家庄：河北科学技术出版社，2003.

[31] 赵定麟. 临床骨科学诊断分析与治疗要领 [M]. 北京：人民军医出版社，2003.

[32] 曹伟新，李乐之. 外科护理学 [M]. 4 版. 北京：人民卫生出版社，2006.

[33] 金爱东，叶国风. 人工髋关节置换术治疗偏瘫侧股骨颈骨折的护理 [J]. 护理与康复，2007，6（2）：102.

[34] 娄湘红，杨晓霞. 实用骨科护理学 [M]. 北京：科学出版社，2006.

[35] 吕厚山. 人工关节外科学 [M]. 北京：科学技术出版社，1998.

[36] 童培建，肖鲁伟. 人工关节置换术并发症防治及术后康复 [M]. 北京：人民卫生出版社，2005.

[37] 冯传汉. 现代骨科诊疗手册 [M]. 北京：北京医科大学、中国协和医科大学联合出版社，1997.

[38] 金芳. 骨科临床实用护理 [M]. 北京：科学技术文献出版社，2005.

[39] 李超群. 病灶清除植骨融合联合内固定脊柱结核康复护理 [J]. 国际护理学杂志，2006，（25）2：101.

[40] 陆格朴，胥少汀，葛福丰，等. 实用骨科学 [M]. 北京：人民军医出版社，1998.

[41] 宁宁. 骨科康复护理学 [M]. 北京：人民军医出版社，2005.

[42] 邱贵兴，荣国威. 骨科学 [M]. 北京：中国协和医科大学出版社，2002.

[43] 王健，瞿东滨，金大地. 成人脊柱结核患者的围手术期处理 [J]. 颈腰痛杂志，2006，27（2）：95.

[44] 王晓黎. 骨关节炎的症状及护理 [J]. 国外医学护理学分册，2002，21（2）：80-81.

[45] 王亦璁. 骨与关节损伤 [M]. 3 版. 北京：人民卫生出版社，2002.

[46] 王谊，苏丽萍. 胸腔镜下脊柱前路手术后脉搏血氧饱和度的监测与护理 [J]. 中华护理杂志，2003，38（8）：612-614.

[47] 张树基，刘仁树，王佩燕. 急诊医学：新理论、新观点、新技术 [M]. 北京：人民军医出版社，2002.

[48] 张伟英. 实用重症监护护理 [M]. 上海：上海科学技术出版社，2005.

[49] 赵定麟. 现代骨科学 [M]. 北京：科学出版社，2004.

[50] 何洪阳，邓友章. 现代骨伤诊断与治疗 [M]. 北京：人民卫生出版社，2004：101-105.

[51] 刘西芳，陈常霞. 颈椎间盘突出颈前路围手术期护理 [J]. 实用医技杂志，2002，9（4）：305.

[52] 王妹南，侯筱菲，梅丽娜，等. 13 例人工颈椎间盘置换术患者手术前后的护理 [J]. 中华护理杂志，2005，40（3）：175-176.

[53] 王秀玲. 腰椎间盘突出患者手术的观察及康复护理 [J]. 现代临床护理，2003，1（4）：39-40.

[54] 王学艳，张伶，黄云英. 睡眠呼吸暂停综合征监测的护理 [J]. 中华护理杂志，2002，37（1）：21-23.

[55] 攸连秀，卜春艳，章永伟. 颈椎病颈前路手术的护理 [J]. 第四军医大学吉林军医学院学报，2002，24（4）：232-233.

[56] 张佐伦，刘立成，周东生. 脊柱外科手术及并发症学 [M]. 济南：山东科学技术出版社，2002.